Lo que debe leer

antes de convertirse

en

Auxiliar de enfermería

en Neurología

MARTIN STERLING

Índice

Capítulo 5: La relación cuidador-paciente en neurología: un enfoque humanista

Capítulo 9: Neurodiversidad y tratamiento de pacientes neuroatípicos

« El departamento de neurología es un lugar donde la ciencia se encuentra con la humanidad en su estado más vulnerable. Aquí, los cuidadores no sólo se ocupan del cuerpo, sino también de la mente, a menudo debilitada por patologías invisibles pero poderosas. Cada gesto, cada palabra se convierte en un puente entre la tecnología médica y el consuelo humano, devolviendo la dignidad a aquellos cuyo sistema nervioso está fallando. »

Introducción

La importancia del papel del cuidador neurológico

- **La neurología, un campo en constante evolución**

  ○ Definición de neurología e importancia del departamento

La neurología es una rama de la medicina que se ocupa del diagnóstico, el tratamiento y la gestión de las enfermedades y disfunciones que afectan al sistema nervioso. Esto incluye el cerebro, la médula espinal, los nervios periféricos y los músculos. El sistema nervioso es esencial para el buen funcionamiento de nuestro organismo, ya que controla multitud de procesos vitales como el pensamiento, la memoria, el movimiento y la percepción sensorial, así como funciones involuntarias como la respiración y el ritmo cardiaco.

En neurología, las patologías tratadas son variadas y pueden ser muy complejas, desde enfermedades degenerativas como el Alzheimer o el Parkinson, hasta trastornos más repentinos como los accidentes cerebrovasculares o los traumatismos craneoencefálicos. Otras afecciones, como la epilepsia, la esclerosis múltiple o la neuropatía periférica, también requieren atención especializada y, a menudo, cuidados prolongados. En este contexto, el servicio de neurología desempeña un papel crucial, ya que se convierte en un lugar donde los pacientes, a veces gravemente afectados en su vida cotidiana, reciben una atención especializada adaptada a la naturaleza de sus trastornos.

La importancia del Departamento de Neurología radica en su capacidad para proporcionar una atención holística a enfermedades que afectan no sólo al cuerpo, sino también a la capacidad cognitiva, emocional y conductual de las personas. En este sentido, el departamento de neurología no se limita al tratamiento sintomático, sino que implica una atención verdaderamente integral que se extiende a la rehabilitación funcional, la adaptación social de los pacientes y el apoyo a las familias. Los pacientes que acaban en un servicio de neurología suelen vivir situaciones difíciles e impredecibles, en las que las discapacidades motoras, sensoriales o intelectuales pueden surgir de repente o desarrollarse gradualmente. Este contexto requiere cuidados continuos, un estrecho seguimiento y, sobre todo, un fuerte apoyo humano.

Las enfermeras desempeñan un papel fundamental en este departamento. Además de proporcionar cuidados técnicos, su trabajo se caracteriza por un estrecho contacto con los pacientes, un apoyo emocional esencial y una atención diaria a la evolución de los signos clínicos. Esta presencia constante no sólo garantiza el confort físico, sino que también responde a las necesidades emocionales de los pacientes, a menudo perturbados por enfermedades neurológicas que afectan a su autonomía y a su capacidad de comunicación. El papel de los auxiliares de cuidados es, por tanto, vital para mantener una calidad de vida digna y preservar la dignidad de los pacientes, al tiempo que se garantiza un seguimiento minucioso de su estado de salud.

Por su propia naturaleza, el servicio de neurología representa un verdadero reto para los equipos asistenciales. Requiere una colaboración interdisciplinar entre neurólogos, enfermeras, auxiliares de cuidados, fisioterapeutas, terapeutas ocupacionales, logopedas y psicólogos, con el fin de proporcionar una atención integral adaptada a cada paciente. La neurología es un campo en el que el ser humano se encuentra con la tecnología punta: el uso de imágenes médicas (resonancias magnéticas, tomografías computarizadas), electroencefalogramas (EEG) y otras sofisticadas herramientas de diagnóstico permiten comprender y tratar mejor las enfermedades neurológicas. Sin embargo, es la atención humana, la comprensión de los síntomas en el día a día y la capacidad de reaccionar rápidamente a los cambios en el estado de los pacientes lo que hace que el departamento sea tan especial.

○ El papel central del auxiliar de enfermería en el equipo médico

Los auxiliares sanitarios desempeñan un papel central en el equipo médico, especialmente en un departamento tan exigente como el de neurología. A menudo son el primer contacto directo con los pacientes, y su papel va mucho más allá de los gestos técnicos habituales. El auxiliar de enfermería es uno de los pilares sobre los que descansa el buen funcionamiento diario del departamento, tanto por sus habilidades prácticas como por su humanidad y su capacidad para forjar lazos de confianza con los pacientes y sus familias.

En el centro de los cuidados, el auxiliar de enfermería realiza tareas de higiene y confort esenciales para el bienestar de los pacientes. En un servicio de neurología, estos cuidados adquieren una dimensión especial, ya que los pacientes sufren a menudo trastornos que merman su movilidad, su autonomía y a veces incluso su capacidad de comunicación. El auxiliar de enfermería se encarga de asearlos, prevenir las escaras, ayudarles a comer y gestionar la incontinencia. Cada acción, por sencilla que parezca, requiere mucho cuidado, porque debe adaptarse al estado físico y neurológico del paciente. Se trata de ser delicado, paciente y tener un conocimiento detallado de las necesidades específicas de cada persona, para evitar cualquier incomodidad o empeoramiento del estado del paciente.

Pero más allá de los cuidados físicos, el auxiliar de enfermería desempeña un papel esencial en el seguimiento clínico de los pacientes. En neurología, donde los signos de empeoramiento pueden ser sutiles pero críticos, su vigilancia es inestimable. El auxiliar de cuidados suele ser el primero en detectar cambios en el estado de conciencia, la movilidad o las reacciones del paciente, como la aparición de dolor, déficits motores o sensoriales, o los primeros signos de un ataque epiléptico o un ictus. Estas observaciones se comunican al equipo de enfermería y a los médicos, lo que permite una atención rápida y adecuada. Esta función de observación es tanto más crucial cuanto que muchos pacientes de neurología se encuentran en un estado en el que no siempre pueden expresar claramente sus necesidades o su malestar. El auxiliar de enfermería se convierte entonces en sus ojos y oídos, capaz de traducir los signos, a veces invisibles, en información útil para el equipo médico.

Otro aspecto fundamental del papel del cuidador es proporcionar apoyo psicológico y emocional a los pacientes. Las patologías neurológicas suelen tener un profundo efecto no sólo en el cuerpo, sino también en la mente, provocando ansiedad, confusión e incluso depresión en los pacientes. Pueden enfrentarse a una pérdida repentina de autonomía o a cambios radicales en su estilo de vida, todo lo cual puede causar un inmenso estrés. El auxiliar de enfermería, con su presencia diaria y su contacto directo con los pacientes, está en primera línea para proporcionarles consuelo y apoyo. Desempeñan un papel de escucha activa, proporcionando un espacio en el que los pacientes pueden expresar sus temores, frustración o tristeza. Este apoyo emocional contribuye a aliviar la carga psicológica que imponen estas enfermedades, ayudando a los pacientes a tolerar mejor el tratamiento y a adaptarse a su nueva realidad.

Además, el auxiliar de enfermería forma parte de un entorno de trabajo en equipo que es esencial para la calidad de los cuidados. En neurología, el trabajo en red es fundamental, ya que a menudo es necesario coordinar intervenciones complejas y multidisciplinares. Los auxiliares trabajan en estrecha colaboración con enfermeros, médicos, fisioterapeutas, terapeutas ocupacionales, psicólogos y otros profesionales sanitarios. Cada uno aporta su experiencia específica, pero es el auxiliar de enfermería quien garantiza la continuidad de los cuidados a diario, actuando como enlace entre los distintos miembros del equipo y asegurándose de que se atienden las necesidades inmediatas de los pacientes. Su estrecha relación con los pacientes también les permite proporcionar información valiosa a otros cuidadores sobre los cambios en el estado de los pacientes, ayudándoles a ajustar sus intervenciones.

Por último, el auxiliar de enfermería desempeña un papel fundamental con los familiares de los pacientes. Cuando la comunicación es difícil debido a los trastornos neurológicos, o cuando la enfermedad causa sufrimiento emocional a los familiares, el auxiliar de enfermería es a menudo un punto de referencia, capaz de explicar de forma sencilla y clara lo que se hace por el paciente. Su empatía y su enfoque humano contribuyen a tranquilizar a las familias, a responder a sus preguntas y a guiarlas en las etapas, a veces difíciles, de los cuidados neurológicos.

En resumen, el auxiliar de cuidados es el hilo conductor entre la asistencia técnica, el seguimiento clínico y el apoyo psicológico en el servicio de neurología. Es mucho más que un ejecutor de tareas: es un cuidador por derecho propio, que desempeña un papel indispensable en la calidad de la atención prestada, al tiempo que garantiza una relación estrecha y humana con los pacientes y sus familias. Su papel central en el equipo médico hace que sea esencial para el buen funcionamiento del departamento y el bienestar de los pacientes.

- **Objetivos de este libro**

  ○ Proporcionar un conocimiento profundo de la atención neurológica

Comprender en profundidad los cuidados de neurología implica reconocer la complejidad y la importancia de la asistencia que se presta en este departamento, y entender cómo el cuidador, como miembro central del equipo médico, contribuye de forma significativa a la calidad de la atención al paciente. La neurología es una disciplina que se ocupa de una gran variedad de patologías que afectan al cerebro, la médula espinal, los nervios y los músculos, partes del cuerpo íntimamente ligadas a las funciones vitales y las capacidades cognitivas. Entender la atención neurológica significa sobre todo comprender la importancia de un enfoque holístico y multidisciplinar, en el que cada acción, cada decisión y cada observación pueden tener un profundo impacto en la salud del paciente.

En este contexto, los auxiliares de cuidados hacen algo más que proporcionar cuidados básicos. Su papel va mucho más allá, incorporando conocimientos especializados que combinan técnicas de cuidados, observación clínica y apoyo psicológico. En un servicio en el que los pacientes suelen padecer enfermedades crónicas, degenerativas o traumáticas, como ictus, esclerosis múltiple, traumatismo craneoencefálico o enfermedad de Parkinson, los cuidados deben adaptarse específicamente a cada dolencia. El auxiliar asistencial se convierte en una pieza clave de esta adaptación. Debe comprender no sólo las limitaciones físicas del paciente, sino también sus problemas cognitivos, sensoriales y emocionales, que pueden influir en su capacidad para interactuar, moverse y expresar sus necesidades.

Este conocimiento de las patologías neurológicas y sus consecuencias inmediatas y a largo plazo permite a los auxiliares de cuidados adaptar su atención al estado del paciente. Por ejemplo, un paciente que ha sufrido un ictus puede tener dificultades motrices en un lado del cuerpo, problemas para tragar y, a veces, problemas de lenguaje o comprensión. En este caso, el asistente asistencial no sólo debe velar por evitar las complicaciones ligadas a la inmovilidad, como las escaras, sino también estar atento a los signos de mala deglución para prevenir el riesgo de inhalación de alimentos. También ajusta su comunicación, utilizando frases sencillas y dejando más tiempo para que el paciente responda, al tiempo que mantiene el contacto visual y táctil para tranquilizar. Esto demuestra hasta qué punto la atención neurológica no es sólo técnica, sino también profundamente humana e individualizada.

Otro aspecto fundamental de la atención neurológica es la monitorización clínica constante. Los pacientes neurológicos suelen encontrarse en un estado en el que los cambios sutiles pueden ser indicadores precoces de complicaciones graves. Por ejemplo, un ligero cambio de consciencia, un cambio en la movilidad de una extremidad o incluso una actitud inusual pueden ser señales de un empeoramiento del estado neurológico. Por su proximidad a los pacientes, los auxiliares de cuidados suelen ser los primeros en advertir estas señales de alarma y alertar al equipo sanitario para que actúe con rapidez. Esta capacidad de observar e interpretar los signos clínicos, a veces sutiles, es una habilidad clave para prevenir situaciones de emergencia o intervenir precozmente en la gestión de una crisis.

Pero entender la atención neurológica también significa comprender la importancia de la relación cuidador-paciente, sobre todo en un contexto en el que la enfermedad afecta no sólo al cuerpo, sino también a la mente y a las emociones. Los problemas cognitivos, la pérdida de autonomía y la ansiedad ligada a la incertidumbre del futuro crean situaciones en las que el apoyo psicológico se convierte en un componente esencial de los cuidados. El auxiliar de enfermería es a menudo la persona que, escuchando y mostrando empatía, establece una relación de confianza con el paciente. Ayudan a los pacientes a expresar sus temores y a afrontar los cambios, a veces brutales, que impone la enfermedad. Esta estrecha relación, combinada con el carácter técnico de los cuidados, contribuye a humanizar un entorno hospitalario que puede parecer frío e impersonal, al recordarnos que detrás de cada tratamiento hay un individuo con profundas necesidades emocionales y psicológicas.

Por último, es importante destacar que el auxiliar de enfermería desempeña un papel crucial en la educación terapéutica de los pacientes y sus familias. En neurología, muchas enfermedades requieren cuidados a largo plazo y rehabilitación funcional. Trabajando en estrecha colaboración con los pacientes, los auxiliares pueden ayudarles a comprender la importancia de los cuidados diarios, los ejercicios de reeducación y los ajustes del estilo de vida para mejorar su calidad de vida. Además, a menudo actúan como mediadores entre el equipo médico y la familia, explicando de forma accesible y empática los cuidados prestados y la evolución de la enfermedad. Esta comunicación es esencial para garantizar que los cuidados continúen lo mejor posible en casa, con la participación de los familiares.

◦ Fomentar las vocaciones y desmitificar las tareas cotidianas

Fomentar las vocaciones asistenciales en neurología y desmitificar las tareas cotidianas son dos objetivos clave para atraer y retener a profesionales motivados, ofreciéndoles al mismo tiempo una visión realista de lo que supone trabajar en el departamento. El papel del auxiliar asistencial, aunque a veces se percibe como un puesto en el que se realizan tareas sencillas, es en realidad mucho más complejo y gratificante de lo que parece. Conocer en profundidad lo que implica el trabajo, sobre todo en un campo tan exigente como la neurología, permite inspirar nuevas vocaciones y hacer que los aspectos cotidianos del trabajo sean menos desalentadores para los que empiezan.

La neurología es una especialidad fascinante, rica en retos intelectuales y emociones humanas. Trabajar en este campo nos enfrenta a una gran variedad de patologías, que van desde los accidentes cerebrovasculares a las enfermedades neurodegenerativas, pasando por trastornos poco frecuentes como las distrofias musculares y la epilepsia. Cada patología requiere un enfoque específico, y cada paciente presenta un cuadro único en cuanto a síntomas, capacidades y necesidades. Esta naturaleza diversa y profundamente humana del trabajo neurológico puede ser una fuente de inspiración para quienes buscan una profesión en la que puedan tener un impacto real y duradero en la vida de los demás.

Como auxiliar asistencial, cada día es una oportunidad para desarrollar habilidades técnicas e interpersonales. Los cuidados en neurología son específicos y requieren especial atención a los detalles. Esto incluye, por ejemplo, atender a pacientes que han perdido su capacidad motora, a los que sufren trastornos cognitivos o a pacientes que necesitan ayuda con las tareas más básicas de la vida diaria. No es sólo cuestión de técnica, sino también de adaptarse a cada situación. Un buen asistente debe ser capaz de comprender las sutilezas de las patologías, saber cuándo intervenir para ayudar a un paciente a movilizarse o comunicarse, y adoptar una actitud proactiva ante los cambios en el estado de salud de un paciente.

Es importante desmitificar estas tareas cotidianas, que a veces pueden parecer rutinarias o repetitivas, haciendo hincapié en que están en el centro del bienestar de los pacientes. Cada gesto -ya sea girar a un paciente para evitar las escaras, ayudarle a comer o vigilar sus constantes vitales- es de vital importancia. Estas acciones son, de hecho, actos de cuidado que contribuyen directamente a la calidad de vida de los pacientes. Ayudan a prevenir complicaciones graves, mantienen un cierto nivel de confort y devuelven a los pacientes su dignidad, a menudo menoscabada por la enfermedad. Al destacar estas acciones cotidianas, estamos demostrando que el trabajo de un auxiliar de enfermería no es una sucesión de tareas automáticas, sino más bien una serie de intervenciones meditadas que son fundamentales para la salud de los pacientes.

Fomentar las vocaciones también significa presentar los retos de la profesión de forma honesta. Trabajar en neurología puede ser emocionalmente agotador. Los pacientes que padecen enfermedades degenerativas como el Alzheimer o la esclerosis múltiple experimentan a menudo un deterioro gradual de sus capacidades. Los cuidadores deben estar preparados para acompañar a los pacientes y sus familias en estos momentos difíciles, preservando al mismo tiempo su propio equilibrio emocional. Puede parecer desalentador, pero también es una fuente de gran satisfacción personal. Acompañar a un paciente en su viaje, ya sea hacia la recuperación tras un ictus o en las fases finales de una enfermedad incurable, significa ser testigo de una impresionante capacidad de recuperación humana, y saber que se está desempeñando un papel en el cuidado del paciente de forma cariñosa y compasiva.

Una de las formas más eficaces de fomentar las vocaciones es hacer hincapié en la importancia del trabajo en equipo en neurología. Los cuidadores nunca trabajan solos. Están rodeados de enfermeras, médicos, fisioterapeutas, psicólogos y otros profesionales sanitarios, con los que colaboran para ofrecer a los pacientes la mejor atención posible. Esta colaboración brinda la oportunidad de aprender de los demás, desarrollar habilidades y sentirse apoyado en los momentos difíciles. El entorno de trabajo en neurología es exigente, pero también es un lugar donde los cuidadores aprenden unos de otros, compartiendo sus conocimientos y experiencia para mejorar la calidad de la asistencia. Esta dimensión colectiva, en la que trabajamos por un objetivo común -el bienestar del paciente- es a menudo fuente de inspiración y motivación.

Desmitificar las tareas cotidianas también significa reconocer que la formación y el aprendizaje continuos son componentes esenciales de la profesión. Trabajar en neurología exige una actualización constante de conocimientos, ya que son frecuentes los avances tecnológicos y los nuevos descubrimientos en materia de tratamiento y cuidados. Se trata de un campo en rápida evolución, en el que los auxiliares de cuidados tienen la oportunidad de adquirir nuevas competencias con el tiempo. En lugar de ver el día a día como una serie de tareas repetitivas, puede verse como una oportunidad de aprender y mejorar continuamente. Esto confiere al trabajo una dimensión estimulante y gratificante.

Al fomentar las vocaciones y desmitificar las tareas cotidianas, estamos demostrando que el trabajo de un cuidador neurológico es esencial y profundamente gratificante. Es una profesión que permite establecer vínculos humanos y acompañar a los pacientes en momentos a menudo críticos de su vida, al tiempo que se desarrollan competencias técnicas de vanguardia. Esta profesión no es sólo una serie de actos prácticos, sino una verdadera vocación que toca al ser humano en toda su complejidad, y donde cada gesto cuenta. Introduciendo estos aspectos, es posible atraer nuevos talentos a esta profesión vital, ofreciéndoles al mismo tiempo una visión realista y apasionante de lo que pueden conseguir día a día.

○ Preparar a los recién llegados para la realidad sobre el terreno

Preparar a los recién llegados para la realidad del trabajo en el servicio de neurología es un paso crucial para que puedan integrarse eficazmente en el equipo y adaptarse a las exigencias de este complejo campo. La transición de la formación teórica a la experiencia práctica en el campo puede resultar confusa para muchos, especialmente dada la diversidad y gravedad de las patologías que se encuentran en neurología. El departamento requiere que sus profesionales sanitarios, y los auxiliares de enfermería en particular, se adapten rápidamente a situaciones a veces inesperadas y a menudo emocionalmente intensas. Por lo tanto, es esencial apoyar a los recién llegados con un enfoque que sea a la vez comprensivo y realista, dándoles las herramientas que necesitan para comprender y gestionar lo que van a experimentar a diario.

El primer choque para un nuevo cuidador en un servicio de neurología suele ser el contacto directo con pacientes que padecen enfermedades graves, a veces irreversibles. A diferencia de otros servicios, en los que se observan progresos rápidos y curaciones, la neurología se caracteriza a menudo por el tratamiento de patologías crónicas o degenerativas. Por lo tanto, es importante preparar a los recién llegados para esta realidad: muchos de los pacientes con los que se encuentran nunca recuperarán todas sus capacidades. Esto puede ser difícil de aceptar para alguien recién llegado a la profesión, sobre todo cuando espera poder "tratar" o "curar" a corto plazo. La clave está en aprender a valorar las pequeñas victorias diarias, ya sea ayudando a un paciente a recuperar cierto grado de independencia en acciones sencillas o simplemente aliviando molestias.

Para preparar eficazmente a los nuevos reclutas, es importante enseñarles desde el principio que su papel como auxiliares de cuidados va más allá de los cuidados técnicos. Por supuesto, tendrán que dominar los gestos esenciales, como movilizar a los pacientes encamados, prevenir las escaras, ayudar en la alimentación y asistir en los actos de higiene. Pero en neurología, estas acciones deben ajustarse constantemente en función de las capacidades y limitaciones específicas de cada paciente. Un paciente con problemas de coordinación motora tras un ictus requerirá un enfoque muy diferente al de otro que sufra problemas cognitivos relacionados con una enfermedad neurodegenerativa. Esto significa que los asistentes deben aprender a observar y adaptarse continuamente, con gran sensibilidad a los cambios en el estado de sus pacientes.

Otro aspecto fundamental de la realidad en este campo es la importancia de la vigilancia y la capacidad de respuesta. En neurología, las condiciones de los pacientes pueden cambiar rápidamente. Un paciente que parecía estable puede mostrar de repente signos de empeoramiento, como disminución de la consciencia, convulsiones o dificultades respiratorias. Los recién llegados deben estar preparados para reconocer estas señales de alarma. Deben comprender que su papel no se limita a aplicar los cuidados prescritos, sino que también son observadores privilegiados, a menudo en primera línea para detectar cambios sutiles en el estado de los pacientes. Esta vigilancia es esencial para que el equipo médico pueda reaccionar con rapidez y evitar complicaciones graves.

Gestionar el estrés y las emociones es otro punto crucial en la preparación de los nuevos auxiliares de cuidados. Trabajar en neurología puede ser un reto emocional. Ver cómo los pacientes pierden gradualmente su independencia, presenciar el deterioro cognitivo o acompañar a las familias en momentos de gran angustia es una realidad cotidiana. Por eso es importante que los recién llegados reciban apoyo y orientación para aprender a gestionar estas situaciones sin sentirse abrumados. El apoyo de equipos más experimentados es fundamental en este sentido: no se trata sólo de aprender técnicas, sino también de adquirir la capacidad de mantener cierta distancia profesional, sin dejar de ser empáticos y humanos. Crear un entorno en el que los nuevos auxiliares de cuidados puedan compartir sus dudas y emociones, y obtener consejos prácticos sobre cómo gestionar estas situaciones, es esencial para evitar el agotamiento precoz.

Además, los recién llegados deben estar preparados para la dinámica del trabajo en equipo. En neurología, el trabajo en equipo es esencial. Los auxiliares asistenciales nunca están solos ante la complejidad de las situaciones que se les presentan. Trabajan codo con codo con enfermeros, médicos, fisioterapeutas, psicólogos y otros profesionales sanitarios. Es importante enseñarles desde el principio que la comunicación es una de las claves del éxito en este servicio. Es parte integrante de su papel saber transmitir información precisa y clara sobre la evolución de un paciente, saber pedir ayuda cuando es necesario y colaborar eficazmente en situaciones de emergencia. Esta coordinación garantiza que los pacientes reciban una atención integral y coherente.

Por último, es fundamental recordar a los recién llegados que cada día en neurología, aunque exigente, es también una fuente de aprendizaje constante. Debido a la diversidad de las patologías y situaciones encontradas, el servicio de neurología es un lugar donde aprendemos todos los días, donde cada paciente aporta una nueva lección, ya sea técnica o humana. Este entorno exigente pero instructivo permite a todos desarrollar sus competencias, no sólo en la atención al paciente, sino también en la gestión de situaciones complejas, la toma rápida de decisiones y el apoyo a las familias.

Preparar a los recién llegados para las realidades del campo significa ofrecerles una visión global tanto de los retos como de las recompensas que puede suponer trabajar en neurología. Significa formarles para que dominen técnicas específicas, la observación clínica, la gestión de sus emociones y la importancia del trabajo en equipo. Al darles las herramientas y el apoyo que necesitan para adaptarse a esta realidad, les permitimos no sólo convertirse en profesionales competentes, sino también prosperar en una profesión en la que cada gesto puede marcar una diferencia real en la vida de los pacientes y sus familias.

Capítulo 1

Descubra el servicio de neurología

- **¿Qué es la neurología?**

  ◦ Definiciones de las principales patologías neurológicas: ictus, esclerosis múltiple, epilepsia, tumores cerebrales, etc.

La neurología trata una amplia gama de patologías, algunas repentinas y agudas, otras crónicas y degenerativas. Las principales patologías encontradas en este campo incluyen el ictus, la esclerosis múltiple, la epilepsia y los tumores cerebrales. Cada una de estas afecciones presenta características específicas y retos particulares, tanto en términos de diagnóstico como de tratamiento del paciente. Comprender estas afecciones es esencial para los cuidadores, ya que les permite adaptar la atención y el apoyo a las necesidades individuales de cada paciente.

El ictus es una de las afecciones neurológicas más comunes y temidas. Se produce cuando una parte del cerebro se ve repentinamente privada de oxígeno y nutrientes debido a una interrupción del flujo sanguíneo. Hay dos tipos principales de ictus: el isquémico, causado por la obstrucción de una arteria cerebral (por un coágulo o una placa), y el hemorrágico, que se produce cuando se rompe un vaso sanguíneo y provoca una hemorragia en el cerebro o a su alrededor. Los síntomas de un ictus varían según la zona del cerebro afectada, pero pueden incluir parálisis parcial o completa de un lado del cuerpo, dificultad para hablar, dificultad para entender el lenguaje, alteraciones visuales y pérdida de coordinación. El pronóstico y las secuelas de un ictus dependen de la rapidez del tratamiento y de la extensión del daño cerebral. Para los cuidadores, atender a pacientes que han sufrido un ictus suele implicar una estrecha vigilancia para detectar signos de complicaciones, apoyo durante las primeras fases de la rehabilitación y ayuda para gestionar las limitaciones funcionales, en particular los problemas motores y cognitivos que pueden persistir mucho tiempo después del episodio agudo.

La esclerosis múltiple (EM) es una enfermedad neurológica crónica y degenerativa que afecta al sistema nervioso central. Está causada por la rotura de la mielina, la vaina protectora que rodea las fibras nerviosas, que interrumpe la transmisión de señales entre el cerebro y el resto del cuerpo. La esclerosis múltiple se manifiesta con síntomas muy variados y fluctuantes, que pueden incluir debilidad muscular, problemas de visión, pérdida de coordinación, fatiga intensa y deterioro cognitivo. La EM progresa en recaídas, es decir, episodios de deterioro seguidos de periodos de remisión, aunque algunos pacientes pueden experimentar una forma progresiva de la enfermedad. Para el cuidador, el reto consiste en adaptar los cuidados al estado fluctuante del paciente, ayudarle a controlar la fatiga y participar en la rehabilitación destinada a preservar su independencia. El apoyo psicológico también es esencial, ya que la naturaleza impredecible e incurable de esta enfermedad puede tener un fuerte impacto emocional tanto en los pacientes como en sus familias.

La epilepsia es una enfermedad neurológica caracterizada por crisis recurrentes causadas por una actividad eléctrica anormal en el cerebro. Los ataques epilépticos pueden adoptar diversas formas, desde simples ausencias, en las que el paciente parece desconectar brevemente de la realidad, hasta ataques convulsivos generalizados, durante los cuales el paciente puede perder el conocimiento, caerse y sufrir convulsiones incontrolables. La gravedad y la frecuencia de los ataques varían de un paciente a otro. Aunque algunas personas consiguen estabilizar su estado con fármacos antiepilépticos, otras siguen teniendo convulsiones a pesar del tratamiento. Los cuidadores deben estar formados para reconocer los distintos tipos de crisis, saber cómo reaccionar en caso de crisis convulsiva (evitando lesiones y garantizando la seguridad del paciente) y ser capaces de proporcionar cuidados después de la crisis, cuando el paciente suele estar desorientado o agotado. El apoyo diario a los pacientes con epilepsia también puede incluir consejos prácticos para minimizar los riesgos en su entorno vital, en particular evitando determinadas situaciones de alto riesgo, como conducir o nadar sin supervisión.

Por último, **los tumores cerebrales** representan otra categoría importante de patologías neurológicas. Estos tumores pueden ser benignos o malignos y desarrollarse dentro del cerebro o en las estructuras circundantes. Sus efectos sobre el paciente dependen de su localización y tamaño. Los tumores cerebrales pueden causar cefaleas persistentes, alteraciones visuales, crisis epilépticas, cambios de comportamiento o personalidad, dificultad para hablar o concentrarse y pérdida de habilidades motoras. El tratamiento de los tumores cerebrales varía considerablemente según el tipo de tumor y su agresividad, y va desde la cirugía hasta la radioterapia o la quimioterapia. Los cuidados prestados a los pacientes con tumores cerebrales suelen ser muy amplios, y el auxiliar de enfermería desempeña un papel crucial en el control de los síntomas, el seguimiento de los efectos secundarios del tratamiento y la asistencia en la rehabilitación postoperatoria. El apoyo psicológico y emocional es también un componente esencial de los cuidados, ya que el pronóstico es a veces incierto, y los pacientes y sus familias pueden necesitar ayuda especial para hacer frente a la ansiedad y la depresión que suelen acompañar a este tipo de diagnóstico.

○ Diferencias entre neurología médica y neurocirugía

La neurología médica y la neurocirugía son dos ramas distintas pero complementarias de la medicina que se centran en el sistema nervioso, que incluye el cerebro, la médula espinal, los nervios periféricos y los músculos. Aunque comparten el mismo campo de especialización, sus enfoques, objetivos y métodos de tratamiento difieren profundamente. Comprender estas diferencias arroja luz sobre la naturaleza de los cuidados prestados en cada uno de estos servicios, así como sobre las funciones respectivas de los facultativos implicados.

La neurología médica es una especialidad que se centra principalmente en el diagnóstico, la gestión y el tratamiento de los trastornos neurológicos sin recurrir a la cirugía. Los neurólogos son expertos en identificar enfermedades que afectan a los sistemas nerviosos central y periférico, y su enfoque suele basarse en métodos no invasivos. Tratan diversas afecciones, como el ictus, la esclerosis múltiple, la enfermedad de Parkinson, la epilepsia, las neuropatías y las migrañas, por citar sólo algunas. Su función es hacer un diagnóstico preciso basado en exámenes clínicos detallados y herramientas de diagnóstico avanzadas, como imágenes cerebrales (resonancia magnética, tomografía computarizada), electroencefalogramas (EEG) y estudios de conducción nerviosa.

Uno de los grandes puntos fuertes de la neurología médica es su capacidad para tratar enfermedades que suelen ser crónicas, degenerativas o complejas, y cuyo tratamiento suele implicar cuidados a largo plazo y un seguimiento continuo de los pacientes. Los neurólogos suelen trabajar con equipos multidisciplinares, que incluyen fisioterapeutas, terapeutas ocupacionales, logopedas y psicólogos, para proporcionar una atención integral a los pacientes, integrando tanto los aspectos físicos como los cognitivos y emocionales de las enfermedades neurológicas. El tratamiento se basa principalmente en medicación, rehabilitación, terapias cognitivas y, a veces, intervenciones menos invasivas como la estimulación cerebral profunda o la toxina botulínica para tratar determinados síntomas. La neurología médica es, por tanto, una especialidad en la que el conocimiento profundo de las patologías y los procesos degenerativos permite ofrecer tratamientos destinados a estabilizar a los pacientes, frenar la progresión de la enfermedad y mejorar su calidad de vida a largo plazo.

La neurocirugía, por su parte, es una especialidad que se centra en el tratamiento quirúrgico de los trastornos de los sistemas nerviosos central y periférico. Los neurocirujanos intervienen principalmente cuando los tratamientos médicos o conservadores ya no son suficientes, o en situaciones de urgencia en las que es necesaria la cirugía para preservar las funciones vitales del paciente o evitar complicaciones graves. Las competencias de los neurocirujanos son muy amplias: tumores cerebrales, aneurismas intracraneales, traumatismos craneoencefálicos, hernias discales,

37

así como determinadas malformaciones congénitas o anomalías vasculares. Su trabajo consiste en reparar, extirpar o estabilizar estructuras del sistema nervioso para restablecer o proteger las funciones neurológicas.

La neurocirugía suele implicar operaciones complejas y de alto riesgo, debido a la delicadeza de las estructuras afectadas. El cerebro y la médula espinal son órganos esenciales, y cualquier intervención requiere gran precisión para minimizar los daños y preservar funciones críticas como la motricidad, el habla o la cognición. Por ejemplo, en el caso de un tumor cerebral, el neurocirujano debe evaluar no sólo la posibilidad de extirpar el tumor, sino también los riesgos que conlleva, como la pérdida de ciertas funciones si el tumor está situado en una zona del cerebro responsable del habla o la visión. El desarrollo de técnicas quirúrgicas mínimamente invasivas, como la neurocirugía asistida por robot y la cirugía guiada por imagen, ha reducido los riesgos y mejorado los resultados postoperatorios, pero sigue siendo una especialidad en la que las decisiones deben tomarse con extrema cautela.

○   Funcionamiento de un servicio de neurología

El funcionamiento de un servicio de neurología se basa en una organización compleja y coordinada que ofrece una atención global y adaptada a los pacientes que sufren trastornos del sistema nervioso. El departamento es un lugar donde la ciencia médica, la tecnología de vanguardia y la atención humana se unen para satisfacer las necesidades de los pacientes que a menudo se enfrentan a patologías graves, crónicas o progresivas. La estructura y el funcionamiento del Departamento de Neurología están concebidos para proporcionar una atención médica especializada, integrando tanto enfoques diagnósticos avanzados como estrategias terapéuticas complejas.

El servicio de neurología suele estar dividido en varias unidades funcionales que cubren los distintos aspectos de la atención al paciente. Entre ellas se incluyen unidades de hospitalización, consultas externas y, en algunos casos, unidades de cuidados intensivos neurológicos para los casos más graves. Cada unidad tiene una función específica en la atención al paciente, y todas trabajan juntas para garantizar la continuidad de la asistencia.

La unidad de hospitalización es el corazón del departamento de neurología. Acoge a pacientes que requieren un seguimiento estrecho o un tratamiento médico continuado. Estos pacientes pueden ser hospitalizados por afecciones agudas, como un ictus, o por afecciones crónicas que requieren ajustes del tratamiento o atención especializada. Asistentes, enfermeras y médicos trabajan en estrecha colaboración para garantizar la atención diaria de los pacientes, el seguimiento clínico y la aplicación de los tratamientos prescritos. El personal de enfermería realiza tareas esenciales como la higiene, la movilización de pacientes encamados, el control neurológico y de constantes vitales y la administración de medicación.

En esta unidad, cada día comienza con una reunión multidisciplinar, en la que neurólogos, enfermeras y a veces otros especialistas, como fisioterapeutas o terapeutas ocupacionales, debaten la evolución de los pacientes, ajustan los planes de tratamiento y planifican las intervenciones necesarias. Estas reuniones proporcionan una atención coordinada e integral a los pacientes, ya que integran todos los aspectos de la asistencia: médico, terapéutico, psicológico y social.

Las consultas externas son otro componente esencial del servicio de neurología. Están destinadas a pacientes que no requieren hospitalización pero que necesitan consultas periódicas para el seguimiento de patologías crónicas o para nuevos diagnósticos. Las consultas están dirigidas por neurólogos, que realizan exámenes clínicos en profundidad, prescriben pruebas complementarias (resonancia magnética, tomografía computarizada, electroencefalograma, etc.) y ajustan los tratamientos a medida que avanza la enfermedad. Uno de los aspectos centrales de estas consultas es ayudar a los pacientes a gestionar su enfermedad a largo plazo. Los pacientes que padecen enfermedades neurológicas como la esclerosis múltiple, la enfermedad de Parkinson o la epilepsia se benefician de estos seguimientos periódicos, en los que pueden plantear preguntas y ajustar su tratamiento en función de su estado de salud actual.

En los casos más críticos, como accidentes cerebrovasculares graves o crisis epilépticas incontroladas, la **unidad de cuidados intensivos neurológicos** desempeña un papel fundamental. Aquí es donde se trata a los pacientes cuyo estado requiere monitorización continua e intervenciones urgentes. Este departamento cuenta con equipos de última generación para monitorizar las funciones vitales y neurológicas de los pacientes en tiempo real, como monitores de presión intracraneal, equipos de ventilación asistida y dispositivos de monitorización electroencefalográfica. El equipo asistencial de este departamento está capacitado para intervenir rápidamente si el estado neurológico de un paciente se deteriora. A menudo hay que tomar decisiones en cuestión de minutos, lo que exige una comunicación fluida y eficaz entre todos los miembros del equipo, desde auxiliares de enfermería y enfermeros hasta neurólogos y neurocirujanos.

El funcionamiento de un servicio de neurología también depende de la integración de diversas pruebas diagnósticas y herramientas tecnológicas de vanguardia. El **departamento de diagnóstico por imagen** es un socio esencial para los neurólogos. Se utilizan tecnologías como la resonancia magnética (RM), la tomografía computerizada (TC) o el electroencefalograma (EEG) para visualizar el cerebro y el sistema nervioso con el fin de detectar anomalías como tumores, lesiones o signos de desmielinización. Los resultados de estas pruebas permiten a los neurólogos realizar diagnósticos precisos y ajustar los planes de tratamiento en función del estado del paciente. En neurología, donde muchas patologías son invisibles a simple vista, estas herramientas tecnológicas desempeñan un papel fundamental en la toma de decisiones terapéuticas.

El **trabajo en equipo multidisciplinar** es otro de los pilares del funcionamiento de un servicio de neurología. Además de neurólogos, el personal suele incluir neuropsicólogos, logopedas, terapeutas ocupacionales y fisioterapeutas. Cada profesional aporta una experiencia específica que le permite tratar los distintos aspectos de las enfermedades neurológicas. Por ejemplo, los fisioterapeutas ayudan a los pacientes a recuperar parte de sus habilidades motoras tras un ictus, mientras que los logopedas trabajan con pacientes que tienen problemas de lenguaje. Trabajando juntos, estos especialistas pueden poner en marcha programas de reeducación y rehabilitación adaptados a las necesidades de cada paciente.

Por último, un servicio de neurología no puede funcionar eficazmente sin prestar especial atención al **apoyo psicológico** a los pacientes y sus familias. Las enfermedades neurológicas, ya sean crónicas o agudas, suelen causar una gran angustia emocional y perturbar la vida cotidiana de los pacientes. Por lo tanto, el servicio incluye psicólogos o psiquiatras para ayudar a los pacientes a hacer frente al impacto emocional de su enfermedad, así como trabajadores sociales para organizar el alta hospitalaria y la prestación del apoyo necesario en el hogar. Este apoyo es esencial si queremos ofrecer un apoyo holístico que vaya más allá de los cuidados físicos y tenga en cuenta todas las repercusiones de una enfermedad neurológica.

- **La estructura del equipo médico de neurología**

  ◦ El papel y las responsabilidades de cada miembro: neurólogos, enfermeros, auxiliares de cuidados, fisioterapeutas, logopedas, terapeutas ocupacionales, etc.

El buen funcionamiento de un servicio de neurología se basa en un equipo multidisciplinar en el que cada miembro desempeña un papel esencial y complementario en la atención al paciente. Cada profesional, ya sea neurólogo, enfermero, auxiliar de enfermería, fisioterapeuta, logopeda o terapeuta ocupacional, aporta una experiencia específica para atender las complejas necesidades de los pacientes neurológicos. Estas patologías afectan no sólo al cuerpo, sino también a la mente y a las funciones cognitivas, lo que exige una coordinación meticulosa entre los distintos profesionales implicados para proporcionar una atención integral y adaptada.

El **neurólogo** es el núcleo del equipo, como especialista en enfermedades del sistema nervioso. Se encarga de diagnosticar trastornos neurológicos como accidentes cerebrovasculares, esclerosis múltiple, epilepsia, enfermedades neurodegenerativas (como el Alzheimer o el Parkinson) y muchas otras patologías. Los neurólogos realizan exámenes clínicos en profundidad, utilizando técnicas de imagen cerebral (como la resonancia magnética o el TAC) y pruebas diagnósticas como los electroencefalogramas (EEG). Una vez establecido el diagnóstico, se elabora un plan de tratamiento que puede incluir medicación, procedimientos no invasivos o, en algunos casos, la derivación a neurocirugía. El neurólogo también realiza un seguimiento a largo plazo para adaptar los tratamientos a medida que evolucionan las patologías. En colaboración con los demás miembros del equipo, coordina la atención global del paciente, velando por que se tengan en cuenta los aspectos médicos, terapéuticos y psicológicos.

Las enfermeras desempeñan un papel crucial en la prestación diaria de asistencia médica. Son responsables de administrar la medicación, gestionar las infusiones y controlar los parámetros vitales y las funciones neurológicas de los pacientes. En neurología, este seguimiento es especialmente importante, ya que los signos de empeoramiento pueden ser sutiles y requieren una vigilancia adicional. Las enfermeras están formadas para detectar cambios en el estado de conciencia, la movilidad o las respuestas motoras de los pacientes, signos que podrían indicar una complicación como un ictus, un ataque epiléptico o un deterioro cognitivo. Además de su función técnica, las enfermeras ofrecen apoyo emocional a los pacientes y sus familias, sobre todo explicándoles los cuidados y tranquilizándoles en momentos de duda o angustia. Colaboran estrechamente con el neurólogo para ajustar los cuidados e informar de cualquier cambio en el estado de salud de los pacientes.

Las enfermeras son los pilares de la asistencia diaria. Desempeñan un papel esencial para garantizar la comodidad y el bienestar general de los pacientes. Son responsables de la higiene, el aseo, la prevención de las úlceras por presión, la movilización de los pacientes y la asistencia en la alimentación, sobre todo en el caso de los que han perdido su independencia. En neurología, estas tareas requieren mucha atención y una adaptación constante, ya que los pacientes pueden tener importantes problemas motores, cognitivos o sensoriales. Los auxiliares de cuidados también desempeñan una función de observación, informando al personal de enfermería de cualquier cambio en el estado del paciente, como una mayor dificultad para moverse o signos de angustia. Su estrecha relación con los pacientes les permite desarrollar una relación de confianza que les proporciona un apoyo psicológico inestimable, sobre todo ante la pérdida de autonomía o el sufrimiento emocional asociado a la enfermedad.

Los fisioterapeutas intervienen para mejorar o restablecer las funciones motoras de los pacientes. En neurología, su función suele centrarse en la rehabilitación tras un ictus, el cuidado de pacientes con esclerosis múltiple o la rehabilitación tras un traumatismo craneoencefálico. Elaboran programas de rehabilitación adaptados a las capacidades y necesidades específicas de cada paciente. Sus sesiones de reeducación tienen como objetivo fortalecer los músculos, mejorar la coordinación, restablecer el equilibrio y volver a aprender ciertos movimientos esenciales para la independencia del paciente. Los fisioterapeutas también colaboran estrechamente con los auxiliares de cuidados y el personal de enfermería para garantizar que los pacientes se beneficien de los movimientos adecuados fuera de las sesiones de rehabilitación, y para prevenir las complicaciones asociadas a la inmovilidad, como las contracturas musculares o la trombosis.

Los **logopedas** intervienen en el tratamiento de los trastornos del lenguaje, la deglución y la comunicación, que son frecuentes en los pacientes neurológicos. Tras un ictus o como consecuencia de enfermedades neurodegenerativas, muchos pacientes tienen dificultades para hablar, comprender el lenguaje o incluso tragar correctamente, lo que puede afectar gravemente a su calidad de vida. El logopeda evalúa estos problemas y establece sesiones específicas de reeducación para ayudar a los pacientes a recuperar su capacidad de comunicación o compensar sus déficits. La logopedia suele consistir en ejercicios repetitivos y progresivos, que requieren mucha paciencia y perseverancia. Los logopedas también trabajan con las familias para enseñarles técnicas de comunicación adecuadas cuando el lenguaje del paciente está muy deteriorado.

Por último, **los terapeutas ocupacionales** desempeñan un papel fundamental en la rehabilitación de los pacientes neurológicos, ayudándoles a recuperar su independencia en las actividades de la vida diaria. Su misión es capacitar a los pacientes para realizar tareas sencillas, como vestirse, lavarse o preparar una comida, a pesar de sus limitaciones físicas o cognitivas. Los terapeutas ocupacionales evalúan las capacidades funcionales de los pacientes y sugieren ejercicios para mejorar su coordinación y motricidad fina. También aconsejan sobre los ajustes que deben hacerse en el entorno del paciente, como el uso de ayudas técnicas (barras de apoyo, sillas adaptadas, utensilios específicos) para compensar las deficiencias y fomentar la independencia. Su trabajo es esencial para preparar a los pacientes para su vuelta a casa y devolverles la confianza en su capacidad para hacer frente a la vida cotidiana, a pesar de su enfermedad.

- El papel transversal del auxiliar de cuidados en el equipo multidisciplinar

El papel del asistente en un equipo multidisciplinar, especialmente en un servicio de neurología, es a la vez transversal y fundamental. El asistente ocupa una posición privilegiada, ya que a menudo es quien garantiza la continuidad de los cuidados y mantiene un vínculo constante entre el paciente y los demás miembros del equipo médico. Este papel va mucho más allá de las tareas técnicas que podrían atribuírsele a primera vista. Se encuentra en la encrucijada de múltiples dimensiones: cuidados físicos, seguimiento clínico, apoyo psicológico y coordinación entre los distintos profesionales sanitarios. Al estar lo más cerca posible del paciente en el día a día, el auxiliar de enfermería se convierte en un valioso recurso para todo el equipo multidisciplinar.

Ante todo, el auxiliar de enfermería es responsable de **los cuidados básicos**, como la higiene, la alimentación, la movilización y el confort del paciente. Estas acciones pueden parecer sencillas, pero en neurología a menudo requieren un ajuste en función de la patología. Por ejemplo, un paciente que ha sufrido un ictus puede tener parálisis en un lado del cuerpo, lo que hace que la asistencia para lavarse o colocarse en la cama sea mucho más técnica de lo que sería en otros contextos médicos. Los cuidadores deben evitar las escaras, vigilar los signos de deshidratación o desnutrición y adaptar sus acciones a las capacidades motoras y cognitivas del paciente. De este modo, cada cuidado físico se convierte en una acción terapéutica en sí misma, que contribuye directamente a mejorar o mantener la salud del paciente.

Sin embargo, el papel del auxiliar de enfermería no se limita a estos aspectos técnicos. También son **observadores agudos** del estado de salud del paciente. Al estar en contacto permanente con el paciente, el auxiliar de enfermería suele ser el primero en darse cuenta de los cambios sutiles en el estado clínico. En neurología, donde los signos de empeoramiento o mejoría pueden ser tenues, esta vigilancia es crucial. El auxiliar de enfermería puede señalar signos precoces de complicaciones, como un cambio en el estado de conciencia, dificultades respiratorias, aumento de la rigidez muscular o la aparición de nuevos problemas cognitivos. Estas observaciones se transmiten al personal de enfermería y a los médicos, lo que permite al equipo reaccionar rápida y adecuadamente. Este papel de intermediario es esencial para

45

garantizar un **seguimiento continuo** y eficaz **de** los pacientes, y demuestra hasta qué punto el auxiliar de cuidados está integrado en el circuito asistencial.

El apoyo **psicológico** también forma parte integral del trabajo de un cuidador. En neurología, los pacientes sufren a menudo pérdidas de autonomía repentinas y devastadoras, que pueden tener un profundo impacto en su bienestar mental y emocional. Con su presencia diaria, los cuidadores desarrollan una relación estrecha y de confianza con los pacientes. Se convierten en un interlocutor privilegiado, capaz de responder a las ansiedades y frustraciones de los pacientes, al tiempo que les proporciona consuelo y empatía. Este apoyo emocional desempeña un papel clave para ayudar a los pacientes a adaptarse a su nueva realidad, ya sea tras un ictus, una lesión cerebral o una enfermedad degenerativa como la esclerosis múltiple. Al escuchar las emociones de los pacientes, los cuidadores contribuyen a reducir su estrés y mejorar su calidad de vida, al tiempo que ayudan al equipo médico a comprender mejor el estado psicológico del paciente y adaptar los cuidados en consecuencia.

Otro aspecto fundamental de la función interdisciplinar del auxiliar de cuidados es la **coordinación entre los distintos profesionales sanitarios**. Trabajando junto a enfermeros, médicos, fisioterapeutas, terapeutas ocupacionales, logopedas y psicólogos, el auxiliar de enfermería actúa como punto focal en la atención al paciente. Por ejemplo, después de una sesión de fisioterapia, suele ser el auxiliar de cuidados quien ayuda al paciente a integrar los movimientos o posturas aprendidos a diario, garantizando la continuidad de los esfuerzos de rehabilitación fuera de las sesiones especializadas. Del mismo modo, tras una intervención del logopeda, el auxiliar de cuidados puede animar al paciente a utilizar las técnicas de comunicación recién adquiridas. Este papel de **repetición de los** cuidados **es** fundamental para maximizar los efectos de las intervenciones terapéuticas y garantizar la continuidad de los cuidados.

El auxiliar de enfermería es también un **vínculo esencial con los familiares de los pacientes**. En un contexto en el que la comunicación con el paciente puede ser difícil debido a problemas cognitivos o de lenguaje, a menudo son ellos los que transmiten información práctica a los familiares, tranquilizándoles sobre la evolución del estado de salud del paciente o explicándoles cómo ayudar al paciente en sus cuidados diarios. Este papel de intermediario entre la familia y el equipo asistencial es crucial, ya que ayuda a establecer un clima de confianza y fomenta la implicación de los familiares en los cuidados del paciente, lo cual es especialmente importante para el seguimiento a largo plazo.

Por último, el auxiliar de enfermería ayuda a mantener un **entorno tranquilo y seguro** para los pacientes. En neurología, donde algunos pacientes pueden estar desorientados, ser agresivos o propensos a sufrir ataques epilépticos, es esencial que el entorno asistencial esté organizado de forma que se eviten accidentes y se garantice la comodidad del paciente. El auxiliar de cuidados se asegura de que la cama esté bien colocada, de que el paciente esté correctamente sentado, de que los dispositivos de seguridad estén en su sitio y de que los objetos peligrosos estén fuera de su alcance. Al prestar atención a estos detalles, contribuyen a la seguridad y el bienestar generales del paciente.

  ○   Trabajar con los familiares y amigos de los pacientes

La colaboración con las familias y los seres queridos de los pacientes desempeña un papel fundamental en la atención a las personas que padecen enfermedades neurológicas. Estas enfermedades, a menudo crónicas y a veces degenerativas, no sólo perturban la vida de los pacientes, sino también la de sus familiares. En neurología, la naturaleza de los trastornos -ya afecten a la motricidad, la cognición o el comportamiento- hace que la participación de los familiares sea esencial para garantizar la continuidad de los cuidados, el apoyo emocional y una rehabilitación óptima. Los cuidadores, en particular los auxiliares de enfermería, desempeñan un papel clave en esta colaboración, ya que constituyen un vínculo constante entre el paciente, el equipo médico y la familia.

En primer lugar, es importante entender que las enfermedades neurológicas, ya sean ictus, esclerosis múltiple, enfermedad de Parkinson o trastornos neurodegenerativos como el Alzheimer, suelen provocar una **pérdida de autonomía** en los pacientes. Estas pérdidas, ya sean físicas o cognitivas, alteran considerablemente su vida cotidiana y la de sus seres queridos. La familia se convierte a menudo en un apoyo esencial, tanto en términos de cuidados como de apoyo psicológico. Por lo tanto, es esencial implicarlos plenamente en el proceso de atención, no sólo como apoyo moral, sino también como socios activos en el proceso de atención.

Los auxiliares asistenciales, que están en contacto directo con los pacientes durante todo el día, son a menudo el primer punto de contacto para las familias. Desempeñan un papel crucial a la hora de **transmitir información práctica** sobre el estado de salud del paciente, qué hacer y qué precauciones tomar. Por ejemplo, en el caso de un paciente que ha sufrido un ictus, el auxiliar de cuidados puede explicar a la familia cómo ayudar al paciente a comer, cómo facilitar la movilidad o cómo ayudar a prevenir las escaras. Este tipo de consejos, arraigados en la realidad cotidiana, ayudan a los familiares a comprender mejor las necesidades de su progenitor o cónyuge, y les preparan para apoyar al paciente, tanto en el hospital como en casa.

La comunicación es otro aspecto fundamental de esta colaboración. En neurología, muchos pacientes tienen dificultades para expresar sus necesidades o sentimientos debido a problemas lingüísticos o cognitivos. En este contexto, los auxiliares asistenciales y otros miembros del equipo de salud se convierten en relevos esenciales para ayudar a la familia a entender por lo que está pasando el paciente. Es frecuente que los familiares se sientan desconcertados ante comportamientos inusuales o cambios de personalidad en un familiar que padece una enfermedad neurológica. Los cuidadores pueden explicar estos comportamientos, relacionándolos con los síntomas de la enfermedad, y tranquilizar a las familias sobre lo que se puede hacer para apoyar al paciente lo mejor posible. Este tipo de conversación contribuye a reducir la ansiedad de los familiares y les ayuda a gestionar mejor las situaciones difíciles.

La educación también desempeña un papel clave en esta relación. El equipo asistencial, y en particular los auxiliares de enfermería, a menudo tienen que enseñar a las familias técnicas sencillas pero cruciales para mejorar la calidad de vida del paciente. Puede tratarse de demostraciones de movilización para evitar caídas, consejos para ir al baño o recomendaciones para estimular la memoria y la orientación en pacientes con deterioro cognitivo. Esta transferencia de conocimientos permite a los familiares implicarse en el proceso asistencial de una forma concreta y gratificante, dándoles las herramientas necesarias para sentirse más cómodos y eficaces en su papel de apoyo.

Pero el trabajo con la familia no se limita al apoyo técnico. También implica **apoyo emocional**. Frente a enfermedades neurológicas que alteran progresivamente la identidad y las capacidades de los pacientes, las familias se enfrentan a menudo a sentimientos de pena, rabia o impotencia. Los cuidadores, y en particular los auxiliares de enfermería, pueden ofrecer a las familias un oído comprensivo que les permita compartir sus preocupaciones y su sufrimiento. Esta relación de confianza es esencial, ya que permite a la familia comprender mejor los límites del tratamiento médico y aceptar mejor la progresión de la enfermedad. El auxiliar de enfermería puede desempeñar un papel de mediador, facilitando las conversaciones entre los médicos y las familias, sobre todo cuando hay que tomar decisiones difíciles, como el paso a cuidados paliativos o la necesidad de ingresar al paciente en una institución especializada.

La **preparación del alta hospitalaria** es otra dimensión del trabajo con los familiares. Cuando el paciente está a punto de volver a casa, los auxiliares asistenciales y el equipo multidisciplinar colaboran estrechamente con la familia para asegurarse de que disponen de toda la información y los recursos necesarios para continuar con los cuidados. Esto incluye explicaciones sobre los tratamientos, los cuidados en casa y cómo adaptar el espacio vital del paciente para hacerlo más accesible y seguro. Los cuidadores también pueden remitir a las familias a servicios de ayuda a domicilio, fisioterapeutas o asociaciones de apoyo para facilitar la transición del paciente y aliviar la carga de los cuidadores familiares.

En el caso de los **cuidados paliativos**, esta colaboración adquiere una dimensión aún más profunda. Cuando la enfermedad está en una fase avanzada y el paciente se acerca al final de su vida, las familias se ven a menudo desbordadas por la emoción y la incertidumbre. El papel de los auxiliares de enfermería y del equipo médico es apoyar a sus seres queridos en esta difícil etapa, ayudándoles a comprender por lo que está pasando el paciente y explicándoles los cuidados de confort que se le van a proporcionar. Trabajar juntos de este modo no sólo garantiza un final digno de la vida del paciente, sino que también alivia la carga de las familias, ayudándolas a afrontar esta prueba con mayor tranquilidad.

- **La vida cotidiana en un servicio de neurología**

  ◦ Rutinas matutinas y prioridades diarias

En un servicio de neurología, las rutinas matinales y las prioridades diarias desempeñan un papel fundamental en la atención a los pacientes, ya que garantizan un seguimiento constante, una gestión organizada de los cuidados y una capacidad de respuesta a los cambios en el estado de salud de los pacientes. La mañana es un momento clave del día en un hospital, sobre todo en neurología, donde el estado de los pacientes puede fluctuar rápidamente debido a la naturaleza de las patologías neurológicas, ya sean accidentes cerebrovasculares, traumatismos craneoencefálicos o enfermedades neurodegenerativas como la esclerosis múltiple o la enfermedad de Alzheimer.

El día suele empezar con una **reunión informativa para el equipo asistencial**, en la que camilleros, enfermeros, médicos y otros profesionales sanitarios intercambian información sobre el estado de los pacientes hospitalizados. Es una oportunidad para repasar los progresos de la noche, discutir los casos prioritarios y asignar tareas para el día siguiente. También es una oportunidad para reiterar los objetivos terapéuticos de cada paciente y planificar futuras intervenciones médicas y paramédicas, como exploraciones o sesiones de rehabilitación. Esta coordinación es vital para garantizar que todos los aspectos de la asistencia se cubren sin fisuras a lo largo del día.

Una vez terminada la sesión informativa, los equipos se movilizan para los **cuidados de higiene y confort**, primera etapa importante de la rutina matutina. Los auxiliares de cuidados están al frente de estas tareas. Ayudan a los pacientes a lavarse, vestirse y moverse. En neurología, estos cuidados aparentemente sencillos requieren una atención especial, ya que muchos pacientes sufren trastornos motores o cognitivos que complican estas tareas cotidianas. Algunos pacientes pueden estar parcial o totalmente inmovilizados, lo que requiere una manipulación cuidadosa para evitar dolores, lesiones o escaras. Los cuidadores también deben adaptar su enfoque en función de las capacidades cognitivas de los pacientes. Algunos, aquejados de demencia o afasia, pueden tener dificultades para comprender instrucciones o expresar sus necesidades, por lo que la comunicación y la paciencia son aún más esenciales.

Durante estos cuidados higiénicos, el auxiliar de enfermería aprovecha para observar el estado físico y neurológico del paciente. Este estrecho contacto permite a menudo detectar signos precoces de complicaciones o mejoría, ya sean cambios en la motricidad, alteraciones de la conciencia o signos de dolor que no se expresan verbalmente. Estas observaciones se transmiten al personal de enfermería y a los médicos para que puedan ajustar los cuidados si es necesario. Este **seguimiento clínico diario** es parte integrante de la función de los auxiliares de enfermería, ya que les permite reaccionar rápidamente ante cualquier deterioro del estado del paciente.

Una vez finalizados los cuidados higiénicos, una de las prioridades es **garantizar la alimentación de los pacientes**, un aspecto que suele ser delicado en neurología. Algunos pacientes tienen problemas para tragar, lo que hace que la alimentación sea más compleja. El auxiliar de enfermería, en coordinación con el equipo médico y el logopeda, adapta la textura de los alimentos y vigila cuidadosamente las comidas para evitar el riesgo de aspiración, que puede dar lugar a complicaciones graves como infecciones pulmonares. La hora de la comida también es un momento de apoyo moral para los pacientes, ya que puede ser una fuente de frustración o malestar cuando ya no pueden comer de forma independiente. El papel del auxiliar de enfermería no es sólo ayudar físicamente a los pacientes, sino también animarles y apoyarles en este momento a veces difícil.

Luego, por la mañana, el equipo se centra en **movilizar a los pacientes encamados**. En neurología, la inmovilidad prolongada puede provocar complicaciones graves, como escaras, infecciones o trombosis. Los auxiliares asistenciales, que a menudo trabajan con fisioterapeutas, se aseguran de que los pacientes sean movilizados de acuerdo con sus capacidades. Esto puede implicar cambiarlos de posición en la cama, hacer ejercicios ligeros o, en el caso de los que pueden, ayudarles a sentarse en una silla de ruedas. La movilización regular es crucial para prevenir las complicaciones asociadas a la inmovilización, pero también es un aspecto clave de la rehabilitación de los pacientes, sobre todo para los que se recuperan de un ictus y necesitan volver a aprender a utilizar determinadas partes del cuerpo.

Al mismo tiempo, continúan los **cuidados médicos y paramédicos**. Las enfermeras administran los tratamientos prescritos por los médicos, ya sean orales, intravenosos o de otro tipo, y controlan los parámetros vitales de los pacientes. En neurología, los tratamientos suelen ser complejos y requieren una atención especial para evitar interacciones farmacológicas o efectos secundarios indeseables. A menudo se realizan por la mañana exámenes complementarios, como resonancias magnéticas, escáneres o electroencefalogramas, para evaluar la evolución del paciente o afinar los diagnósticos.

La mañana suele terminar con una **evaluación de la evolución de los pacientes** y una reorganización de las prioridades para la tarde. Los médicos realizan visitas periódicas a las habitaciones, acompañados por enfermeras y, a veces, auxiliares de cuidados, para evaluar la evolución de cada paciente. Es un momento crucial para ajustar los tratamientos, planificar nuevas intervenciones o decidir el traslado de los pacientes a rehabilitación o cuidados intensivos, en función de sus necesidades. La información recabada por los auxiliares durante la higiene, la alimentación o la movilización se comparte con los médicos y enfermeras, lo que proporciona una visión global de la evolución de la salud de los pacientes.

○ Tipos de unidades: cuidados intensivos, hospitalización convencional, consultas externas

En un servicio de neurología coexisten diferentes tipos de unidades para satisfacer las variadas necesidades de los pacientes, en función de la gravedad dc su cnfcrmcdad y del tipo de cuidados que requieran. Por lo general, estas unidades incluyen **cuidados intensivos, hospitalización convencional** y **consultas externas**, y cada una de ellas desempeña un papel específico en el itinerario asistencial del paciente. Estas tres unidades proporcionan una atención integral y coordinada, en función de la evolución de las patologías neurológicas, ya sean agudas, crónicas o degenerativas.

Los cuidados intensivos neurológicos están reservados a los pacientes en estado crítico, que requieren vigilancia continua y cuidados intensivos para estabilizar su estado de salud. Las afecciones tratadas en esta unidad suelen ser urgencias neurológicas, como accidentes cerebrovasculares graves, traumatismos craneoencefálicos, ataques epilépticos incontrolados o lesiones cerebrales graves causadas por infecciones o tumores. El entorno de cuidados intensivos es altamente especializado, con equipos sofisticados para monitorizar constantemente las funciones vitales y neurológicas de los pacientes. Esto incluye monitores para controlar la presión intracraneal, la oxigenación cerebral y máquinas de asistencia respiratoria para pacientes en coma o estado crítico.

El personal de enfermería, incluidos neurólogos, reanimadores, enfermeras especializadas y auxiliares de cuidados, colaboran estrechamente para responder con rapidez a cualquier signo de deterioro del estado del paciente. En cuidados intensivos neurológicos, cada minuto cuenta. Los cuidadores están formados para intervenir con rapidez y eficacia en caso de complicaciones como un ataque epiléptico, una hemorragia cerebral o un deterioro repentino de la consciencia. El principal objetivo de esta unidad es estabilizar a los pacientes antes de que puedan ser trasladados a una unidad menos crítica, donde se les pueden proporcionar cuidados más prolongados y específicos. La gestión de los cuidados en cuidados intensivos requiere una coordinación cuidadosa y una vigilancia constante, ya que el estado neurológico de los pacientes puede cambiar de forma impredecible.

La hospitalización convencional es otro componente esencial del departamento de neurología. Esta unidad admite a pacientes que no requieren cuidados intensivos pero que, aun así, necesitan atención hospitalaria continuada. Puede tratarse de pacientes que han sufrido un ictus moderado, de los que se recuperan de una neurocirugía o de los que padecen afecciones neurológicas crónicas, como la esclerosis múltiple o la enfermedad de Parkinson, que requieren ajustes del tratamiento o un seguimiento médico regular. A diferencia de los cuidados intensivos, el ambiente en la unidad de hospitalización convencional es más tranquilo, con una carga de trabajo menos urgente pero aun así rigurosa.

En esta unidad, los cuidados se centran en estabilizar a los pacientes a medio plazo y prepararlos para la rehabilitación o el alta hospitalaria. Neurólogos y enfermeros elaboran planes de tratamiento personalizados, a menudo en colaboración con fisioterapeutas, terapeutas ocupacionales y logopedas, para ayudar a los pacientes a recuperar cierto grado de independencia o ralentizar la progresión de sus síntomas. El auxiliar de enfermería desempeña un papel clave en la asistencia diaria a los pacientes, ya sea en los cuidados higiénicos, la movilización o el apoyo en las actividades de la vida diaria. La hospitalización convencional es también un lugar donde las familias de los pacientes pueden implicarse más en los cuidados, con explicaciones sobre cómo seguir apoyando al paciente una vez que regrese a casa.

Los pacientes hospitalizados en esta unidad también pueden beneficiarse del seguimiento de especialistas en neuropsicología, que ayudan a evaluar y tratar los trastornos cognitivos o conductuales asociados a determinadas patologías neurológicas. En la unidad de hospitalización convencional, el tiempo de permanencia varía en función de la complejidad del caso y de la evolución del paciente, pero el objetivo final es siempre permitir que el paciente abandone el hospital en las mejores condiciones posibles, ya sea para regresar a su domicilio o para ser trasladado a un centro de rehabilitación.

Por último, las **consultas externas** desempeñan un papel crucial en el seguimiento de los pacientes con enfermedades neurológicas, especialmente los que padecen dolencias crónicas como epilepsia, enfermedad de Parkinson o esclerosis múltiple. Las consultas externas permiten a los pacientes beneficiarse de un seguimiento regular sin tener que ser hospitalizados, ofreciendo un entorno menos restrictivo pero igual de esencial para la gestión a largo plazo de su enfermedad. En esta unidad, los neurólogos evalúan la evolución de los síntomas, ajustan los tratamientos en función del estado de salud del paciente y prescriben pruebas complementarias si es necesario.

Estas consultas también pueden incluir evaluaciones neuropsicológicas para valorar las funciones cognitivas de los pacientes, o sesiones de seguimiento con fisioterapeutas, logopedas o terapeutas ocupacionales, según sea necesario. En neurología, donde muchas patologías evolucionan lentamente, el seguimiento ambulatorio regular de los pacientes permite detectar rápidamente cualquier empeoramiento de los síntomas y adaptar las estrategias terapéuticas. Este seguimiento personalizado es esencial para garantizar que los pacientes que viven con trastornos neurológicos crónicos disfruten de la mejor calidad de vida posible.

Las consultas externas también constituyen un foro ideal para el **diálogo con las familias**. Los familiares de los pacientes suelen estar presentes durante las consultas, y los neurólogos, al igual que otros profesionales sanitarios, dedican tiempo a explicar la evolución de la enfermedad, los ajustes del tratamiento y el comportamiento cotidiano necesario para apoyar al paciente. Este enfoque colaborativo es crucial para garantizar que los pacientes reciban un apoyo continuo, no sólo en el entorno médico, sino también en su entorno familiar y social.

　　　　　　　∘　　Gestión de imprevistos y urgencias neurológicas

La gestión de los imprevistos y las urgencias neurológicas es uno de los aspectos más complejos y exigentes de un servicio de neurología. Estas situaciones exigen capacidad de respuesta, coordinación y una pericia especial, ya que las patologías neurológicas pueden evolucionar rápidamente y provocar complicaciones graves en el espacio de unos minutos. Las urgencias neurológicas incluyen una amplia gama de situaciones críticas, como accidentes cerebrovasculares, crisis epilépticas, traumatismos craneoencefálicos, confusión aguda o descompensación en enfermedades neurodegenerativas avanzadas. La capacidad de los cuidadores para actuar con rapidez y eficacia en estas emergencias puede significar la diferencia entre una rápida recuperación y graves secuelas, o incluso la supervivencia del paciente.

En esos momentos, el primer paso esencial es el **reconocimiento precoz de los signos de alarma**. En neurología, ciertos signos, por sutiles que sean, pueden indicar que un paciente está en proceso de desarrollar una complicación grave. Por ejemplo, en el caso de un ictus, signos como debilidad repentina en un lado del cuerpo, dificultad para hablar, deformidad facial o pérdida de coordinación deben alertar inmediatamente al equipo. Los auxiliares asistenciales, que suelen estar en contacto directo con los pacientes, desempeñan un papel vital en este seguimiento. Están formados para observar los cambios en el estado de los pacientes e informar inmediatamente de cualquier anomalía al personal de enfermería y a los médicos. Este papel de observación es crucial, porque cada minuto cuenta en el tratamiento del ictus, en el que una intervención rápida puede limitar el daño cerebral y mejorar las posibilidades de recuperación.

En el caso de las **crisis epilépticas**, la urgencia radica en la gestión inmediata de la propia crisis para evitar lesiones y garantizar la seguridad del paciente, asegurando al mismo tiempo que la respiración no se vea comprometida. Una crisis convulsiva generalizada puede ser impresionante, pero los cuidadores están formados para mantener la calma y actuar con rapidez. El cuidador se asegura de que el paciente esté tumbado en una posición segura, retira cualquier objeto potencialmente peligroso y protege la cabeza del paciente para evitar traumatismos. Una vez superada la crisis el , apoyo postcrítico es igual de crucial, ya que el paciente suele estar desorientado, agotado y vulnerable.

La coordinación entre los miembros del equipo es otro aspecto fundamental de la gestión de las urgencias neurológicas. Cuando ocurre algo inesperado, la comunicación entre auxiliares, enfermeras y médicos debe ser fluida y rápida. Cada miembro del equipo tiene un papel específico que desempeñar: mientras el auxiliar asistencial o la enfermera monitorizan al paciente, el neurólogo evalúa la situación, realiza un diagnóstico rápido y toma las decisiones terapéuticas necesarias. En algunos casos, la urgencia de la situación puede exigir pruebas inmediatas, como un escáner cerebral o una resonancia magnética (RM), para identificar rápidamente el origen del problema, sobre todo en caso de ictus o traumatismo craneoencefálico.

El tratamiento de las urgencias neurológicas no termina con la atención inmediata. Una vez que el estado del paciente se ha estabilizado, un paso crucial es **garantizar la continuidad de los cuidados** para prevenir nuevas complicaciones. Por ejemplo, tras un ictus, se hace hincapié en prevenir un segundo episodio cerebrovascular administrando tratamientos específicos, como anticoagulantes o antiagregantes plaquetarios. El equipo médico, en colaboración con fisioterapeutas, logopedas y terapeutas ocupacionales, también planifica un programa de rehabilitación para limitar las secuelas físicas y cognitivas. En este contexto, cada miembro del equipo multidisciplinar debe estar preparado para intervenir y adaptar sus intervenciones en función de la evolución del paciente tras la urgencia.

Los traumatismos craneoencefálicos representan otra categoría especialmente delicada de urgencia neurológica. Incluso un traumatismo craneoencefálico aparentemente leve puede provocar lesiones cerebrales subyacentes que, si no se detectan y tratan rápidamente, pueden causar daños irreversibles. En este caso, la evaluación rápida de los síntomas neurológicos, como la pérdida de conciencia, la confusión, los vómitos o los trastornos motores, es crucial para orientar al paciente hacia pruebas de imagen y una posible intervención neuroquirúrgica. El papel de los auxiliares de enfermería y las enfermeras vuelve a ser fundamental para detectar los primeros signos, gestionar la agitación o confusión del paciente y acompañarlo a las unidades de cuidados intensivos si es necesario.

Otro aspecto de las urgencias de neurología es la **gestión de los estados confusionales agudos**, que pueden producirse en pacientes que padecen enfermedades neurodegenerativas como la enfermedad de Alzheimer o la demencia por cuerpos de Lewy. Estos estados, que a veces se desencadenan por infecciones o cambios bruscos de tratamiento, requieren una atención especial para evitar que el paciente se ponga en peligro a sí mismo. En estos casos, lo urgente suele ser restablecer la calma y proteger a los pacientes de un entorno que ya no comprenden. Los cuidadores tienen que encontrar un equilibrio entre calmar al paciente y reaccionar ante una situación que podría agravarse. Al mismo tiempo, el equipo médico identifica la causa subyacente del estado confusional para tratar la raíz del problema, ya sea una infección, un desequilibrio metabólico o el efecto secundario de un fármaco.

En cada una de estas situaciones, los cuidadores no sólo deben ser técnicamente competentes, sino también **emocionalmente resilientes**. La gestión de las urgencias neurológicas puede ser estresante y difícil, ya que los pacientes suelen encontrarse en situaciones extremadamente vulnerables. Sin embargo, mantener la calma y la concentración es esencial para garantizar una atención óptima. El equipo debe ser capaz de apoyarse mutuamente, compartiendo responsabilidades y comunicándose con claridad en cada fase. Una vez superada la emergencia, es igualmente importante informar al equipo para analizar lo sucedido, ajustar los protocolos si es necesario y apoyar a los cuidadores que hayan vivido momentos de intenso estrés.

Capítulo 2

Cuidados diarios en neurología: gestos técnicos y apoyo humano

- **Cuidados de higiene y confort**

  ◦ Adaptar los cuidados a las patologías neurológicas
  La adaptación de los cuidados a las diferentes patologías neurológicas es uno de los aspectos más complejos y decisivos de la atención al paciente en un servicio de neurología. Cada patología neurológica, ya sea aguda o crónica, presenta síntomas específicos, limitaciones propias y un conjunto de necesidades que varían de un paciente a otro. En consecuencia, el enfoque de la atención nunca puede ser uniforme; debe ajustarse cuidadosamente en función de la naturaleza y la gravedad de los trastornos, así como de las capacidades físicas, cognitivas y emocionales del paciente. Esta adaptación requiere un conocimiento profundo de las enfermedades neurológicas, una gran flexibilidad en las prácticas asistenciales y la capacidad de observar y reaccionar a diario ante la evolución clínica.

Los accidentes cerebrovasculares son un buen ejemplo de la importancia de esta adaptación. Tras un ictus, los pacientes pueden sufrir diversas secuelas, como parálisis parcial (hemiplejía), problemas de lenguaje (afasia), dificultades de coordinación o problemas de deglución (disfagia). Por tanto, los cuidados deben adaptarse a estos déficits. Por ejemplo, en el caso de un paciente con hemiplejia, el asistente debe adaptar la forma en que lleva a cabo los cuidados de higiene y confort, procurando mover al paciente con seguridad para evitar caídas o lesiones mayores. Si el paciente es afásico, la comunicación debe simplificarse, utilizando gestos, imágenes o dejando más tiempo al paciente para que se exprese. El apoyo a la hora de comer también será crucial en caso de dificultades para tragar, prestando especial atención a la textura de los alimentos para evitar cualquier riesgo de aspiración.

Por otra parte, en el caso de los pacientes que padecen **esclerosis múltiple (EM),** las necesidades cambian en función de las recaídas y remisiones, por lo que es necesario reevaluar constantemente los cuidados. Como la esclerosis múltiple es una enfermedad neurodegenerativa de curso variable, los síntomas pueden fluctuar y afectar a la movilidad, la visión, la coordinación y las funciones cognitivas. Durante las recaídas, los pacientes pueden verse repentinamente inmovilizados o perder temporalmente ciertas funciones. Los cuidadores deben ajustar sus cuidados en consecuencia, ofreciendo un mayor apoyo para la movilidad, adaptando las ayudas para el aseo y la alimentación, y teniendo en cuenta la fatiga crónica a menudo asociada a esta enfermedad. Durante un periodo de remisión, el papel de los cuidadores también consiste en animar a los pacientes a seguir siendo lo más independientes posible, al tiempo que les proporcionan apoyo moral ante las incertidumbres asociadas a la evolución impredecible de la enfermedad.

Los pacientes **epilépticos** tienen otro tipo de necesidades específicas. Las crisis epilépticas pueden producirse en cualquier momento, y uno de los primeros imperativos para el cuidador es saber reaccionar con rapidez y eficacia para garantizar la seguridad del paciente. Aparte de las crisis, los cuidados deben adaptarse para prevenir situaciones susceptibles de desencadenarlas, como el estrés, el cansancio o el olvido de tomar la medicación. Los cuidadores también deben estar atentos a los efectos secundarios de los tratamientos antiepilépticos, que pueden incluir trastornos cognitivos o desequilibrios emocionales. Además, tras una crisis, los cuidados de apoyo y la recuperación son esenciales. El paciente puede estar desorientado o agotado, y el cuidador debe asegurarse de que esté cómodo y tranquilo, al tiempo que se asegura de que no se lesione durante la crisis.

El cuidado de **pacientes que padecen enfermedades neurodegenerativas** como Alzheimer o Parkinson requiere otra forma de adaptación. Estas enfermedades afectan progresivamente no sólo a las capacidades físicas, sino también a la cognición, la memoria y el comportamiento. El cuidado de los enfermos de Alzheimer debe tener en cuenta los problemas de memoria, la pérdida de orientación en el tiempo y el espacio y el deterioro de la capacidad de juicio. Los cuidadores deben ser extremadamente pacientes y adoptar estrategias de comunicación adecuadas. Por ejemplo, para evitar confusiones, es aconsejable utilizar frases sencillas, explicar cada gesto antes de realizarlo y seguir rutinas diarias que sean tranquilizadoras para el paciente. Además, es esencial crear un entorno seguro para minimizar el riesgo de fuga o accidente doméstico, ya que estos pacientes pueden ser imprevisibles en sus acciones.

En el caso de **la enfermedad de Parkinson**, la adaptación de los cuidados se basa principalmente en el tratamiento de los trastornos motores. Los pacientes con Parkinson sufren temblores, rigidez muscular y lentitud de movimientos (bradicinesia), lo que dificulta la realización de actividades cotidianas como comer, desplazarse o vestirse. Por ello, los auxiliares sanitarios deben estar formados para ayudar a estos pacientes a realizar estas tareas sin prisas, respetando su ritmo y fomentando al máximo su autonomía. Esto puede implicar proporcionar utensilios adecuados para las comidas o ayudar en la movilización utilizando técnicas específicas que eviten forzar los músculos rígidos. También es importante vigilar los periodos de congelación, frecuentes en esta enfermedad, para evitar caídas.

Por último, los pacientes con **tumores cerebrales** requieren una atención especial debido a la naturaleza progresiva de su enfermedad y a los extensos tratamientos a los que tienen que someterse, como cirugía, radioterapia o quimioterapia. Estos tratamientos pueden provocar fatiga intensa, náuseas, dolor y problemas cognitivos temporales. Además de adaptar los cuidados para aliviar estos síntomas físicos, los auxiliares asistenciales también deben proporcionar apoyo moral y emocional a los pacientes, que a menudo se enfrentan a la incertidumbre de su futuro. En este contexto, los cuidados deben caracterizarse por la empatía y la comprensión, ya que los pacientes con tumores cerebrales pueden experimentar momentos de intensa angustia psicológica.

◦   Asistencia en el aseo de pacientes neurológicos: movilidad reducida, problemas de coordinación

Ayudar a los pacientes neurológicos a asearse, tanto si tienen movilidad reducida como problemas de coordinación, es una tarea esencial que va mucho más allá de la simple higiene. Es un momento delicado que requiere una atención especial, tanto para preservar el confort y la dignidad del paciente como para satisfacer sus necesidades específicas. Los pacientes neurológicos, ya hayan sufrido un ictus, esclerosis múltiple, enfermedad de Parkinson u otra patología neurológica, suelen tener dificultades motoras, temblores o problemas de coordinación que complican tareas cotidianas como el aseo. En este contexto, el asistente de cuidados desempeña un papel crucial para adaptar los cuidados a estas limitaciones, respetando en la medida de lo posible la autonomía del paciente.

Cuando la **movilidad** de un paciente está **reducida**, como suele ocurrir tras un ictus o en las fases avanzadas de las enfermedades neurodegenerativas, hay que ayudarle a ir al baño prestando especial atención a su posición y seguridad. Estos pacientes pueden tener una parálisis parcial o total, lo que dificulta o imposibilita la realización de movimientos sencillos como lavarse, enjuagarse o secarse. Por lo tanto, el asistente debe proceder de forma suave y metódica para evitar cualquier dolor o lesión, asegurándose de que el paciente esté correctamente colocado, ya sea en una cama o en una silla adaptada, y de que cuente con el apoyo adecuado. En el caso de los pacientes en silla de ruedas, la tarea suele ser aún más compleja, ya que puede ser necesario trasladar al paciente de la silla de ruedas al cuarto de baño o a un asiento de ducha.

El traslado de un paciente con movilidad reducida, por ejemplo de una cama a una silla de ducha, debe hacerse utilizando técnicas de movilización específicas para proteger tanto al paciente como al cuidador. A veces es necesario utilizar dispositivos de elevación, como grúas de bipedestación o correas de transferencia, para garantizar la seguridad del paciente y limitar al mismo tiempo el esfuerzo físico del cuidador. También es crucial sujetar las extremidades paralizadas o débiles del paciente para evitar lesiones causadas por una mala posición.

Para los pacientes con **problemas de coordinación**, como los que padecen la enfermedad de Parkinson o esclerosis múltiple, la ayuda para ir al baño requiere un enfoque más gradual y cuidadoso. A menudo, estos pacientes pueden empezar a ir al baño de forma independiente, pero rápidamente se ven limitados por temblores, movimientos incontrolados o fatiga repentina. Es importante que el cuidador fomente la autonomía del paciente en la medida de lo posible, sin dejar de estar presente para intervenir en caso necesario. Por ejemplo, un enfermo de Parkinson puede empezar a cepillarse los dientes o lavarse la cara, pero necesitará ayuda para enjuagarse o secarse, ya que los temblores o la rigidez muscular pueden impedir una coordinación fluida de los movimientos.

En estos casos, el uso de ayudas técnicas puede facilitar mucho el aseo. Los equipos adaptados, como mangos antideslizantes, franelas más grandes o accesorios que estabilizan el brazo, pueden permitir a los pacientes participar en su propio aseo sin demasiado esfuerzo, al tiempo que reducen el riesgo de caídas o lesiones. Estos dispositivos están diseñados para compensar los déficits motores, al tiempo que permiten a los pacientes conservar cierto grado de independencia en la realización de estas tareas íntimas.

Otro aspecto fundamental de la asistencia en el aseo de los pacientes neurológicos se refiere **al respeto de la dignidad y el confort psicológico**. La pérdida de autonomía, especialmente en un ámbito tan personal como la higiene, puede ser fuente de frustración, vergüenza o incluso pudor para algunos pacientes. Por eso es vital que el auxiliar de cuidados aborde estos momentos con gran sensibilidad y respeto. Por ejemplo, explicando cada paso antes de llevarlo a cabo, utilizando gestos suaves y asegurándose de que el paciente está cubierto en la medida de lo posible para preservar su intimidad. También es importante dar tiempo al paciente para que se adapte a los movimientos y las instrucciones, ya que los pacientes neurológicos, sobre todo los que tienen problemas cognitivos, pueden necesitar más tiempo para comprender y reaccionar a las instrucciones.

El aseo es también un momento de control clínico. Durante este tiempo, el asistente puede observar cualquier signo de complicación, como enrojecimiento o úlceras por presión, sobre todo en pacientes encamados o con movilidad reducida. Estos momentos de observación son esenciales para prevenir la aparición de infecciones o complicaciones secundarias relacionadas con la inmovilización prolongada. También es posible observar cambios en el tono muscular, la presencia de contracturas o signos de dolor que no pueden expresarse verbalmente, lo que permite adaptar los cuidados o alertar al equipo médico en caso necesario.

Por último, para los pacientes que padecen **trastornos cognitivos o demencia**, como la enfermedad de Alzheimer, la asistencia en el lavado debe incluir una dimensión adicional: tranquilizar y reducir la ansiedad. Es posible que estos pacientes no entiendan por qué tienen que lavarse, o que se sientan confusos y agitados en ese momento. Por lo tanto, es crucial adoptar un enfoque suave y estructurado, explicando cada paso en términos sencillos y utilizando gestos tranquilizadores para evitar cualquier sensación de pánico. Mantener una rutina regular y prcdcciblc también cs beneficioso para ayudar a estos pacientes a sentirse más seguros.

      ◦   Gestión, prevención y cuidados de las úlceras por presión

La gestión, prevención y tratamiento de las úlceras por presión es un componente esencial de los cuidados neurológicos, sobre todo en pacientes con movilidad reducida o encamados. Las úlceras por presión son lesiones de la piel y el tejido subyacente causadas por una presión prolongada en una zona específica del cuerpo. Suelen aparecer en pacientes que no pueden moverse por sí mismos, como los que sufren parálisis, pérdida de conciencia o debilidad extrema tras un ictus, una lesión cerebral o una enfermedad neurodegenerativa. La aparición de úlceras por presión no sólo es dolorosa para el paciente, sino que puede dar lugar a complicaciones graves, como infecciones profundas e incluso septicemia, si no se trata correctamente.

La prevención de las úlceras por presión es, por tanto, una prioridad diaria para los cuidadores, y en particular para los auxiliares, que están en contacto directo con los pacientes y participan activamente en los cuidados de confort e higiene. La clave de la prevención reside en **reducir la presión prolongada** sobre determinadas partes del cuerpo, en particular zonas óseas como los talones, las caderas, el sacro, los codos y los omóplatos. Cuando un paciente está encamado o en silla de ruedas, estas zonas son especialmente vulnerables porque soportan gran parte del peso del cuerpo en una superficie limitada, lo que comprime la circulación sanguínea y puede provocar la degradación de los tejidos.

Una de las primeras formas de prevenir las úlceras por presión es establecer una rutina **regular** de **cambio de posición**. Para los pacientes encamados, esto significa girarse o cambiar de posición cada dos horas aproximadamente. Este movimiento regular ayuda a aliviar los puntos de presión y a restablecer la circulación sanguínea en las zonas amenazadas. El auxiliar de cuidados, en colaboración con el equipo de enfermería, desempeña un papel clave en esta tarea, garantizando que estos cambios de posición se realicen con suavidad y seguridad, sin crear nuevas tensiones en otras partes del cuerpo. En algunos casos, el uso de **colchones y cojines específicos** también puede ayudar a redistribuir la presión. Los colchones de aire dinámicos, que se inflan y desinflan alternativamente, o los cojines ergonómicos, diseñados para aliviar la presión en determinadas zonas, se utilizan a menudo en pacientes de alto riesgo.

Además de los cambios de posición, la observación cuidadosa de **la piel del paciente** es otro componente crucial de la prevención de las úlceras por presión. Todos los días, al realizar la higiene o la limpieza, el auxiliar de cuidados examina cuidadosamente las zonas de riesgo para detectar los primeros signos de una úlcera por presión. Pueden ser enrojecimiento que no desaparece con la presión de los dedos, induración (endurecimiento de la piel) o una zona de la piel más caliente o más fría que el resto del cuerpo. Este **seguimiento precoz** permite actuar con rapidez antes de que la úlcera por presión evolucione hacia una ulceración más profunda. Al informar inmediatamente de cualquier cambio sospechoso a la enfermera o al médico, el auxiliar de cuidados ayuda a limitar el desarrollo de las lesiones.

La hidratación de la piel también desempeña un papel fundamental en la prevención de las úlceras por presión. Una piel bien hidratada es más resistente a la presión y la fricción. Por este motivo, los auxiliares asistenciales se aseguran de que la piel de los pacientes se hidrate regularmente con cremas o lociones adecuadas, sobre todo después de lavarse. También es esencial mantener la piel limpia y seca, ya que la humedad del sudor, la incontinencia o las heridas mal tratadas pueden debilitar la epidermis y aumentar el riesgo de lesiones. Los pacientes que sufren incontinencia pueden tener que utilizar almohadillas absorbentes o dispositivos de drenaje para mantener la piel seca y reducir el riesgo de maceración.

Si, a pesar de todas las medidas preventivas, empieza a formarse una úlcera por presión, **es** esencial **un tratamiento rápido y adecuado** para evitar que la lesión empeore. El tratamiento de las úlceras por presión depende de su fase de desarrollo. Las primeras úlceras por presión, cuando sólo están enrojecidas o decoloradas, suelen poder tratarse cambiando de postura al paciente con más frecuencia y utilizando cojines o colchones especiales para aliviar la zona afectada. También pueden aplicarse apósitos protectores para evitar el roce y favorecer la cicatrización.

Para las úlceras por presión más avanzadas, en las que la piel ya está dañada y la ulceración es visible, deben proporcionarse cuidados específicos. Estos cuidados incluyen la limpieza periódica de la herida para evitar infecciones, la aplicación de apósitos adecuados, como apósitos hidrocoloides o de hidrogel, que mantienen un entorno húmedo propicio para la cicatrización, y a veces el uso de dispositivos de succión para eliminar el exudado. Aunque no es directamente responsable del tratamiento de las heridas graves, el auxiliar de enfermería desempeña un papel fundamental en la prestación de cuidados, asegurándose de que los pacientes estén cómodos, supervisando la evolución de la herida e informando de cualquier signo de complicación, como un aumento del dolor, un olor desagradable o signos de infección (enrojecimiento, calor, fiebre).

El apoyo emocional a los pacientes también es un componente esencial del tratamiento de las úlceras por presión. El dolor, la incomodidad y la movilidad limitada pueden ser fuentes de frustración y ansiedad para los pacientes. Además de sus tareas técnicas, los auxiliares sanitarios deben estar atentos al bienestar psicológico del paciente, tranquilizarle sobre los cuidados que recibe, escucharle y proporcionarle apoyo moral durante todo el proceso de curación. Este enfoque holístico es esencial para animar a los pacientes a participar activamente en su rehabilitación y a seguir motivados en sus cuidados, incluso cuando la situación parece difícil.

∘ Características específicas de la incontinencia neurológica

La incontinencia neurológica es una complicación frecuente en pacientes que padecen enfermedades que afectan al sistema nervioso, como el ictus, la esclerosis múltiple, la enfermedad de Parkinson y ciertas formas de demencia. Estas enfermedades pueden alterar el control voluntario de los esfínteres, responsables de la gestión de las funciones urinarias y fecales. La incontinencia, ya sea urinaria o fecal, es un problema importante en el cuidado de los pacientes neurológicos, ya que afecta no sólo a su comodidad física, sino también a su dignidad y bienestar psicológico. Para los cuidadores, la gestión de la incontinencia neurológica requiere un enfoque individualizado, sensible y cuidadoso, destinado a minimizar su impacto, preservando al mismo tiempo la autonomía y la dignidad de los pacientes en la medida de lo posible.

Uno de los principales retos de la incontinencia neurológica es que, a diferencia de otras formas de incontinencia, suele estar relacionada con **daños en las vías nerviosas** que controlan la vejiga o el intestino. Por ejemplo, tras un derrame cerebral, algunos pacientes pueden perder la capacidad de sentir la necesidad de orinar o defecar, o de controlar los músculos necesarios para ello. Del mismo modo, en afecciones como la esclerosis múltiple, la pérdida progresiva del control muscular puede afectar a la coordinación entre los esfínteres y la vejiga o el recto. Esta disfunción neurológica suele provocar pérdidas **involuntarias**, bien porque el paciente ya no siente la necesidad de orinar, bien porque la transmisión de la señal nerviosa está alterada, lo que impide la contracción eficaz de los esfínteres.

En el tratamiento de la incontinencia neurológica, el primer paso suele ser **la evaluación** del **grado de autonomía del** paciente. Algunos pacientes, a pesar de sufrir incontinencia, pueden seguir disfrutando de cierta autonomía y ser capaces de ir al baño con ayuda, mientras que otros necesitarán asistencia total para gestionar sus necesidades. El papel del cuidador en este caso es adaptarse al estado del paciente y respetar su ritmo y sus capacidades residuales en la medida de lo posible. Esto significa, por ejemplo, proponer visitas regulares al baño a los pacientes que ya no sienten la necesidad de orinar pero aún pueden moverse, o ayudar a los que tienen dificultades para desplazarse en silla de ruedas o levantarse solos.

El uso de **ayudas técnicas** también es fundamental en el tratamiento de la incontinencia neurológica. En el caso de los pacientes totalmente dependientes, a menudo es necesario utilizar absorbentes o sondas urinarias para tratar la incontinencia. Los absorbentes, ya sean pañales o empapadores, se adaptan en función del grado de incontinencia y de la comodidad del paciente. El auxiliar de cuidados debe asegurarse de que estos absorbentes se cambien con regularidad para evitar cualquier

71

molestia y prevenir el riesgo de maceración, que puede dar lugar a infecciones cutáneas como las escaras. El uso de una sonda urinaria puede ser una opción en algunos casos, sobre todo para los pacientes con retención crónica o que no controlan la micción en absoluto. Sin embargo, debe gestionarse con cuidado para prevenir las infecciones del tracto urinario, que suponen un mayor riesgo en los pacientes sondados.

Prevenir las complicaciones cutáneas asociadas a la incontinencia es una de las principales preocupaciones de los cuidadores. La exposición prolongada a la humedad, combinada con una circulación deficiente en pacientes encamados o con movilidad reducida, puede debilitar la piel y provocar irritaciones o incluso escaras. Por ello, los cuidadores deben asegurarse de que la piel de los pacientes permanezca limpia y seca, realizando aseos periódicos y aplicando cremas barrera para proteger la piel de los efectos nocivos de la humedad. Una higiene meticulosa es esencial, no sólo para prevenir las infecciones cutáneas, sino también para ofrecer a los pacientes un confort óptimo y preservar su dignidad.

La adaptación de los cuidados también depende de la **monitorización continua** del **estado urinario e intestinal** de los pacientes. Los pacientes neurológicos pueden presentar formas mixtas de incontinencia, combinando periodos de retención con periodos de pérdidas incontroladas. Por lo tanto, es importante controlar los volúmenes de orina y asegurarse de que la vejiga se vacía correctamente. En algunos casos, el equipo asistencial puede tener que utilizar sondas intermitentes para vaciar la vejiga y evitar complicaciones asociadas a la retención urinaria, como infecciones urinarias o reflujo vesico-ureteral, que puede dañar los riñones.

Además de la atención técnica, el **apoyo psicológico** a los pacientes con incontinencia es igualmente crucial. La incontinencia suele ser una fuente de vergüenza y ansiedad para los pacientes. La pérdida de control sobre las funciones corporales, combinada con la dependencia de los cuidadores, puede tener un profundo efecto en la autoestima, provocando trastornos del estado de ánimo e incluso depresión. Como persona de apoyo, el auxiliar de enfermería desempeña un papel esencial para tranquilizar a los pacientes y ayudarles a aceptar esta nueva realidad sin que se sientan devaluados. Para ello es necesario un enfoque respetuoso, manteniendo la intimidad del paciente en la medida de lo posible, explicando cada paso de forma clara y comprensiva, y creando un entorno asistencial tranquilizador en el que el paciente se sienta escuchado y respetado.

Apoyar a las familias es también una parte integral del tratamiento de la incontinencia neurológica. Los familiares, que a menudo se encuentran desorientados ante esta situación, deben recibir información y formación sobre cómo cuidar de su familiar incontinente, sobre todo si el paciente va a volver a casa. El auxiliar de enfermería puede desempeñar un papel mediador explicando los procedimientos técnicos, aconsejando sobre el material necesario y restando importancia a la situación para que los familiares puedan afrontar mejor esta pérdida de autonomía sin vivirla como una carga insuperable.

Por último, es importante destacar que el tratamiento de la incontinencia neurológica no es un enfoque estático, sino que debe evolucionar en función de las necesidades del paciente y de la evolución de su patología. Las soluciones aplicadas deben reevaluarse periódicamente para garantizar que siguen satisfaciendo las necesidades del paciente, respetando su comodidad y dignidad. Esto puede implicar ajustar el tipo de protección utilizada, modificar la frecuencia de los cuidados o revisar los enfoques de apoyo psicológico.

- **Movilización y prevención de complicaciones**

  ◦ Técnicas de movilización y posicionamiento para pacientes encamados

Las técnicas de movilización y posicionamiento de pacientes encamados desempeñan un papel crucial en los cuidados de neurología. Estos pacientes, que a menudo sufren accidentes cerebrovasculares, traumatismos craneales o enfermedades neurodegenerativas como la esclerosis múltiple o la enfermedad de Parkinson, se enfrentan con frecuencia a una pérdida temporal o permanente de movilidad. La inmovilidad prolongada expone a estos pacientes a numerosos riesgos, como escaras, contracturas musculares, infecciones pulmonares y trombosis. Por lo tanto, la movilización regular y la colocación correcta de los pacientes encamados son esenciales para mantener su comodidad, prevenir las complicaciones relacionadas con la inmovilización y, en muchos casos, favorecer su rehabilitación.

La **movilización de pacientes encamados** implica en primer lugar una cuidadosa evaluación de su estado físico y neurológico. Algunos pacientes pueden realizar movimientos limitados de forma independiente, mientras que otros, debido a parálisis o debilidad muscular, dependen totalmente de los cuidadores para cambiar de posición o ser trasladados de la cama a una silla. El objetivo principal de la movilización es prevenir los efectos nocivos de la inmovilidad, respetando al mismo tiempo las limitaciones del paciente y garantizando su seguridad. Los cuidadores, que suelen ser los principales responsables de esta tarea, deben dominar las técnicas de movilización adecuadas para minimizar los riesgos para el paciente, pero también para ellos mismos, ya que unas técnicas de elevación o manipulación deficientes pueden provocar lesiones tanto al cuidador como al paciente.

Uno de los principios fundamentales de la movilización es **cambiar de posición con regularidad**, normalmente cada dos horas, para evitar la formación de úlceras por presión. Para los pacientes totalmente dependientes, esto significa girarlos con

74

regularidad, teniendo cuidado de no ejercer una presión prolongada sobre zonas óseas vulnerables como los talones, el sacro o los codos. Estos cambios de posición requieren técnicas específicas, como el "balanceo" del paciente, que permite moverlo suavemente de un lado a otro sin causar tensiones innecesarias en sus articulaciones o músculos. **Los cojines de posicionamiento** se utilizan habitualmente para apoyar partes del cuerpo que pueden estar en riesgo de compresión prolongada. Estos cojines también ayudan a estabilizar la posición del paciente, manteniendo una postura cómoda y evitando movimientos involuntarios que podrían provocar dolor o lesiones.

La movilización en la cama debe realizarse siempre con suavidad, teniendo en cuenta las capacidades residuales del paciente. Por ejemplo, en el caso de un paciente con hemiplejia (parálisis de un lado del cuerpo) tras un ictus, es esencial sujetar el lado paralizado durante los movimientos, para evitar un esfuerzo excesivo de los músculos debilitados o lesiones por falta de control. En estos casos, el cuidador debe sostener el brazo o la pierna paralizados mientras moviliza al paciente, para evitar lesiones por gravedad o mala posición. También es aconsejable implicar al lado no paralizado del paciente, animándole a utilizar este lado para participar activamente en la movilización, aunque sea de forma limitada, con el fin de preservar su independencia en la medida de lo posible y estimular su rehabilitación.

Además de los cambios de posición, **la colocación correcta del paciente encamado** es otro aspecto fundamental de los cuidados. Un posicionamiento correcto no sólo ayuda a prevenir las complicaciones asociadas a la inmovilidad, sino que también ofrece al paciente un confort óptimo, esencial para su bienestar y recuperación. Hay una serie de principios que deben tenerse en cuenta a la hora de colocar a un paciente encamado. En primer lugar, es fundamental asegurarse de que la columna vertebral del paciente esté correctamente alineada, ya sea tumbado boca arriba, de lado o en posición semisentada. Una mala postura puede provocar dolor de espalda, tensión muscular o dificultades respiratorias, sobre todo en pacientes que padecen enfermedades neurológicas que merman su tono muscular o su capacidad para mantener una posición estable.

La posición del paciente también debe tener en cuenta la prevención de las **contracturas musculares**. Las contracturas musculares pueden producirse cuando los músculos permanecen en una misma posición durante mucho tiempo, lo que provoca rigidez articular y limitación del movimiento. Para evitarlo, el asistente debe asegurarse de que las articulaciones se movilizan con regularidad, incluso de forma pasiva, y de que se colocan en posiciones fisiológicas. Por ejemplo, cuando un paciente está confinado en la cama, es importante no permitir que los brazos o las piernas se hiperextiendan o flexionen durante períodos prolongados. Los pies deben mantenerse en una posición neutra para evitar el equino (una deformidad en la que el pie permanece en posición puntiaguda). El uso de **cuñas o soportes** ayuda a mantener las articulaciones en posición de reposo, evitando así las contracturas.

Además, la posición semisentada, siempre que sea posible, suele ser beneficiosa para los pacientes encamados, sobre todo los que tienen dificultades respiratorias o corren riesgo de neumonía. Esta posición facilita la respiración y el drenaje bronquial, permitiendo que los pulmones se expandan más fácilmente. También es útil para facilitar la alimentación y la comunicación con los cuidadores y la familia. Sin embargo, es importante apoyar la cabeza y el cuello del paciente con almohadas o soportes específicos para evitar forzar la columna cervical.

Cuando el estado del paciente lo permite, **la movilización fuera de la cama**, como la transferencia a una silla, es un paso crucial para estimular la rehabilitación y mejorar la calidad de vida del paciente. Estas transferencias, ya sean realizadas manualmente por los cuidadores o utilizando un dispositivo de elevación, deben llevarse a cabo prestando especial atención a la seguridad del paciente y a la prevención de caídas. Los cuidadores deben asegurarse de utilizar técnicas de elevación adecuadas, como mantener la espalda recta y utilizar las piernas para elevarse, con el fin de proteger tanto al paciente como a sí mismos. Una vez en la silla, es importante asegurarse de que el paciente está correctamente colocado y apoyado, con cojines o arneses si es necesario, para evitar resbalones o lesiones.

Por último, es esencial recordar que **la movilización activa** -animar a los pacientes a participar en sus propios movimientos, aunque sea mínimamente- es un componente importante de la rehabilitación neurológica. Para los pacientes que son capaces de mover ciertas partes de su cuerpo, incluso con dificultad, el cuidador puede guiar estos movimientos y apoyarlos, con el fin de mantener su fuerza muscular, su coordinación y su independencia. Esto no sólo refuerza el proceso de recuperación, sino que también mejora la moral del paciente al permitirle participar activamente en su propio cuidado.

- ◦ Prevención de complicaciones por decúbito (úlceras por presión, embolias)

La prevención de las complicaciones relacionadas con el decúbito, es decir, la inmovilización prolongada de pacientes encamados, es una prioridad clave en la asistencia neurológica. Los pacientes que sufren afecciones neurológicas como ictus, traumatismos craneales o enfermedades neurodegenerativas como la esclerosis múltiple o la enfermedad de Parkinson suelen ser incapaces de moverse de forma independiente durante largos periodos. Esta inmovilidad prolongada expone a estos pacientes al riesgo de complicaciones graves, en particular **escaras y émbolos**. La prevención de estas complicaciones es un reto importante, ya que pueden causar un sufrimiento considerable, alargar las estancias hospitalarias y comprometer el proceso de rehabilitación o recuperación. Los cuidados preventivos requieren un enfoque riguroso, una atención constante y una colaboración interdisciplinar para reducir los riesgos.

Las úlceras por presión, también conocidas como llagas por presión, son lesiones cutáneas que se desarrollan como consecuencia de la presión prolongada ejercida sobre determinadas partes del cuerpo, en particular zonas óseas como el sacro, los talones, las caderas o los codos. Cuando un paciente permanece mucho tiempo en la misma posición, se reduce la circulación sanguínea en esas zonas, lo que priva a la piel y a los tejidos subyacentes de oxígeno y nutrientes. Esto provoca una degradación progresiva del tejido, que va desde un simple enrojecimiento hasta heridas profundas que pueden infectarse gravemente. Las úlceras por presión pueden ser extremadamente dolorosas para los pacientes y requieren cuidados complejos una vez que se han instalado.

La prevención de las úlceras por presión se basa principalmente en medidas destinadas a reducir la presión ejercida sobre las zonas vulnerables. Esto implica la **movilización regular de** los pacientes encamados, cambiando de posición aproximadamente cada dos horas para evitar una presión prolongada sobre la misma zona. Estos cambios de posición deben realizarse con cuidado, procurando no provocar roces excesivos ni lesiones adicionales durante la manipulación. El uso de **colchones y cojines específicos**, como colchones de aire alternantes o cojines de espuma o gel, ayuda a distribuir la presión de forma más uniforme sobre el cuerpo y a prevenir la formación de úlceras por presión. Estos dispositivos son especialmente útiles para los pacientes cuyo estado de salud les impide movilizarse con frecuencia.

Además de la movilización, es esencial **una vigilancia cuidadosa de la piel**. Cada día, durante los cuidados de higiene, el auxiliar de enfermería debe examinar las zonas de riesgo para detectar los primeros signos de úlceras por presión, como enrojecimiento persistente, induración de la piel o zonas más frías o más calientes que el resto del cuerpo. Estos signos de alerta deben comunicarse inmediatamente al equipo de enfermería, para que puedan ponerse en marcha medidas preventivas antes de que la lesión progrese. La aplicación de **cremas protectoras** también puede ayudar a mantener la integridad de la piel al reducir la fricción y reforzar la barrera cutánea.

Mantener la piel limpia y seca es otro factor crucial para prevenir las úlceras por presión, sobre todo en pacientes incontinentes o con piel rezumante. La humedad prolongada, causada por el sudor, la orina o las heces, debilita la piel y aumenta el riesgo de maceración y aparición de lesiones. Por ello, es fundamental realizar controles higiénicos periódicos, utilizando productos suaves que no agredan la piel, y aplicar protectores absorbentes o empapadores para mantener la piel seca.

Además de las úlceras de decúbito, otra complicación importante de los cuidados en decúbito es el riesgo de **embolia**, en particular **la embolia pulmonar**, que se produce cuando se forman coágulos sanguíneos en las venas profundas (trombosis venosa profunda) y migran a los pulmones, obstruyendo los vasos pulmonares. Este fenómeno es especialmente frecuente en pacientes encamados o inmóviles durante largos periodos, ya que la inmovilidad ralentiza la circulación sanguínea, sobre todo en las extremidades inferiores, favoreciendo así la formación de coágulos.

Estimular la circulación sanguínea es la clave para **prevenir las embolias**. Se debe animar a los pacientes que pueden moverse a que realicen regularmente pequeños movimientos de las piernas y los pies para estimular la circulación. Para los pacientes completamente inmóviles, el auxiliar de enfermería puede realizar **una movilización pasiva**, manipulando suavemente las piernas y los pies del paciente para simular movimientos musculares y favorecer así el retorno venoso. Esta movilización pasiva ayuda a prevenir la estasis venosa y a reducir el riesgo de formación de coágulos.

El uso de **medias de compresión** o **vendas elásticas** también se recomienda a los pacientes con riesgo de trombosis venosa profunda. Estos dispositivos ejercen una presión graduada sobre las extremidades inferiores, facilitando el retorno venoso y reduciendo el riesgo de estancamiento sanguíneo. En algunos pacientes, sobre todo los que presentan factores de riesgo aumentados (antecedentes de trombosis, obesidad, edad avanzada), los médicos pueden prescribir un tratamiento preventivo con **anticoagulantes** para diluir la sangre y reducir el riesgo de formación de coágulos. El auxiliar de enfermería, en colaboración con la enfermera, se asegura de que estos tratamientos se administren correctamente y de que se controlen los posibles efectos secundarios, como las hemorragias.

La posición correcta del paciente también desempeña un papel en la prevención de las embolias. Recomendamos mantener las piernas ligeramente elevadas siempre que sea posible, para favorecer el retorno venoso al corazón. Esta postura, combinada con periodos regulares en la silla para los pacientes que pueden hacerlo, ayuda a limitar el riesgo de estasis sanguínea y embolias.

Al mismo tiempo, la prevención de las complicaciones del decúbito no sólo implica cuidados físicos, sino también **una vigilancia continua** del **estado general** del paciente. Signos como disnea, dolor torácico o hinchazón repentina de las piernas pueden indicar la presencia de una embolia pulmonar o una trombosis venosa profunda. Estos síntomas deben tomarse en serio y notificarse inmediatamente para poder intervenir con rapidez, ya que una embolia pulmonar no tratada puede ser mortal.

○   Asistencia en fisioterapia y rehabilitación motora

La asistencia fisioterapéutica y la rehabilitación motora son un componente esencial de la atención que se presta a los pacientes neurológicos, en particular a los que han sufrido un ictus, esclerosis múltiple, enfermedad de Parkinson o cualquier otra patología que afecte a su movilidad. La rehabilitación motora tiene por objeto restablecer en la medida de lo posible la función motora alterada, mejorar la coordinación y la fuerza muscular y prevenir las complicaciones asociadas a la inmovilidad, como contracturas, rigidez articular y pérdida de masa muscular. Esta reeducación forma parte de un enfoque a largo plazo, y el auxiliar de enfermería desempeña un papel fundamental en colaboración con el fisioterapeuta para apoyar a los pacientes en su rehabilitación.

La rehabilitación motriz suele comenzar con una **evaluación precisa de las capacidades y limitaciones del paciente**. El fisioterapeuta, responsable de los ejercicios específicos, elabora un programa personalizado en función de las necesidades del paciente, ya se trate de recuperar el uso de un miembro paralizado, restablecer la coordinación de los movimientos o reforzar los músculos debilitados. Este programa puede incluir ejercicios de movilidad activa o pasiva, estiramientos, actividades para mejorar el equilibrio y la marcha, así como técnicas respiratorias para los pacientes que sufren problemas respiratorios relacionados con su inmovilidad.

Aunque no son especialistas en ejercicios de fisioterapia, los auxiliares asistenciales desempeñan **a diario** un **valioso** papel en este proceso. Las sesiones de rehabilitación con el fisioterapeuta son sólo una parte del proceso de rehabilitación. Fuera de estas sesiones, el auxiliar de enfermería está ahí para animar y ayudar a los pacientes a **integrar en** su vida diaria **los movimientos y posturas aprendidos durante las sesiones de fisioterapia**. Por ejemplo, un paciente que ha aprendido a levantarse o sentarse por sí solo durante una sesión puede recibir ayuda del cuidador para reproducir estos movimientos en situaciones cotidianas, como pasar de la cama a una silla o realizar movimientos en un entorno doméstico simulado.

La movilización activa y pasiva es uno de los aspectos esenciales de la asistencia a la rehabilitación motriz. Cuando el paciente es capaz de realizar determinados movimientos, el cuidador le anima a hacerlo, aunque le cueste tiempo y esfuerzo. Es fundamental dar tiempo al paciente para que movilice sus propios recursos, aunque sea de forma limitada, a fin de **estimular su capacidad de recuperación y fortalecimiento muscular**. Esto puede implicar ejercicios sencillos como levantar un brazo o estirar una pierna, con la orientación y el apoyo del cuidador para garantizar que los movimientos se realizan correctamente y sin dolor. En el caso de los pacientes más gravemente afectados, que no pueden moverse de forma independiente, el cuidador lleva a cabo **una movilización pasiva**, manipulando suavemente las extremidades del paciente para mantener las articulaciones flexibles y evitar la rigidez muscular.

El apoyo a la **rehabilitación de la marcha** es otro componente esencial. Los pacientes neurológicos, sobre todo los que han sufrido un ictus o una lesión cerebral, pueden perder total o parcialmente la capacidad de andar. En estos casos, el trabajo del fisioterapeuta se centra en la recuperación gradual de esta función, mediante ejercicios diseñados para mejorar el equilibrio, la coordinación y la fuerza de las piernas. El asistente de cuidados ayuda al paciente en estos esfuerzos, ayudándole a levantarse y a dar sus primeros pasos, y utilizando dispositivos como **andadores** o **barras paralelas** para proporcionar apoyo y evitar caídas. Cada etapa de esta reeducación de la marcha requiere una mayor vigilancia por parte del cuidador, que debe asegurarse de que el paciente se desplaza con seguridad, al tiempo que le anima a perseverar.

En algunos casos, la rehabilitación motora puede incluir **ejercicios de equilibrio y postura** para ayudar a los pacientes a recuperar la estabilidad corporal. Los problemas de equilibrio son frecuentes en los pacientes neurológicos y pueden ser la causa de muchas caídas, por lo que estos ejercicios son especialmente importantes. El cuidador ayuda al paciente durante estos ejercicios, asegurándose de que esté correctamente colocado y sujetándolo si es necesario. Esto puede implicar sujetar al paciente por los brazos o simplemente estar cerca para intervenir si el paciente se desequilibra.

Junto con el ejercicio físico, la ayuda a la rehabilitación motora también incluye el trabajo sobre **el control del dolor**. La rehabilitación, aunque esencial, puede ser dolorosa para algunos pacientes, sobre todo los que padecen rigidez articular o contracturas musculares. En estrecha colaboración con el equipo de enfermería, el auxiliar de cuidados se asegura de que el paciente esté correctamente sentado antes y después de los ejercicios, y ayuda a controlar el dolor aplicando técnicas de relajación o cuidados de confort, como el uso de compresas calientes o frías para aliviar la tensión muscular.

El papel psicológico del cuidador en el proceso de rehabilitación motora también es fundamental. Los pacientes neurológicos, sobre todo los que se enfrentan a una pérdida repentina de movilidad o autonomía, pueden sentirse **muy frustrados y desanimados** por la lentitud de sus progresos. El cuidador, a través de su presencia diaria y su contacto regular con los pacientes, es a menudo quien puede animarles a perseverar, a celebrar cada pequeña victoria y a seguir motivados a pesar de los obstáculos. Este apoyo moral, por discreto que sea, puede tener un enorme impacto en la motivación del paciente para invertir plenamente en su rehabilitación.

Además, el cuidador suele ayudar a **integrar la rehabilitación motora en las actividades cotidianas.** En lugar de limitar los ejercicios a sesiones formales, el objetivo es incorporarlos a la rutina diaria del paciente: ayudarle a levantarse de la cama por la mañana, animarle a ir andando al baño o a realizar movimientos sencillos mientras se lava. Estos gestos, repetidos a diario, refuerzan el aprendizaje y la autonomía del paciente, al tiempo que ofrecen oportunidades adicionales de rehabilitación.

Por último, la asistencia en fisioterapia y rehabilitación motora incluye **una colaboración constante con el equipo multidisciplinar**. El cuidador se comunica regularmente con el fisioterapeuta, el médico y los demás cuidadores para evaluar los progresos del paciente, ajustar los ejercicios si es necesario y adaptar los cuidados en función de la evolución. Esta coordinación es esencial para garantizar una atención coherente y eficaz, en la que cada miembro del equipo contribuya a la recuperación del paciente en su área de especialización.

- **Seguimiento clínico de pacientes neurológicos**

  ◦ Observación de los signos neurológicos (pupilas, estado de conciencia, respuesta motora)

La observación de los signos neurológicos es una tarea esencial en el cuidado de los pacientes con patologías neurológicas. Estos signos permiten a los cuidadores, y en particular a los auxiliares de enfermería, evaluar rápidamente el estado de salud del paciente y detectar cambios que podrían indicar un deterioro de su estado. El seguimiento regular y cuidadoso de los signos neurológicos, como la reacción pupilar, el estado de conciencia y la respuesta motora, es crucial para prevenir complicaciones graves y garantizar una atención rápida y adecuada.

La observación de las **pupilas** es uno de los primeros indicadores que deben controlarse en un paciente neurológico. Las pupilas proporcionan información valiosa sobre el estado de los nervios ópticos y las estructuras cerebrales. Se evalúa el tamaño, la simetría y la reactividad a la luz de las pupilas. Normalmente, ambas pupilas deben tener el mismo tamaño y contraerse cuando se exponen a la luz. Una anomalía en la reacción pupilar puede indicar un daño cerebral grave. Por ejemplo, una **pupila dilatada que no reacciona** (midriasis) en un lado puede indicar una compresión de los nervios craneales debida a un aumento de la presión intracraneal, que suele observarse tras un traumatismo craneoencefálico o un ictus hemorrágico. Una marcada diferencia en el tamaño de la pupila (anisocoria) también puede ser una señal de alarma.

Para observar correctamente las pupilas, el cuidador debe utilizar una fuente de luz suave (como una linterna) y comparar la reacción de ambos ojos. Una reacción lenta o ausente a la luz debe comunicarse inmediatamente a la enfermera o al médico, ya que puede indicar un problema neurológico agudo que requiera una intervención rápida.

El **estado de conciencia** es otro indicador fundamental para observar los signos neurológicos. La evaluación de la consciencia permite comprobar la capacidad del paciente para interactuar con su entorno y reaccionar ante estímulos externos. Para ello se utilizan escalas como la Escala de Coma de Glasgow (ECG), que evalúa las respuestas oculares, verbales y motoras del paciente. Un paciente plenamente consciente abrirá los ojos espontáneamente, responderá coherentemente a preguntas y obedecerá órdenes. Por el contrario, una **disminución de la consciencia**, como somnolencia excesiva, confusión, desorientación o coma, es una señal de alarma que requiere tratamiento urgente.

La evaluación del estado de conciencia puede variar de un paciente a otro. Algunos pacientes que padecen enfermedades neurodegenerativas, como la enfermedad de Alzheimer u otras demencias, pueden presentar un estado de confusión crónica, mientras que un paciente que ha sufrido un ictus puede desorientarse repentinamente o dejar de reconocer su entorno. En estos casos, es esencial observar cualquier cambio en el estado mental del paciente, aunque parezca menor. Los cambios bruscos de consciencia pueden indicar un deterioro neurológico, como una hemorragia cerebral o un edema cerebral agravado, y deben comunicarse inmediatamente al equipo médico.

La respuesta motora es el tercer pilar de la observación de los signos neurológicos. Se utiliza para evaluar la integridad de las vías nerviosas que controlan el movimiento y la fuerza muscular. La respuesta motora puede evaluarse de varias maneras, en función de las capacidades del paciente. En el caso de un paciente capaz de responder verbalmente, el cuidador puede pedirle que haga gestos sencillos, como dar la mano, levantar un brazo o una pierna o presionar un pie. Un paciente en buen estado neurológico debe ser capaz de realizar estos movimientos simétricamente y con la misma fuerza en ambos lados del cuerpo.

Cualquier **asimetría en la respuesta motora**, como debilidad en un lado (hemiparesia) o parálisis parcial (hemiplejía), debe considerarse un signo potencialmente grave, sobre todo en pacientes con riesgo de ictus o daño cerebral. El cuidador debe anotar con precisión qué lado está afectado y la gravedad de la debilidad. Por ejemplo, una incapacidad repentina para levantar un brazo o una pierna puede indicar un ictus en curso y requerir una intervención inmediata. Además de los movimientos voluntarios, es importante observar los reflejos motores. En un paciente inconsciente o comatoso, la respuesta motora puede evaluarse aplicando un estímulo doloroso, como una ligera presión sobre el lecho ungueal (debajo de la uña) o el trapecio. Un paciente en estado grave puede no mostrar respuesta alguna o, por el contrario, una respuesta anormal como la **extensión rígida de las extremidades** (descerebración), signo de lesión cerebral grave.

La monitorización de la respuesta motora no se limita a la evaluación de la fuerza muscular. También es importante observar la **coordinación de los movimientos** y la posible presencia de temblores, espasmos musculares o movimientos involuntarios. Por ejemplo, en un paciente con enfermedad de Parkinson, la rigidez muscular y los temblores en reposo son signos típicos que deben vigilarse y anotarse. Del mismo modo, en un paciente con epilepsia, la aparición de movimientos involuntarios o convulsiones debe tenerse en cuenta y notificarse inmediatamente, ya que pueden indicar un ataque epiléptico incontrolado.

Además de estos tres signos principales, el cuidador puede observar otros indicadores neurológicos, como **la postura** o la **reactividad emocional y conductual** del **paciente**. Algunos pacientes neurológicos, en particular los que tienen lesiones cerebrales frontales, pueden mostrar cambios en su comportamiento o afecto, volviéndose repentinamente apáticos, agitados o inapropiados en sus respuestas emocionales. Este tipo de cambio de comportamiento debe vigilarse y notificarse, ya que puede indicar un daño cerebral más difuso o la progresión de la enfermedad.

○ Control de las funciones vitales en relación con el estado neurológico

La monitorización de las funciones vitales en relación con el estado neurológico es un aspecto fundamental del tratamiento de los pacientes con patologías neurológicas. Estas funciones vitales incluyen la respiración, la frecuencia cardiaca, la presión arterial y la temperatura corporal, todas ellas estrechamente vinculadas a la integridad del sistema nervioso. Cuando el estado neurológico de un paciente se deteriora, estos parámetros deben controlarse de forma rigurosa y periódica, ya que pueden revelar rápidamente complicaciones graves, como deterioro cerebral, aumento de la presión intracraneal o disfunción de los centros que regulan estas funciones esenciales. La observación continua y la respuesta rápida son cruciales para prevenir complicaciones potencialmente mortales y proporcionar a los pacientes los mejores cuidados posibles.

La respiración, una de las funciones vitales más sensibles a los cambios neurológicos, está estrechamente controlada por los centros respiratorios situados en el tronco encefálico. Los daños en estas regiones pueden provocar alteraciones importantes en el ritmo y la calidad de la respiración. En un paciente neurológico, la respiración debe observarse atentamente, ya que un cambio en la frecuencia o el ritmo respiratorio puede indicar un deterioro de la función cerebral. Por ejemplo, **una respiración irregular** o lenta (bradipnea) puede indicar daños en el tronco encefálico o una presión intracraneal elevada, que comprime las estructuras responsables de regular la respiración. En cambio, la respiración rápida y superficial (taquipnea) puede indicar estrés metabólico o un intento del organismo de compensar la falta de oxígeno.

En algunos casos, pueden observarse **anomalías respiratorias típicas** como la respiración de Cheyne-Stokes, caracterizada por ciclos respiratorios rápidos seguidos de periodos de apnea (cese temporal de la respiración). Este tipo de respiración suele asociarse a daños graves en el sistema nervioso central y debe tomarse muy en serio. Los cuidadores deben vigilar de cerca estos signos, ya que pueden preceder a un deterioro repentino del estado del paciente. Del mismo modo, la aparición de apnea prolongada en un paciente comatoso o con deterioro neurológico grave requiere atención inmediata, ya que puede provocar hipoxia (falta de oxígeno) que empeore aún más el estado del cerebro. En estas situaciones, puede ser necesaria la asistencia respiratoria, mediante oxigenoterapia o ventilación mecánica, para estabilizar al paciente.

La frecuencia y el **ritmo cardíacos** también son indicadores vitales directamente relacionados con el estado neurológico. El sistema nervioso autónomo, que regula el funcionamiento del corazón, puede verse afectado por lesiones cerebrales, lo que provoca variaciones en la frecuencia cardiaca. **La bradicardia** (disminución de la frecuencia cardiaca) puede ser un signo de alarma de aumento de la presión intracraneal, sobre todo en pacientes que han sufrido un traumatismo craneoencefálico o una hemorragia cerebral. Cuando aumenta la presión dentro del cráneo, puede comprimir los centros nerviosos responsables de regular el ritmo cardiaco, lo que provoca un descenso significativo de la frecuencia cardiaca. Esta bradicardia suele ir asociada a hipertensión arterial y deterioro de la consciencia, formando lo que se conoce como **tríada de Cushing**, un signo clásico de aumento de la presión intracraneal.

Por el contrario, la **taquicardia** (aceleración del ritmo cardíaco) puede producirse en respuesta a una lesión cerebral, estrés metabólico o hemorragia. La taquicardia persistente debe vigilarse cuidadosamente, ya que puede indicar un deterioro general del estado neurológico o la presencia de complicaciones secundarias, como infección o deshidratación. En relación con la frecuencia cardiaca, **la arritmia** (latido irregular) también puede ser un signo de disfunción neurológica, sobre todo si están afectados los centros autónomos del tronco encefálico.

La tensión arterial es otro indicador clave que hay que vigilar en los pacientes neurológicos. **La hipertensión** súbita puede ser un signo de aumento de la presión intracraneal, que suele observarse en el ictus hemorrágico, los tumores cerebrales o el edema cerebral. El aumento de la presión en el cráneo hace que el organismo compense aumentando la presión sanguínea para mantener la perfusión del cerebro, lo que provoca un aumento de la presión arterial. Sin embargo, esta hipertrofia del sistema vascular puede empeorar el estado del cerebro al aumentar aún más la presión intracraneal y agravar el daño cerebral. Por lo tanto, es esencial un control riguroso y continuo de la presión arterial para ajustar rápidamente los tratamientos antihipertensivos y evitar que la hipertensión empeore el estado neurológico.

Por el contrario, en algunos pacientes neurológicos puede observarse **hipotensión arterial** (descenso de la presión sanguínea) en caso de shock o disfunción autonómica grave, lo que provoca una reducción de la perfusión cerebral. La hipotensión prolongada reduce el aporte de oxígeno y nutrientes al cerebro, lo que puede provocar isquemia cerebral, daños adicionales y un mayor riesgo de coma o muerte. Por lo tanto, es importante mantener una presión arterial adecuada para garantizar una perfusión cerebral suficiente, e intervenir inmediatamente si la presión arterial desciende.

La temperatura corporal es otro parámetro esencial que hay que vigilar en relación con el estado neurológico. Los daños cerebrales, sobre todo en el hipotálamo, que regula la temperatura corporal, pueden provocar **desequilibrios térmicos**. **La hipertermia** (fiebre alta) puede ser un signo de daño cerebral, sobre todo en casos de infección secundaria o reacción inflamatoria tras un traumatismo craneoencefálico o un ictus. La fiebre puede empeorar el estado del cerebro al aumentar la demanda de oxígeno de un tejido cerebral ya debilitado, lo que requiere una intervención rápida para controlarla. Pueden utilizarse antipiréticos (fármacos antifebriles) o dispositivos de enfriamiento para bajar la temperatura a niveles normales, limitando así los efectos deletéreos sobre el cerebro.

Por el contrario, la **hipotermia** (descenso anormal de la temperatura corporal) puede indicar una desregulación neurológica de los centros térmicos, sobre todo en pacientes comatosos o en estado de shock. Si no se corrige, la hipotermia puede ralentizar el metabolismo corporal y deteriorar aún más la función cerebral, lo que hace al paciente aún más vulnerable a las complicaciones neurológicas. En estas situaciones, es importante recalentar al paciente gradualmente para que la temperatura corporal vuelva a un nivel estable.

Por último, el seguimiento de **las funciones vitales** en relación con el estado neurológico no se limita únicamente a las cifras y los parámetros. También implica una evaluación global del estado del paciente, su comportamiento y su nivel de confort. Por ejemplo, los signos de dificultad respiratoria, como dificultad para respirar, aleteo nasal o indrawing intercostal (movimientos anormales de la caja torácica), pueden indicar una dificultad respiratoria relacionada con una lesión cerebral. Del mismo modo, un paciente que presente sudoración excesiva, agitación o un cambio repentino de comportamiento puede revelar signos de disfunción del sistema nervioso autónomo.

○ Señales de alarma específicas que deben detectarse (crisis epilépticas, accidentes cerebrovasculares)

Los signos de alerta específicos de las crisis epilépticas y los accidentes cerebrovasculares (ACV) son esenciales para un tratamiento rápido y eficaz. Estas dos patologías neurológicas pueden tener consecuencias graves o incluso mortales si no se reconocen y tratan a tiempo. Por lo tanto, es crucial observar atentamente los primeros signos, por sutiles que sean, ya que una intervención rápida no sólo puede salvar vidas, sino también limitar las consecuencias a largo plazo.

Signos de alerta de crisis epilépticas

La epilepsia es una enfermedad neurológica caracterizada por crisis imprevisibles debidas a una actividad eléctrica anormal en el cerebro. Estas crisis pueden adoptar distintas formas, desde simples ausencias hasta convulsiones generalizadas. Reconocer los signos tempranos y evidentes de una crisis epiléptica es esencial para garantizar la seguridad del paciente e intervenir adecuadamente.

Las señales de advertencia previas a un ataque epiléptico, conocidas como **aura**, varían de un paciente a otro. Algunos pacientes pueden experimentar **sensaciones inusuales**, como alucinaciones olfativas o auditivas, náuseas, mareos o sensación de déjà vu. Estas auras pueden ser precursoras de una crisis más grave, y es importante que el cuidador o la enfermera sean conscientes de ellas. Cuando el paciente mencione estas sensaciones, es aconsejable ponerle en una posición segura, mantenerle alejado de cualquier objeto peligroso y estar preparado para hacer frente a cualquier crisis.

Durante la **crisis epiléptica propiamente** dicha, aparecen varios signos distintos:

- En las **crisis convulsivas generalizadas**, el paciente suele perder el conocimiento y sufrir convulsiones musculares violentas, con contracción y relajación rítmicas de los músculos. Los brazos y las piernas tiemblan sin control y la persona puede morderse la lengua o apretar las mandíbulas. Es importante tener en cuenta la duración del ataque, ya que las convulsiones prolongadas (que duran más de cinco minutos) pueden convertirse en un estado epiléptico, una emergencia médica que requiere una intervención inmediata.
- El paciente también puede experimentar **cianosis** (decoloración azul de los labios o la cara) debido a una dificultad respiratoria temporal durante el ataque, pero no debe intentar abrir la boca ni colocar nada entre los dientes, ya que podría lesionarse.
- En las **crisis parciales complejas**, es posible que el paciente no pierda el conocimiento, sino que se encuentre en un estado de ausencia, con comportamientos automáticos como masticar, tirarse de la ropa o realizar

gestos repetitivos. Aunque estas convulsiones son menos espectaculares, también requieren una estrecha vigilancia para evitar cualquier peligro si el paciente se mueve o manipula objetos peligrosos.

Tras la convulsión, los pacientes suelen entrar en una fase de **recuperación**, conocida como fase posictal, en la que están desorientados, confusos y extremadamente cansados. Es esencial acompañar al paciente durante este periodo, tumbarle de lado en posición lateral de seguridad y proporcionarle un entorno tranquilo y seguro. El seguimiento posconvulsivo es tan importante como el tratamiento de la convulsión en sí, ya que el paciente puede seguir presentando síntomas residuales o convulsiones secundarias.

Signos de alerta de ictus (accidente cerebrovascular)

El ictus es una emergencia médica en la que se interrumpe el suministro de sangre al cerebro, ya sea por un coágulo que obstruye una arteria (ictus isquémico) o por la rotura de un vaso sanguíneo (ictus hemorrágico). La rapidez con la que se reconoce y trata un ictus es crucial para reducir el daño cerebral y mejorar las posibilidades de recuperación. Todos los cuidadores deben ser conscientes de los signos de alerta de un ictus, porque actuar con rapidez permite iniciar el tratamiento adecuado, como la trombólisis o el tratamiento neuroquirúrgico.

Una de las formas más eficaces de reconocer un ictus es utilizar el acrónimo **FAST**, que permite identificar rápidamente los principales signos:

- **F** de **Cara**: Pida al paciente que sonría o muestre los dientes. Si un lado de la cara está caído o no responde, puede indicar un ictus. La parálisis facial, a menudo en un lado de la cara, es un signo de daño neurológico grave.
- **A** de **Brazos** : Pida al paciente que levante ambos brazos. Si uno de los brazos cae o no se puede levantar, puede indicar debilidad muscular relacionada con un ictus. La

hemiparesia (debilidad en un lado del cuerpo) es uno de los signos más frecuentes del ictus.

- **S** de **Habla**: Pida al paciente que repita una frase sencilla. Si el habla es arrastrada, incoherente o inexistente, puede indicar daños en los centros del lenguaje. La afasia (dificultad para hablar o comprender el lenguaje) se observa con frecuencia en los accidentes cerebrovasculares.

- **T** de **Tiempo** : El factor tiempo es fundamental. Si aparecen uno o varios de estos signos, es imprescindible llamar inmediatamente a los servicios de urgencias. El tratamiento del ictus debe iniciarse lo antes posible, idealmente en las primeras horas tras la aparición de los síntomas, para limitar las secuelas.

Otras señales de alarma son la **pérdida repentina de visión**, a menudo en un solo ojo, **problemas de coordinación o** equilibrio, y un **fuerte dolor de cabeza repentino**, sobre todo en el caso del ictus hemorrágico, en el que la rotura de un vaso sanguíneo en el cerebro provoca un dolor intenso y repentino. También puede haber síntomas más discretos, como **entumecimiento o debilidad** en las extremidades, o **confusión mental**, cuando el paciente ya no puede entender o responder adecuadamente.

Reacción ante estas señales de alarma

Cuando un paciente presenta signos de alerta de una crisis epiléptica o un ictus, la prioridad es actuar rápida y adecuadamente. En caso de convulsiones epilépticas, es crucial garantizar la seguridad del paciente retirando cualquier objeto potencialmente peligroso que se encuentre en las proximidades y manteniendo una vigilancia continua hasta que la convulsión haya finalizado. No debe hacerse ningún esfuerzo por sujetar al paciente durante las convulsiones. En caso de ictus, el tiempo es esencial: el reconocimiento rápido de los signos y la petición inmediata de ayuda permiten actuar en la "ventana terapéutica" del ictus isquémico, cuando pueden administrarse tratamientos trombolíticos para disolver el coágulo.

- **Apoyo emocional a pacientes neurológicos**

  ◦ Gestión de los trastornos cognitivos y emocionales
El tratamiento de los trastornos cognitivos y emocionales de los pacientes neurológicos es un aspecto esencial de la asistencia que va mucho más allá de los cuidados físicos. Estos trastornos, que suelen estar relacionados con afecciones como el ictus, la esclerosis múltiple, la enfermedad de Alzheimer, la enfermedad de Parkinson o los traumatismos craneoencefálicos, pueden afectar profundamente a la calidad de vida de los pacientes y complicar su rehabilitación. El enfoque terapéutico no se limita a los tratamientos farmacológicos, sino que forma parte de un planteamiento holístico que abarca la escucha, la reeducación cognitiva, el apoyo emocional y la creación de un entorno seguro y estructurado.

Los trastornos cognitivos pueden manifestarse de diversas formas, dependiendo de las áreas del cerebro afectadas y de la gravedad de la patología. Pueden incluir problemas de memoria, dificultad para concentrarse, dificultades de lenguaje o cambios en la toma de decisiones y la capacidad para resolver problemas. En un enfermo de Alzheimer, por ejemplo, la **pérdida de memoria** a corto plazo suele ser uno de los primeros signos observados, con olvidos frecuentes de nombres, acontecimientos recientes o tareas que hay que realizar. Este déficit suele ir acompañado de desorientación en el tiempo y el espacio, y los pacientes olvidan dónde están o qué día de la semana es.

Para gestionar estos trastornos, el enfoque asistencial se basa en la **estimulación cognitiva** y la adaptación del entorno para compensar los déficits. Es esencial adaptar las interacciones en función de las capacidades del paciente. Por ejemplo, para un paciente con problemas de memoria, el cuidador puede fomentar la repetición de información importante o utilizar ayudas visuales (como calendarios o fotos) para ayudarle a orientarse en el tiempo. Los ejercicios de estimulación cognitiva, como juegos de memoria, rompecabezas o debates guiados, pueden incorporarse a la rutina diaria para potenciar la memoria, la atención y el razonamiento. El objetivo de estas intervenciones es **preservar al máximo la función cognitiva residual** y mantener la independencia del paciente en sus actividades cotidianas.

Los **trastornos del lenguaje**, como la afasia, son frecuentes en los pacientes que han sufrido un ictus. Estos trastornos dificultan, si no imposibilitan, la comunicación verbal. Para ayudar a un paciente con afasia, es importante adoptar técnicas de comunicación adecuadas: utilizar frases sencillas, hacer preguntas cerradas y dar tiempo al paciente para responder. El uso de **ayudas no verbales** como gestos, dibujos o tabletas electrónicas también puede facilitar la comunicación. A menudo es necesaria la intervención de un logopeda para ayudar al paciente a recuperar su capacidad de comunicación, pero el apoyo diario de los cuidadores y la familia desempeña un papel igualmente crucial.

Junto a los trastornos cognitivos, **los trastornos emocionales** son muy frecuentes en los pacientes neurológicos y pueden tener un gran impacto en su bienestar y rehabilitación. Estos trastornos pueden manifestarse como síntomas de ansiedad, depresión, irritabilidad o cambios bruscos de humor. En un paciente con enfermedad de Parkinson, por ejemplo, **la depresión** es un síntoma frecuente, a menudo exacerbado por la pérdida progresiva de independencia y la lentitud de movimientos. La ansiedad también puede aparecer en los pacientes de epilepsia, que viven con el temor constante a sufrir otro ataque imprevisible.

El manejo de los trastornos emocionales requiere un enfoque **empático** y de **apoyo**, en el que los cuidadores desempeñan un papel clave. Es importante reconocer estos síntomas como una consecuencia de la patología neurológica, y no como un comportamiento voluntario. El paciente, ante la pérdida de capacidades físicas y cognitivas, puede sentir una intensa frustración e incluso un sentimiento de inutilidad. El cuidador debe estar ahí para escuchar al paciente, animarle a expresar sus emociones y proporcionarle un marco tranquilizador. El apoyo emocional no se limita a palabras reconfortantes; puede incluir intervenciones como la relajación, la musicoterapia o actividades sociales que permitan al paciente recuperar cierto placer en su vida cotidiana.

En algunos casos, los pacientes neurológicos también pueden sufrir **trastornos de conducta** relacionados con el daño cerebral frontal, que modifican su control emocional y su comportamiento social. Pueden volverse más agresivos, impulsivos o apáticos. En estas situaciones, resulta esencial **estructurar el entorno**. Los cuidadores deben proporcionar un entorno predecible y estable, con rutinas claras, para ayudar al paciente a sentirse seguro. Pueden emplearse técnicas como la distracción, la orientación en el tiempo y el espacio o el uso de recompensas positivas para fomentar un comportamiento adecuado y reducir las conductas agresivas o desinhibidas.

La gestión de los trastornos cognitivos y emocionales también requiere una estrecha colaboración con la familia y los amigos del paciente. Los familiares pueden sentirse impotentes ante estos cambios de personalidad y comportamiento. Por lo tanto, es esencial informarles y apoyarles, explicándoles que estos problemas forman parte de la enfermedad y requieren un enfoque comprensivo y paciente. Implicar a la familia en los cuidados cotidianos, ya sea mediante visitas regulares o la participación en actividades de reeducación cognitiva, puede tener un efecto beneficioso sobre el estado de ánimo y la motivación del paciente.

No hay que olvidar que los trastornos cognitivos y emocionales pueden cambiar con el tiempo, con fases de mejoría y regresión. Esta **fluctuación** obliga a reevaluar constantemente las necesidades del paciente y a **adaptar los cuidados**. Puede ser necesario un seguimiento regular por parte de un neuropsicólogo o psiquiatra para ajustar la medicación o sugerir terapias adecuadas. Por ejemplo, pueden recetarse antidepresivos o ansiolíticos a los pacientes que sufren depresión o ansiedad, mientras que para tratar los trastornos del comportamiento pueden considerarse terapias conductuales.

Por último, el entorno físico del paciente debe estar diseñado para **facilitar su adaptación**. Los pacientes con problemas cognitivos suelen beneficiarse de un entorno claro y estructurado. El uso de señales visuales, como etiquetas en las puertas, relojes o calendarios visibles, puede ayudar a los pacientes a orientarse en su vida cotidiana. Crear un entorno tranquilo y sin aglomeraciones también puede reducir las fuentes de estrés o confusión, sobre todo para los pacientes con demencia.

      ◦   Comunicarse con pacientes que sufren afasia o trastornos de la memoria

La comunicación con los pacientes que sufren afasia o trastornos de la memoria es un reto especial en la atención neurológica. Estos pacientes, a menudo debilitados por su incapacidad para expresar claramente sus pensamientos o recordar información esencial, requieren un enfoque adaptado que sea a la vez paciente y empático, para garantizar que la relación cuidador-paciente siga siendo eficaz y afectuosa. El objetivo no es sólo transmitir información, sino sobre todo **crear un entorno seguro** en el que los pacientes se sientan comprendidos, respetados y apoyados, a pesar de sus dificultades. Esta comunicación adaptada contribuye no sólo al bienestar del paciente, sino también a su rehabilitación cognitiva y a la mejora de su calidad de vida.

Comunicación con pacientes afásicos

Los pacientes con afasia, a menudo consecuencia de un ictus o una lesión cerebral, tienen dificultades para comprender o producir el lenguaje. La afasia puede adoptar distintas formas: algunos pacientes pueden tener dificultades para encontrar las palabras adecuadas)afasia expresiva), mientras que otros pueden tener dificultades para entender lo que se les dice (afasia receptiva). En todos los casos, la comunicación con estos pacientes requiere técnicas específicas para **facilitar el intercambio** y reducir la frustración asociada a sus limitaciones.

Uno de los primeros principios que hay que seguir es **simplificar la comunicación**. Es importante hablar **despacio**, utilizar **frases**

cortas y sencillas y articular con claridad para que el paciente pueda entender mejor las instrucciones. Hacer **preguntas cerradas**, a las que el paciente puede responder sí o no, suele ser más eficaz que hacer preguntas abiertas, que pueden ser más difíciles de procesar cognitivamente. Por ejemplo, en lugar de preguntar "¿Qué le apetece comer hoy?", es mejor decir "¿Le apetece un poco de pollo? ¿Sí o no?

El lenguaje no verbal desempeña un papel fundamental en la comunicación con los pacientes afásicos. Al acompañar las palabras con gestos, mímica o señalando objetos, el cuidador facilita la comprensión y ofrece al paciente un apoyo visual que puede compensar las dificultades del lenguaje. El uso de ayudas **visuales**, como imágenes o pictogramas, también facilita al paciente la expresión de sus necesidades o la comprensión de lo que se le pide. Por ejemplo, si el paciente tiene que elegir entre varias opciones, la presentación de imágenes de esas opciones puede ayudarle a indicar su elección, aunque no pueda verbalizarla.

En los casos en que el paciente puede hablar pero tiene dificultades para encontrar las palabras adecuadas, **la paciencia** es esencial. Hay que darle tiempo para expresarse sin interrumpirle ni terminar las frases por él, ya que esto podría aumentar su frustración. La escucha activa y el **contacto visual constante** refuerzan la sensación de apoyo y atención. Cuando resulte difícil entender lo que dice el paciente, es aconsejable reformular lo que ha intentado decir para comprobar que le has entendido correctamente, pidiéndole que confirme o corrija.

Al mismo tiempo, el **estímulo** y el refuerzo positivo son esenciales. La afasia suele ser una fuente de intensa frustración para los pacientes, que se sienten aislados al no poder comunicarse como antes. Ayudarles a recuperar cierto control sobre la comunicación, incluso utilizando medios alternativos, es un paso crucial para su rehabilitación y bienestar emocional.

Comunicación con pacientes que sufren trastornos de la memoria

Los problemas de memoria, frecuentes en afecciones como la enfermedad de Alzheimer, la demencia o ciertos accidentes cerebrovasculares, dificultan considerablemente la comunicación. Estos pacientes pueden olvidar información reciente, como conversaciones que acaban de tener lugar, o aspectos esenciales de su vida cotidiana, lo que puede provocar confusión, ansiedad y, a veces, desconfianza en quienes les rodean. Comunicarse eficazmente con ellos requiere por tanto un **enfoque específico**, basado en la paciencia, la repetición y la estructuración del entorno.

Una de las primeras cosas que hay que tener en cuenta es la necesidad de **repetición comprensiva**. No es infrecuente que el paciente pregunte varias veces lo mismo o que olvide la información que se le ha dado momentos antes. En estos casos, es esencial responder con suavidad, sin mostrar signos de impaciencia, y **repetir la información con calma**, aunque se vuelva repetitiva. También es útil evitar hacer preguntas que requieran recordar acontecimientos recientes, ya que esto puede aumentar la frustración del paciente y recordarle sus dificultades.

El uso de **señales visuales y temporales** es especialmente eficaz con pacientes que sufren problemas de memoria. Un entorno organizado y predecible ayuda a los pacientes a sentirse seguros y a comprender mejor dónde están y qué se espera de ellos. Por ejemplo, exponer **calendarios claramente visibles**, utilizar **relojes con números grandes** o pegar **etiquetas** en las puertas de las distintas habitaciones puede ayudar a los pacientes a orientarse y a estructurar su día. Además, puede ser útil recordar periódicamente a los pacientes cierta información esencial, como la hora, la fecha o la ubicación, para ayudarles a reorientarse en el tiempo y el espacio.

La escucha activa es igual de importante en el tratamiento de los trastornos de la memoria. Cuando un paciente expresa un pensamiento o una emoción, aunque parezca confuso o desorientado, es crucial validar lo que dice y ofrecer una **respuesta tranquilizadora**. Por ejemplo, si a un paciente con Alzheimer le preocupa no saber dónde está un familiar, aunque esa persona haya estado allí poco tiempo antes, es importante responder con empatía, recordándole suavemente dónde está ese familiar, en lugar de decirle que acaba de hacer la pregunta.

En algunos casos, los pacientes con problemas de memoria pueden agitarse o ponerse ansiosos como consecuencia de su confusión. En estos casos, es necesario adoptar un **enfoque tranquilizador**, utilizando un tono de voz calmado y ofreciendo **rutinas familiares**. Las rutinas son especialmente importantes para estos pacientes, ya que proporcionan una sensación de continuidad y control. Mantener horarios fijos para las comidas, los cuidados o las actividades diarias ayuda a reducir la ansiedad asociada a la pérdida de puntos de referencia.

Por último, la **creación de un entorno estimulante pero no estresante** es esencial para favorecer la comunicación con estos pacientes. Es importante mantener una estimulación cognitiva moderada, ofreciendo actividades sencillas como hablar de viejos recuerdos, jugar a juegos de memoria o escuchar música conocida, que pueden provocar respuestas emocionales positivas y estimular la memoria. Sin embargo, es crucial no sobrecargar al paciente con demasiada información o estímulos a la vez, ya que esto podría aumentar la confusión y la ansiedad.

- ◦ Control de la ansiedad, la depresión y los problemas de conducta

El tratamiento de la ansiedad, la depresión y los trastornos del comportamiento en pacientes neurológicos es una tarea compleja que requiere un enfoque multidimensional. Estos trastornos son frecuentes en patologías neurológicas como el ictus, la esclerosis múltiple, la enfermedad de Alzheimer, la enfermedad de Parkinson y las lesiones cerebrales traumáticas. Son el resultado tanto de los cambios neurológicos como de los retos emocionales asociados a la pérdida de autonomía, los cambios físicos y cognitivos y la incertidumbre sobre el futuro. El papel de los cuidadores en la gestión de estos trastornos es esencial, ya que están en primera línea para calmar a los pacientes, prevenir las crisis emocionales y ayudarles a mantener una calidad de vida satisfactoria a pesar de sus dificultades.

Controlar la ansiedad

La **ansiedad** en los pacientes neurológicos puede deberse a varios factores: miedo a una recaída, incertidumbre sobre la enfermedad, pérdida progresiva de las capacidades físicas o cognitivas y, en ocasiones, confusión mental. Esta ansiedad puede manifestarse de diferentes formas, que van desde la simple preocupación hasta los ataques agudos de ansiedad con síntomas físicos como respiración acelerada, palpitaciones o agitación marcada.

El primer enfoque para controlar la ansiedad consiste en **crear un entorno tranquilizador y predecible**. Los pacientes neurológicos, sobre todo los que padecen trastornos cognitivos como demencia o Alzheimer, se benefician enormemente de una **rutina estructurada**. Tener horarios fijos para las comidas, los cuidados y las actividades diarias ayuda a reducir la ansiedad asociada a la incertidumbre. Un entorno familiar y tranquilo, con pocos estímulos excesivos, contribuye a crear una sensación de seguridad. Adaptar el espacio vital, utilizando señales visuales como relojes o calendarios claramente visibles, ayuda a los pacientes a situarse mejor en el tiempo y limita los momentos de confusión que pueden exacerbar la ansiedad.

El apoyo emocional directo también es crucial. Los cuidadores deben escuchar al paciente, reconocer sus temores y ofrecerle una presencia tranquilizadora. Es importante validar sus sentimientos, mostrar empatía y tranquilizar al paciente, con palabras o gestos. En momentos de crisis, las técnicas de **relajación** pueden ser eficaces. Pueden incluir ejercicios de respiración profunda, sesiones de meditación guiada o simplemente crear un entorno más relajante con una iluminación tenue y música suave. El objetivo es reducir los niveles de estrés y hacer que el paciente se sienta más relajado.

Gestión de la depresión

La depresión es una complicación frecuente en los pacientes neurológicos, a menudo relacionada con la pérdida de capacidades funcionales y la constatación de las limitaciones impuestas por la enfermedad. Los signos de depresión en estos pacientes pueden incluir tristeza persistente, falta de interés por las actividades, trastornos del sueño, sentimientos de desesperanza y, a veces, pensamientos suicidas. A diferencia de la simple tristeza, la depresión es un trastorno profundo que requiere un tratamiento adecuado.

Para tratar la depresión, es esencial fomentar un enfoque activo y participativo de los cuidados. **Animar a los pacientes a participar en actividades adaptadas**, aunque sea de forma limitada, es importante para mantener la motivación y evitar el aislamiento social. Las actividades deben adaptarse a las capacidades del paciente e incluir momentos de placer y satisfacción. Pueden ser tan sencillas como leer, escuchar música, pintar o hacer ejercicio físico suave. Incluso una **interacción social** moderada también es beneficiosa para reducir el sentimiento de soledad. Las visitas de seres queridos, la participación en grupos de apoyo o las actividades compartidas pueden desempeñar un papel importante en el control de los síntomas depresivos.

El **estímulo** y el **refuerzo positivo** también son estrategias útiles en la lucha contra la depresión. Felicitar a los pacientes por sus esfuerzos, por pequeños que sean, y recordarles sus progresos, contribuye a reforzar su autoestima, a menudo minada por la enfermedad. Por ejemplo, un paciente de Parkinson que lucha contra la lentitud de movimientos se beneficiará de los ánimos cada vez que consiga realizar una tarea cotidiana, por pequeña que sea.

En algunos casos, se requiere **atención médica especializada** para tratar la depresión. El médico puede recetar antidepresivos para estabilizar el estado de ánimo, pero estos tratamientos deben ir acompañados de un seguimiento regular por un psiquiatra o psicólogo. Las terapias conductuales y cognitivas también pueden ayudar a los pacientes a adoptar estrategias para gestionar mejor sus pensamientos negativos y recuperar un estado de ánimo más positivo. El objetivo es sacar a los pacientes de un estado de inercia depresiva y reconectarlos con su entorno de una forma más activa y positiva.

Gestión de los problemas de comportamiento

Los **trastornos del comportamiento** son frecuentes en los pacientes que sufren patologías neurológicas, en particular los afectados por lesiones cerebrales o enfermedades neurodegenerativas. Estos trastornos pueden manifestarse como agitación, agresividad, comportamiento inadecuado o desinhibición. Estas manifestaciones suelen ser el resultado de daños en los lóbulos frontales del cerebro, que regulan el comportamiento social, el control de los impulsos y las emociones.

Para gestionar estos comportamientos, es fundamental adoptar una **actitud tranquila y firme**. El objetivo es calmar la situación sin enfrentarse al paciente ni agravar su agitación. Cuando un paciente se muestra agitado o agresivo, conviene hablarle en voz baja, evitar los gestos bruscos y crear un ambiente tranquilizador. A veces es necesario retirar objetos peligrosos del entorno del paciente o acompañarle a otra habitación para calmarle. En estas situaciones, el cuidador también debe protegerse a sí mismo al tiempo que garantiza la seguridad del paciente y de los demás.

Establecer un **entorno predecible y estable** es un método eficaz para prevenir estos comportamientos. Los pacientes con

103

trastornos neurológicos suelen responder mejor en entornos en los que están familiarizados con las rutinas y en los que se prevén sus necesidades. Los recordatorios periódicos, los marcadores temporales claros y las actividades estructuradas ayudan a limitar la ansiedad que puede desencadenar conductas disruptivas.

En algunos casos, **los trastornos del comportamiento** requieren una intervención farmacológica para estabilizar al paciente. Pueden utilizarse neurolépticos, ansiolíticos o estabilizadores del estado de ánimo bajo supervisión médica para reducir la agresividad, la agitación o el comportamiento inadecuado. Sin embargo, estos tratamientos deben vigilarse de cerca, ya que pueden tener efectos secundarios importantes, sobre todo en las personas mayores o frágiles.

Por último, **la implicación de la familia** es un factor clave en la gestión de los problemas de comportamiento. Los familiares, a menudo desestabilizados por estos cambios de comportamiento, deben ser informados de las razones neurológicas subyacentes a estos trastornos y apoyados en su papel. Los cuidadores también pueden aconsejar a la familia sobre las mejores actitudes a adoptar para gestionar estas crisis, y tranquilizarles diciéndoles que estos comportamientos, aunque desconcertantes, son consecuencia directa de la enfermedad.

- Apoyo a las familias que se enfrentan a enfermedades graves

Apoyar a las familias que se enfrentan a enfermedades graves, sobre todo neurológicas, es una parte esencial de la atención global al paciente. Estas familias, a menudo desorientadas ante la gravedad de la enfermedad, desempeñan un papel crucial en el cuidado diario del paciente, pero también se ven directamente afectadas por la carga emocional, psicológica y a veces física de la situación. No se puede subestimar la importancia de apoyarles, porque el bienestar de las familias influye no sólo en su propia salud mental, sino también en la calidad de los cuidados que prestan al paciente. Por tanto, el papel de los cuidadores es fundamental para proporcionarles un entorno seguro e informado, y para guiarles en este difícil proceso.

Apoyo emocional a las familias

Ante la noticia de un diagnóstico grave, como un ictus, la enfermedad de Parkinson, la esclerosis múltiple o la enfermedad de Alzheimer, las familias suelen verse sumidas en una situación de **choque emocional**. La enfermedad de un ser querido conlleva sentimientos complejos de miedo, incertidumbre, tristeza y a veces rabia. El apoyo emocional que los cuidadores pueden proporcionar en este momento crítico es esencial para ayudar a las familias a superar estas emociones. Es importante que los cuidadores muestren **empatía**, escuchando las preocupaciones de los familiares y validando sus emociones. Los cuidadores deben recordar a las familias que es normal sentirse abrumadas por la situación y que no hay una forma correcta o incorrecta de reaccionar ante tal trastorno.

Este apoyo emocional también implica **tranquilizar**. Las familias pueden sentirse abrumadas por la idea de perder gradualmente el vínculo que tienen con su ser querido, sobre todo en el caso de enfermedades neurodegenerativas como el Alzheimer. Como cuidadores, es crucial recordarles que, aunque la enfermedad imponga transformaciones difíciles, existen estrategias para mantener una forma de comunicación y relación con su ser querido. Como cuidadores, es crucial recordarles que, aunque la enfermedad imponga transformaciones difíciles, existen estrategias para mantener una forma de comunicación y relación con el enfermo, y que no están solos en este proceso. Saber que un equipo de profesionales está ahí para apoyarles puede aliviar gran parte del estrés y la ansiedad iniciales.

Información y educación

Las enfermedades neurológicas, que a menudo son complejas y progresivas, requieren **explicaciones claras y comprensibles** para las familias, que pueden sentirse abrumadas por la naturaleza técnica de los términos médicos y los tratamientos. Por lo tanto, es esencial que los cuidadores adopten un enfoque educativo. El objetivo es proporcionar a los familiares **información adaptada a su nivel de comprensión**, evitando una jerga médica demasiado compleja, pero sin subestimar su necesidad de entender la enfermedad, su progresión y sus implicaciones para la vida diaria del paciente.

Es importante dedicar tiempo a explicar a las familias los síntomas que puede desarrollar su ser querido, los cambios conductuales o cognitivos a los que tendrá que enfrentarse y las fases del tratamiento que se avecinan. Por ejemplo, en el caso de la esclerosis múltiple, hay que informar a las familias sobre las fases de recaídas y remisiones, los tratamientos disponibles y las posibles adaptaciones para la comodidad del paciente en casa. Cuando están bien informadas, las familias se sienten mejor preparadas para tomar decisiones informadas sobre el cuidado de su ser querido y afrontar los retos que se avecinan.

La anticipación es otro elemento clave de este apoyo educativo. Los cuidadores deben ayudar a las familias a prepararse para los cambios que se avecinan, tanto física como psicológicamente. Esto puede incluir consejos prácticos sobre cómo organizar el hogar para facilitar la movilidad del paciente, explicaciones sobre los cuidados que deben prestarse en casa o derivaciones a servicios de apoyo adicionales, como asociaciones familiares o ayuda a domicilio. Cuanto más preparadas estén las familias, mejor podrán adaptarse a situaciones imprevistas, reduciendo su estrés y sus sentimientos de impotencia.

Apoyo práctico y logístico

Además de apoyo emocional y educativo, es esencial proporcionar a las familias **apoyo práctico**. La gestión de una enfermedad grave puede convertirse rápidamente en una fuente de **fatiga física y mental** para los cuidadores, que a menudo tienen que compaginar el cuidado del paciente, su vida profesional y su propio bienestar. Los cuidadores desempeñan un papel clave a la hora de poner en marcha estrategias para aliviar esta carga. Esto puede incluir la coordinación con los servicios de ayuda a domicilio, la organización de cuidados paliativos o la prestación de asistencia temporal para que los cuidadores puedan tomarse un tiempo libre.

También es esencial concienciar a las familias de la importancia de **cuidarse a sí mismas**. No es infrecuente que los cuidadores se agoten por intentar gestionarlo todo ellos mismos, dejando de lado su propia salud física y mental. Los cuidadores deben recordar a sus familiares que no pueden prestar los mejores cuidados posibles si ellos mismos no se toman descansos para recargar las pilas. Se pueden ofrecer soluciones como el **relevo para cuidadores** -períodos en los que los profesionales se hacen cargo temporalmente de los cuidados-, de modo que las familias puedan respirar tranquilas, libres de culpa, sabiendo que su ser querido está en buenas manos.

La derivación a **grupos de apoyo** o **terapias familiares** también puede ser beneficiosa. Son lugares donde las familias pueden compartir sus experiencias con otras en situaciones similares, aprender estrategias para gestionar el día a día de forma más eficaz y romper el aislamiento que suele acompañar a las enfermedades graves. Los intercambios con otros cuidadores también pueden ser una fuente de consuelo y ánimo, al demostrar que no están solos ante estos retos.

Apoyo en momentos críticos

Hay momentos especialmente delicados en la gestión de las enfermedades graves, como las fases avanzadas de la enfermedad o la transición a **los cuidados paliativos**. Estas etapas suelen enfrentar a las familias a decisiones difíciles y a un gran sufrimiento emocional. Los cuidadores tienen un papel esencial que desempeñar ofreciendo **apoyo moral**, explicando las opciones de tratamiento y ayudándoles a superar estos momentos con la mayor serenidad posible.

Cuando la enfermedad alcanza una fase avanzada y los tratamientos curativos dejan de ser eficaces, suele ser necesario abordar la cuestión de **los cuidados al final de la vida**. Se trata de un tema difícil, pero los cuidadores deben abordarlo con tacto, transparencia y empatía. Es esencial respetar las opciones de las familias y apoyarlas en su toma de decisiones, proporcionándoles al mismo tiempo información clara sobre lo que está en juego. El objetivo es garantizar que el paciente sea atendido de forma respetuosa y confortable, al tiempo que se permite a la familia vivir este periodo con la mayor serenidad posible.

Capítulo 3

Las principales patologías neurológicas: comprender para tratar mejor

- **Ictus (accidente cerebrovascular)**

  ○ Definición y mecanismos del ictus

El ictus es una emergencia médica grave que se produce cuando se interrumpe o reduce significativamente el suministro de sangre a una parte del cerebro, impidiendo que las células cerebrales reciban el oxígeno y los nutrientes que necesitan para sobrevivir. Esta interrupción del flujo sanguíneo provoca la muerte rápida de las células nerviosas de la zona afectada, lo que puede causar daños irreversibles en el cerebro. Los accidentes cerebrovasculares pueden provocar importantes déficits neurológicos, como parálisis, dificultades del lenguaje, pérdida de memoria o incluso la muerte, si no se interviene rápidamente.

Los dos tipos principales de ictus

Existen dos tipos principales de ictus, cada uno con mecanismos diferentes, pero ambos con consecuencias similares en términos de daño cerebral:

1. **El ictus isquémico** es, con diferencia, el más frecuente, y representa alrededor del 85% de los casos. Se produce cuando un **coágulo sanguíneo** obstruye un vaso arterial del cerebro, bloqueando el flujo sanguíneo a una zona específica. El coágulo puede originarse en un **trombo**, es decir, un coágulo que se forma directamente en una arteria cerebral estrechada por depósitos de colesterol u otras sustancias (aterosclerosis). El coágulo también puede ser un **émbolo**, que es un fragmento de coágulo formado en otra parte del cuerpo, a menudo en el corazón o las arterias carótidas, que migra al cerebro y obstruye un vaso sanguíneo más pequeño. Cuando la arteria se bloquea, la zona del cerebro irrigada por esa arteria queda privada de oxígeno y nutrientes, lo que provoca la muerte rápida de las células neuronales.

2. **El ictus hemorrágico**, por su parte, es el resultado de la **rotura de un vaso sanguíneo** en el cerebro, lo que

provoca una hemorragia intracerebral. La sangre se acumula en el tejido cerebral, comprimiendo las células y alterando su funcionamiento. Esta acumulación de sangre ejerce presión sobre el cerebro, agravando los daños. El ictus hemorrágico puede deberse a varios factores, como **la hipertensión arterial incontrolada**, que debilita los vasos sanguíneos, o malformaciones vasculares como **aneurismas** (bolsas que se forman en las paredes de los vasos sanguíneos y pueden reventar). Este tipo de ictus es menos frecuente pero suele ser más grave, ya que causa tanto daños relacionados con la compresión del cerebro como con la interrupción del flujo sanguíneo a la zona afectada.

Mecanismos fisiopatológicos del ictus

El mecanismo central del ictus, ya sea isquémico o hemorrágico, es **la isquemia cerebral**, es decir, la reducción o interrupción del suministro de sangre a una parte del cerebro. Las células nerviosas, o neuronas, dependen de un suministro constante de oxígeno y glucosa para funcionar correctamente. En cuanto se obstruye o rompe un vaso sanguíneo, las células cerebrales situadas en la zona irrigada por dicho vaso empiezan a sufrir falta de oxígeno, una afección conocida como **hipoxia**.

Las primeras células afectadas se encuentran en un área denominada **zona de lesión central**, donde el riego sanguíneo se interrumpe por completo. Estas células son las primeras en morir, normalmente a los pocos minutos del ictus, porque no pueden sobrevivir sin oxígeno. Alrededor de esta zona de lesión hay una región conocida como **penumbra isquémica**. En esta zona, las células neuronales sufren, pero aún pueden salvarse si se restablece rápidamente el flujo sanguíneo. Esta distinción es crucial, ya que muestra la importancia de una intervención rápida en el ictus: cuanto antes se administre el tratamiento, mayores serán las posibilidades de salvar estas células en peligro y reducir las secuelas.

Cuando las neuronas dejan de recibir suficiente oxígeno, dejan de funcionar con normalidad y se desencadenan procesos bioquímicos destructivos. La acumulación de **glutamato**, un neurotransmisor excitador, puede provocar una sobreestimulación de las células nerviosas, lo que agrava el daño neuronal. Además, la falta de oxígeno altera la capacidad de las células para regular su contenido iónico, lo que provoca **un edema** cerebral, o hinchazón del cerebro, agravando aún más la presión intracraneal y el daño al tejido cerebral.

En el caso de un ictus hemorrágico, además de la isquemia causada por la rotura de un vaso sanguíneo, la sangre liberada en el tejido cerebral actúa como una sustancia tóxica, destruyendo las células circundantes y aumentando la presión intracraneal. Este doble efecto hace que los accidentes cerebrovasculares hemorrágicos sean especialmente peligrosos.

Factores de riesgo y prevención

Varios **factores de riesgo** aumentan la probabilidad de sufrir un ictus. Los principales son **la hipertensión**, la **diabetes**, **el colesterol alto**, el **tabaquismo**, **la obesidad** y el **sedentarismo**. La hipertensión, en particular, es uno de los factores más críticos, ya que debilita los vasos sanguíneos, aumentando tanto el riesgo de ictus isquémico como hemorrágico. Además, **las cardiopatías**, como la fibrilación auricular, pueden hacer que los émbolos migren al cerebro, provocando un ictus isquémico.

La prevención del ictus se basa principalmente en el control de estos factores de riesgo. **Reducir la tensión arterial, controlar los niveles de azúcar en sangre en los diabéticos**, dejar de **fumar** y seguir una **dieta equilibrada** rica en fruta y verdura son medidas esenciales para reducir el riesgo de ictus. La actividad física regular y el mantenimiento de un peso saludable también ayudan a prevenir los accidentes cerebrovasculares.

Signos de alerta y tratamiento

Reconocer a tiempo los **signos de un ictus** es esencial para recibir un tratamiento rápido. Los síntomas más frecuentes son

- **Parálisis** repentina de un lado del cuerpo (hemiplejía), generalmente en la cara, los brazos o las piernas.
- **Trastornos del lenguaje**, como afasia (dificultad para hablar o comprender).
- **Pérdida de visión** o visión borrosa, a menudo en un solo ojo.
- **Pérdida repentina del equilibrio** o la coordinación, acompañada de mareos.
- **Dolor de cabeza intenso y repentino**, sobre todo en caso de ictus hemorrágico.

Es esencial llamar rápidamente a los servicios de urgencias. La eficacia de tratamientos como **la trombólisis** (administración de fármacos para disolver el coágulo) o la **trombectomía mecánica** (extracción quirúrgica del coágulo) depende del tiempo transcurrido entre el inicio de los síntomas y la intervención médica. Las primeras horas tras el ictus, a menudo denominadas **"ventana terapéutica"**, son críticas: cuanto antes se administre el tratamiento, mayores serán las posibilidades de limitar las secuelas.

En resumen, el ictus es una enfermedad grave que se produce por la obstrucción o rotura de un vaso sanguíneo del cerebro. La isquemia cerebral que se produce provoca la muerte de las células nerviosas y, si no se trata a tiempo, causa importantes déficits neurológicos. El reconocimiento precoz de las señales de alarma y el control eficaz de los factores de riesgo, como la hipertensión o las cardiopatías, son las claves para prevenir el ictus y limitar sus consecuencias.

◦ El papel del auxiliar asistencial en urgencias: reconocer las señales de alarma

El papel del asistente sanitario en la gestión de situaciones de urgencia es crucial, sobre todo a la hora de reconocer los signos de alerta de patologías graves como accidentes cerebrovasculares, crisis epilépticas o descompensaciones agudas ligadas a enfermedades crónicas. Al ser el primer punto de contacto con los pacientes, los cuidadores suelen ser los más cercanos a ellos, tanto físicamente como en el día a día, lo que les permite observar los más mínimos cambios en su estado de salud. La capacidad del cuidador para identificar rápidamente estas señales de alarma, reaccionar con calma y alertar al equipo médico es esencial para garantizar una atención rápida, prevenir complicaciones graves y, en muchos casos, salvar vidas.

Observación y vigilancia por parte del auxiliar de cuidados

En el centro de su papel en una emergencia, los auxiliares sanitarios actúan como **observadores atentos** y rigurosos. Las señales de alarma de un estado de salud deteriorado pueden ser sutiles, pero al estar cerca del paciente, los auxiliares sanitarios son capaces de detectarlas a tiempo. Ya sea a través de cambios en el comportamiento, la postura, las expresiones faciales o la forma en que el paciente responde a los estímulos o realiza tareas sencillas, el asistente tiene una **especial sensibilidad a estos cambios**.

Un aspecto clave de esta función es la **vigilancia periódica de las funciones vitales**, como la frecuencia cardiaca, la tensión arterial, la respiración y la temperatura corporal. Cualquier cambio repentino o anormal en estos parámetros debe alertar inmediatamente al cuidador, que debe ser capaz de informar rápidamente de estas anomalías al equipo médico o de enfermería para su posterior evaluación. Por ejemplo, un **descenso repentino de la tensión arterial**, un **aumento de la frecuencia cardiaca** o un **cambio en el patrón respiratorio** pueden ser señales de alarma de una emergencia médica inminente, como un shock, una embolia pulmonar o una hemorragia interna.

Reconocer los signos de alerta del ictus

En el caso de los accidentes cerebrovasculares (ictus), el cuidador desempeña un papel fundamental en la **detección de las señales de alarma**, ya que un reconocimiento precoz puede reducir considerablemente las secuelas. Los signos típicos de un ictus incluyen **debilidad repentina** en un lado del cuerpo (hemiparesia), **asimetría facial** (a menudo visible cuando se pide al paciente que sonría), **problemas de lenguaje** (como dificultad para articular o entender palabras) y **pérdida repentina de visión o mareos**.

Los cuidadores deben ser capaces de reconocer estos síntomas inmediatamente y aplicar la regla **FAST** (Face, Arms, Speech, Time):

- **Cara**: observe si un lado de la cara está caído cuando el paciente sonríe.
- **Brazos**: pida al paciente que levante ambos brazos; si un brazo no puede levantarse o se cae, es una señal de alarma.
- **Habla**: comprueba si el habla es clara o está alterada.
- **Tiempo**: anote la hora exacta de aparición de los síntomas y actúe con rapidez alertando al equipo médico, ya que el tratamiento del ictus es más eficaz en las primeras horas tras su aparición.

La rapidez con la que el cuidador identifica estos signos puede marcar la diferencia. Reaccionando con rapidez y alertando de inmediato al personal de enfermería o a los médicos, el cuidador ayuda a **acelerar la intervención médica** necesaria, como la administración de fármacos trombolíticos en caso de ictus isquémico, que pueden disolver el coágulo que obstruye una arteria cerebral.

Control de las crisis epilépticas

Además de los accidentes cerebrovasculares, los cuidadores se enfrentan a menudo a crisis epilépticas en pacientes neurológicos.

También en este caso, su papel es vital para **reconocer las señales de alarma** y controlar el ataque. A veces, los pacientes epilépticos pueden experimentar **un aura** antes de un ataque, que son señales de advertencia como sensaciones extrañas, alucinaciones auditivas u olfativas, o una sensación de déjà vu. Cuando el paciente informa de estos síntomas, el cuidador debe estar atento y asegurarse de que el paciente se encuentra en un entorno seguro, **colocándolo en una posición segura**, retirando cualquier objeto peligroso y vigilando de cerca la aparición de una crisis.

Durante una crisis convulsiva generalizada, el cuidador debe mantener **la calma e intervenir eficazmente**. Es esencial no sujetar al paciente ni intentar introducirle objetos en la boca, sino proteger su cabeza y extremidades para evitar lesiones. Una vez superada la crisis, el cuidador debe colocar al paciente en posición **lateral de seguridad** para evitar cualquier riesgo de asfixia, y vigilar la recuperación, que puede estar marcada por una fatiga extrema o desorientación.

Detección de signos de deterioro general

Además de las patologías neurológicas, los auxiliares de cuidados también deben estar atentos a **los signos de deterioro general** que pueden aparecer en pacientes con enfermedades crónicas como insuficiencia cardiaca, diabetes o enfermedades respiratorias. Signos como **dificultad para respirar**, **cianosis** (coloración azulada de los labios o las extremidades), **dolores torácicos** repentinos o **confusión mental** pueden indicar una descompensación aguda, que requiere una intervención rápida.

En estas situaciones, el asistente debe ser capaz de reaccionar adecuadamente :

- **Informar inmediatamente de la anomalía** al equipo médico.

- **Garantizar la seguridad del paciente** colocándole en una posición cómoda, controlando sus funciones vitales y tranquilizándole.
- **Proporcionar ayuda de primeros auxilios**, como administrar oxígeno si es necesario, o ayudar a estabilizar la situación mientras se espera la intervención médica.

Comunicación eficaz y papel en la cadena asistencial

El reconocimiento de las señales de alarma por parte del auxiliar asistencial no se limita a la observación. Una **comunicación rápida y eficaz** con el equipo asistencial es esencial para garantizar una atención coordinada. El cuidador debe ser capaz de comunicar con claridad y precisión información sobre los síntomas observados, el momento de su aparición y cualquier cambio en el estado del paciente. Esta **transmisión de información** permite al equipo médico tomar decisiones rápidas e informadas sobre las intervenciones que deben aplicarse.

Además, los auxiliares sanitarios suelen desempeñar un papel clave en el **apoyo emocional** a los pacientes durante las emergencias. Además de sus conocimientos técnicos, deben mostrar una gran empatía, tranquilizar al paciente y explicarle lo que está ocurriendo, manteniendo la calma y el control de la situación. Este enfoque humano es crucial para mantener la calma del paciente, lo que puede ayudar a evitar mayores complicaciones debidas a la ansiedad o el pánico.

○ Seguimiento tras el ictus: rehabilitación, control de complicaciones, apoyo diario

El seguimiento posterior al ictus es un paso esencial en el proceso de recuperación de los pacientes que han sufrido un ictus. Tras la fase aguda del ictus, que requiere tratamiento de urgencia, la rehabilitación, el seguimiento de las complicaciones y el apoyo diario se convierten en las prioridades para maximizar la recuperación funcional del paciente y mejorar su calidad de vida. A menudo se trata de un periodo largo y complejo, marcado por retos físicos, cognitivos y emocionales, que requiere un enfoque multidisciplinar y un apoyo continuo.

Rehabilitación del ictus: recuperar la función perdida

La rehabilitación es el núcleo de la asistencia tras un ictus y su objetivo es **restaurar las funciones dañadas** por el ictus. Dependiendo de la gravedad del ictus y de las zonas del cerebro afectadas, los pacientes pueden experimentar diversos déficits: parálisis o debilidad en un lado del cuerpo (hemiparesia), problemas de lenguaje (afasia), problemas de coordinación, problemas para tragar (disfagia) o problemas cognitivos como dificultad para concentrarse o recordar cosas.

El papel de la rehabilitación es **estimular la plasticidad cerebral**, es decir, la capacidad del cerebro de reorganizarse y formar nuevas conexiones para compensar las zonas dañadas. La reeducación suele iniciarse en los primeros días tras el ictus, siempre que el estado médico del paciente sea estable. En ella participan varios profesionales sanitarios:

- **Los fisioterapeutas** trabajan la **movilidad** y el **fortalecimiento muscular**. Ayudan a los pacientes a recuperar o mejorar su capacidad de andar, mover brazos y piernas y realizar tareas cotidianas. Los ejercicios repetitivos, adaptados al grado de autonomía del paciente, pretenden restablecer la coordinación y prevenir la rigidez o las contracturas articulares.
- **Los terapeutas ocupacionales** ayudan a los pacientes a recuperar su **independencia en las actividades de la vida diaria**. Esto incluye ejercicios para mejorar el manejo de objetos y la coordinación de movimientos, así como el aprendizaje de estrategias para compensar las limitaciones, como el uso de prótesis o ayudas técnicas.
- **El logopeda** interviene en casos de trastornos de la comunicación o la deglución. Para los pacientes que sufren afasia, se ponen en práctica ejercicios específicos

para mejorar el habla, la comprensión y, a veces, la escritura. El tratamiento de la disfagia también es esencial para prevenir complicaciones graves, como el paludismo y las infecciones pulmonares.

La rehabilitación debe ser **intensiva** y **personalizada**, adaptada a cada paciente según el grado de sus déficits y su potencial de recuperación. La motivación del paciente desempeña un papel crucial en el éxito de la rehabilitación, y es importante que el equipo asistencial apoye y aliente cada paso de progreso, por pequeño que sea.

Seguimiento de las complicaciones tras el ictus

Además de la rehabilitación, el periodo posterior a la apoplejía se caracteriza por la necesidad de **vigilar de cerca** cualquier **complicación** que pueda surgir. Estas complicaciones, si no se tratan rápidamente, pueden ralentizar la recuperación o empeorar el estado del paciente.

- **Complicaciones neurológicas**: tras un ictus, el riesgo de sufrir otro sigue siendo alto, sobre todo si no se controlan adecuadamente factores de riesgo como la hipertensión arterial, la diabetes o el colesterol alto. Por eso es esencial establecer una vigilancia médica periódica, con control de la tensión arterial, los niveles de azúcar en sangre y la función cardiaca. La medicación antiagregante plaquetaria o anticoagulante, a menudo prescrita tras un ictus isquémico, debe controlarse rigurosamente para evitar la formación de nuevos coágulos.

- **Complicaciones físicas**: La inmovilidad prolongada tras un ictus expone a los pacientes al riesgo de **trombosis venosa profunda**, **escaras** y **neumonía**. El auxiliar de enfermería, en colaboración con el equipo de enfermería, desempeña un papel esencial en la prevención de estas complicaciones. Esto incluye el **reposicionamiento regular de los** pacientes encamados, ejercicios de **movilización pasiva** para estimular la circulación sanguínea y cuidados higiénicos meticulosos para prevenir las infecciones cutáneas.

- **Trastornos depresivos y emocionales**: A menudo se subestima el impacto emocional de un ictus. Muchos pacientes desarrollan **depresión** o trastornos de ansiedad como consecuencia de la repentina pérdida de autonomía o la incertidumbre sobre el futuro. Por lo tanto, la **evaluación psicológica periódica** es una parte esencial del seguimiento posterior al ictus. El seguimiento psiquiátrico y, en algunos casos, el tratamiento farmacológico pueden ser necesarios para ayudar a los pacientes a superar esta fase emocionalmente difícil. La presencia de un psicólogo en el equipo asistencial también puede ayudar a los pacientes a aceptar su nueva situación y aumentar su motivación para la rehabilitación.

Apoyo cotidiano: adaptar el entorno e implicar a la familia

El **día a día de** la **rehabilitación** de un paciente post-ictus no se limita a los cuidados médicos o a la rehabilitación en un centro. La vuelta a casa suele ser una etapa compleja, tanto para el paciente como para su familia. Es esencial preparar este entorno para que se adapte a las nuevas limitaciones físicas o cognitivas del paciente.

- **Mejoras en el hogar**: el entorno del paciente debe hacerse seguro y adaptarse para facilitarle la vida diaria. Esto puede incluir la instalación de **barras de apoyo** en el baño, el uso de **camas sanitarias** o **sillas de ruedas**, y la adaptación de objetos cotidianos para que sean más fáciles de manejar (utensilios, picaportes, etc.). Estas adaptaciones ayudan a prevenir las caídas, que pueden tener graves consecuencias, y hacen que los pacientes sean lo más independientes posible en sus actividades cotidianas.

- **Apoyo familiar**: La familia desempeña un papel crucial en la recuperación y rehabilitación del paciente. Por lo tanto, es esencial **implicarlos activamente** en el proceso asistencial. Los cuidadores deben proporcionarles información sobre la enfermedad, la rehabilitación y los cuidados que deben recibir en casa. También es esencial proporcionarles **apoyo emocional** y prepararles para los retos a los que se enfrentarán. La carga emocional y física puede ser pesada para los cuidadores**, por** lo que pueden ofrecerse servicios **de respiro para cuidadores** a fin de evitar el agotamiento y permitirles recargar las pilas.

- **Mantener la independencia**: Animar a los pacientes a seguir siendo independientes es esencial para que recuperen cierta calidad de vida. Esto puede lograrse mediante actividades adaptadas a las capacidades del paciente, como preparar pequeñas comidas, lavarse parcialmente o salir a pasear con alguien. Estas actividades, por sencillas que sean, refuerzan la autoestima del paciente y reducen el sentimiento de dependencia.

- **Apoyo psicológico continuado**: Por último, es fundamental no pasar por alto el impacto psicológico de la vida posterior al ictus. Además del apoyo médico, a menudo es necesario un **apoyo psicológico** continuo, mediante consultas con psicólogos o terapeutas, para ayudar a los pacientes a adaptarse a su nueva realidad. Esto les ayuda a aceptar sus limitaciones, recuperar la sensación de control y reintegrarse gradualmente en la sociedad.

- **Esclerosis múltiple (EM)**

  - Progresión de la enfermedad e impacto en la vida diaria de los pacientes

La progresión de una enfermedad neurológica, ya sea ictus, esclerosis múltiple, enfermedad de Parkinson o Alzheimer, tiene repercusiones profundas y progresivas en la vida cotidiana de los pacientes. Estas enfermedades afectan tanto al cuerpo como a la mente, cambiando gradualmente la forma en que las personas interactúan con su entorno, con sus seres queridos y consigo mismas. El impacto en la calidad de vida es inmenso, y la gestión de estas enfermedades requiere una adaptación continua de los cuidados, estrategias de rehabilitación y apoyo psicológico tanto para los pacientes como para sus familias.

La progresión de la enfermedad

La mayoría de las enfermedades neurológicas se desarrollan gradualmente, a veces en fases o episodios agudos, antes de empeorar con el tiempo. Cada patología sigue su propio ritmo, y el curso puede ser imprevisible. En el caso de la **esclerosis múltiple**, por ejemplo, la enfermedad suele manifestarse en **recaídas** seguidas de periodos de remisión, pero a largo plazo suele provocar un **deterioro progresivo de las capacidades funcionales**, afectando a la movilidad, la visión, la coordinación y las funciones cognitivas. Con el tiempo, los pacientes pueden pasar de una autonomía relativa a una dependencia parcial o incluso total.

En la **enfermedad de Parkinson**, los síntomas iniciales suelen ser leves y pasan desapercibidos: temblores, rigidez de las extremidades, ralentización de los movimientos (bradicinesia). Sin embargo, a medida que la enfermedad avanza, la pérdida de control motor se acentúa, dificultando enormemente acciones cotidianas tan sencillas como caminar, vestirse o comer. Más allá de los síntomas físicos, el deterioro cognitivo y los cambios de humor suelen aparecer en las fases avanzadas, añadiendo una dimensión emocional a la carga de la enfermedad.

Para los pacientes que han **sufrido un ictus**, el curso posterior al accidente está marcado por una fase aguda en la que el estado suele ser crítico, seguida de un periodo de recuperación que varía en duración según la extensión del daño cerebral. Los progresos dependen en gran medida de la rapidez del tratamiento y de la intensidad de la rehabilitación. Algunos pacientes pueden recuperar gran parte de sus capacidades tras meses de terapia, mientras que otros conservarán secuelas importantes, como hemiplejia o dificultades de lenguaje.

En el caso de la **enfermedad de Alzheimer**, el deterioro es esencialmente cognitivo. Los primeros síntomas son sutiles: pérdida de memoria a corto plazo, desorientación en el tiempo y el espacio, dificultad para encontrar palabras. Poco a poco, la enfermedad afecta a funciones cognitivas más amplias, hasta que el paciente pierde la capacidad de reconocer a sus allegados, de realizar tareas sencillas e incluso de cuidar de sí mismo. La pérdida de memoria y de la capacidad de razonar se convierte entonces en total, requiriendo cuidados integrales.

Impacto en la vida cotidiana

La progresión de estas enfermedades provoca **profundos cambios en la vida cotidiana** de los pacientes, alterando su independencia, su capacidad para interactuar con el entorno y sus relaciones con los demás. Cada gesto, antes inofensivo, puede convertirse en un reto que requiere un esfuerzo considerable y ayuda externa.

1. Autonomía reducida

Una de las primeras consecuencias de la progresión de las enfermedades neurológicas es la **reducción de la autonomía**. Los pacientes pierden gradualmente la capacidad de realizar por sí mismos tareas cotidianas como vestirse, lavarse, preparar una comida o desplazarse. En la enfermedad de Parkinson, por ejemplo, la rigidez de las extremidades y los temblores pueden hacer inestable la marcha, aumentando el riesgo de caídas. Entonces se hace necesario el uso de un **andador** o un **bastón** y, en fases más avanzadas, de una silla de ruedas.

En el caso de los pacientes que han sufrido un ictus, la **parálisis parcial** o los problemas de coordinación suelen requerir asistencia para las actividades de la vida diaria, así como rehabilitación física para intentar restablecer ciertas funciones motoras. La incapacidad para llevar a cabo tareas sencillas, como coger una taza o ponerse una prenda de vestir, exige realizar cambios importantes en el hogar, como la instalación de **barras de apoyo**, el uso de sillas de ruedas adaptadas o la adopción de tecnologías de asistencia.

2. Cambios cognitivos y comunicación

Los trastornos cognitivos son otra consecuencia importante de la progresión de las enfermedades neurológicas. Los enfermos de Alzheimer, por ejemplo, pierden gradualmente la **memoria**, la capacidad de comprender y analizar la información y el sentido de la orientación. Esta **desorientación** progresiva suele provocar un aumento de la ansiedad en los pacientes, que se sienten cada vez más perdidos en su propia casa e incluso en su propio cuerpo. La comunicación con los seres queridos se hace cada vez más difícil a medida que avanza la enfermedad, lo que puede provocar **frustración** y **aislamiento**.

En los pacientes con afasia, sobre todo después de un ictus, la **pérdida del lenguaje** se convierte en un obstáculo importante para la vida cotidiana. No sólo se ve afectada la capacidad de hablar, sino también la de comprender o leer. Las conversaciones sencillas se convierten en calvarios frustrantes, que requieren el uso de **estrategias de comunicación alternativas**, como ayudas visuales o gestos.

Los trastornos del estado de ánimo y del comportamiento, frecuentes en estas enfermedades, se suman a las dificultades. Los síntomas de **depresión**, **ansiedad** o **irritabilidad** pueden aislar aún más a los pacientes, aumentando su retraimiento social y afectando a su bienestar emocional.

3. Reorganización de la vida cotidiana y necesidad de apoyo

El impacto de la progresión de la enfermedad en la vida cotidiana afecta no sólo a los pacientes, sino también a sus familiares y cuidadores. A medida que la enfermedad avanza, el **papel de los cuidadores** adquiere una importancia cada vez mayor. Los familiares tienen que aprender a gestionar los cuidados de forma más intensiva, vigilar la evolución de los síntomas y adaptar sus propios horarios para apoyar al paciente. Esta reorganización implica a menudo una transformación de la dinámica familiar, con importantes consecuencias emocionales, físicas y económicas.

La necesidad de adaptar el entorno se hace imprescindible. Para reducir el riesgo de caídas y facilitar los desplazamientos, hay que modificar el hogar, por ejemplo retirando alfombras, instalando rampas y asientos de ducha o ajustando la altura de los muebles para hacer más accesibles las zonas. La adopción de **tecnologías de asistencia**, como alarmas a distancia o ayudas técnicas para comer o desplazarse, se hace imprescindible para mantener el mayor grado posible de autonomía residual del paciente.

Los pacientes con pérdida de autonomía también necesitan **un apoyo diario constante**, que incluye cuidados físicos (ayuda para lavarse, comer y desplazarse) y emocionales, como proporcionar consuelo y seguridad. Los cuidadores familiares suelen estar en primera línea, pero los equipos de cuidadores, asistentes domiciliarios y rehabilitadores desempeñan un papel fundamental para aliviar esta carga.

Apoyo emocional y psicológico

Por último, el impacto de la enfermedad neurológica en la vida cotidiana es también muy **emocional**. La pérdida progresiva de autonomía y control sobre el propio cuerpo y los propios pensamientos genera **un** profundo **sufrimiento psicológico** en los pacientes. La depresión es frecuente, sobre todo cuando las personas se enfrentan a la constatación de que su estado no mejorará. La reducción de la interacción social, la sensación de ser una carga para los seres queridos y la frustración de no poder realizar tareas cotidianas sencillas se suman a la carga emocional.

Por eso es crucial ofrecer **apoyo psicológico** a los pacientes y sus familias. Esto puede adoptar la forma de **grupos de apoyo**, consultas con psicólogos o terapias para ayudar a los pacientes a aceptar su nueva condición. El apoyo emocional también es necesario para los cuidadores, ya que la **carga de cuidados** que asumen puede provocar agotamiento, ansiedad y tristeza. Las redes de apoyo y los servicios de relevo desempeñan un papel fundamental a la hora de proporcionar momentos de alivio.

○   Cuidados específicos para pacientes con EM: prevenir los ataques y controlar las recaídas

La atención específica de los pacientes con esclerosis múltiple (EM) es compleja y progresiva, ya que esta enfermedad autoinmune afecta al sistema nervioso central de forma impredecible. La esclerosis múltiple se manifiesta mediante ataques que merman las capacidades físicas y cognitivas de los pacientes, seguidos de periodos de remisión durante los cuales pueden mejorar algunos síntomas. Estos ataques, también conocidos como recaídas, varían en frecuencia e intensidad de un paciente a otro, y pueden afectar a diversas funciones neurológicas, como la visión, la motricidad, la coordinación y la sensibilidad. Por lo tanto, la atención debe dirigirse no sólo a prevenir los ataques, sino también a manejarlos cuando se producen, al tiempo que se apoya a los pacientes en su gestión diaria de la enfermedad.

Prevenir las recaídas: un papel clave para las terapias modificadoras de la enfermedad

La prevención de las recaídas de la EM depende en gran medida de **los tratamientos modificadores de la enfermedad** destinados a reducir la actividad inflamatoria en el sistema nervioso y prevenir los daños a largo plazo. Estos tratamientos se denominan

inmunomoduladores o **inmunosupresores** e incluyen fármacos como los interferones beta, el glatiramer o terapias más recientes como los anticuerpos monoclonales (por ejemplo, natalizumab u ocrelizumab). Estos fármacos actúan alterando la respuesta inmunitaria del organismo, que en la esclerosis múltiple ataca por error la vaina de mielina que rodea las fibras nerviosas, causando daños neurológicos.

La prevención de las recaídas depende del **cumplimiento estricto de estos tratamientos modificadores de la enfermedad**, que a menudo se administran a largo plazo. Los cuidadores desempeñan un papel crucial a la hora de ayudar a los pacientes a tomar estos fármacos con regularidad, informándoles de los posibles efectos secundarios y animándoles a no interrumpir el tratamiento, incluso durante las fases de remisión en las que los síntomas pueden parecer estables. Interrumpir el tratamiento puede aumentar el riesgo de nuevas recaídas y empeorar el curso de la enfermedad.

Además de los tratamientos farmacológicos, **la prevención de recaídas** también implica controlar **los factores ambientales y de estilo de vida** que pueden agravar la EM. Entre estos factores, **el estrés** desempeña un papel fundamental. El estrés crónico está reconocido como un desencadenante potencial de las recaídas, por lo que es esencial ayudar a los pacientes a **controlar su estrés** a diario mediante técnicas de relajación, meditación o actividades físicas suaves como el yoga. Del mismo modo, el **sueño** es crucial, ya que la fatiga es un síntoma frecuente e incapacitante de la EM. Los cuidadores deben concienciar a los pacientes de la importancia de mantener un **patrón de sueño regular**, crear un entorno propicio para un sueño reparador y reconocer los signos de fatiga para que puedan adaptar sus actividades diarias en consecuencia.

La **nutrición** y el **ejercicio** también desempeñan un papel importante en el tratamiento de la EM. Aunque no existe una dieta específica para prevenir las recaídas, una dieta equilibrada rica en antioxidantes, vitaminas y ácidos grasos omega-3 puede favorecer la salud general del paciente. Del mismo modo, el **ejercicio físico regular**, adaptado a las capacidades del paciente, puede ayudar a mejorar la movilidad, la fuerza muscular y la resistencia, al tiempo que reduce la fatiga y los trastornos del estado de ánimo.

Gestión de las recaídas: tratamiento rápido y específico

Cuando se producen recaídas a pesar de las medidas preventivas, es esencial **un tratamiento rápido y específico** para limitar el daño neurológico y reducir los síntomas. Las recaídas de la EM se caracterizan por la aparición súbita de nuevos síntomas o un empeoramiento repentino de los síntomas existentes. Por ejemplo, un paciente puede experimentar **visión borrosa** o **pérdida parcial de visión** (neuritis óptica), **entumecimiento** u **hormigueo** en las extremidades, debilidad muscular repentina o problemas de coordinación y equilibrio.

El tratamiento de primera línea para una recaída suele consistir en la administración de **corticosteroides**, como **la metilprednisolona**, en dosis elevadas durante un periodo breve. Estos fármacos reducen la inflamación del sistema nervioso central y aceleran la recuperación tras una recaída. El cuidador o enfermero desempeña un papel clave en la administración de estos tratamientos, asegurándose de que el paciente sigue el protocolo correctamente y vigilando posibles efectos secundarios, como insomnio, irritabilidad o problemas digestivos. Aunque los corticoesteroides son eficaces para reducir la duración de las recaídas, no evitan que vuelvan a producirse, por eso es tan importante mantener al mismo tiempo un tratamiento de fondo.

En algunos casos de recaídas graves, sobre todo cuando afectan a funciones vitales como la respiración o la movilidad, puede ser necesario un tratamiento más amplio, como la **plasmaféresis** (filtración del plasma sanguíneo para eliminar los anticuerpos responsables de la inflamación) o las inmunoglobulinas intravenosas. Estos tratamientos suelen reservarse para las formas graves y se administran bajo estrecha supervisión médica en el hospital.

Rehabilitación tras una recaída

Tras una recaída, suele ser necesario un periodo de **reeducación funcional** para ayudar al paciente a recuperar sus capacidades. **La fisioterapia** desempeña un papel central en esta fase, trabajando la **movilidad**, la **fuerza muscular** y la **coordinación**. El fisioterapeuta ayuda al paciente a realizar ejercicios adaptados a sus necesidades, con el objetivo de recuperar la máxima independencia. Las sesiones regulares ayudan a estimular la plasticidad cerebral y a compensar las pérdidas funcionales causadas por la recaída.

La terapia ocupacional también es esencial para ayudar a los pacientes a adaptar su vida cotidiana a las nuevas limitaciones funcionales. Los terapeutas ocupacionales sugieren estrategias para facilitar las actividades de la vida diaria (comer, vestirse, lavarse) y recomiendan el uso de ayudas técnicas o mejoras en el hogar para hacer el entorno más accesible y seguro. Por ejemplo, la instalación de **pasamanos**, el uso de **sillas de ruedas** o dispositivos para facilitar el agarre de objetos son soluciones que pueden mejorar la calidad de vida del paciente.

Al mismo tiempo, es crucial gestionar los **problemas cognitivos** y emocionales que pueden surgir tras un ataque. Los pacientes con EM suelen sufrir **problemas de atención**, **memoria** o **velocidad de procesamiento de la información**. Las sesiones **de logopedia** y **reeducación cognitiva** permiten trabajar estos déficits y mejorar la concentración, al tiempo que se enseña a los pacientes a utilizar técnicas compensatorias para gestionar mejor sus tareas cotidianas.

El apoyo psicológico también es esencial. Las recaídas de la EM, sobre todo las graves, pueden causar un gran **estrés emocional** y una sensación de **pérdida de control**, con un mayor riesgo de **depresión** o **ansiedad**. El apoyo psicológico, además de la atención física, puede ayudar a los pacientes a aceptar las fluctuaciones de la enfermedad, gestionar sus emociones y mantener una actitud positiva, a pesar de los desafíos.

Apoyo diario y papel de los cuidadores

Por último, más allá de las fases de prevención de recaídas y tratamiento, el **apoyo diario** es fundamental para los pacientes de EM. Los cuidadores, ya sean profesionales o familiares, desempeñan un papel clave en la gestión de la enfermedad. No sólo proporcionan ayuda práctica, sino también el apoyo emocional que es esencial para acompañar a los pacientes en los momentos difíciles.

Los cuidadores ayudan a organizar la vida diaria en función de las capacidades del paciente, reconocen los primeros signos de fatiga o recaída y gestionan los tratamientos y las citas médicas. También son esenciales para animar a los pacientes a mantener una actividad física moderada y participar en actividades sociales, a pesar de las limitaciones de la enfermedad.

La **comunicación periódica con el equipo médico** también es vital para adaptar los cuidados a medida que progresa la EM. Los cuidadores deben informar de cualquier cambio en el estado del paciente, ya sea la aparición de nuevos síntomas, un aumento de la fatiga o signos de desequilibrio emocional. Esta vigilancia permite ajustar los tratamientos y prevenir complicaciones.

◦ Mantener la independencia y controlar la fatiga

El **mantenimiento de la autonomía** y la **gestión de la fatiga** son aspectos esenciales de la atención que se presta a los pacientes que padecen enfermedades crónicas, en particular enfermedades neurológicas como la esclerosis múltiple (EM), la enfermedad de Parkinson o las secuelas de un ictus. Estos pacientes se enfrentan a una pérdida progresiva de autonomía, que puede afectar tanto a su movilidad como a sus capacidades cognitivas y emocionales. Además, la **fatiga crónica**, un síntoma omnipresente y especialmente incapacitante de estas enfermedades, limita aún más su capacidad para llevar una vida activa. El reto para los cuidadores y las familias es, por tanto, adoptar estrategias que preserven la autonomía del paciente durante el mayor tiempo posible, al tiempo que gestionan la fatiga de forma proactiva y eficaz.

Mantener la independencia: un enfoque personalizado y preventivo

Mantener la independencia requiere un enfoque **personalizado y orientado al futuro**. Cada paciente evoluciona de forma diferente, en función de la gravedad de su enfermedad, su edad, sus capacidades residuales y sus necesidades específicas. Para cada pacienteel , objetivo es **preservar la capacidad funcional** y compensar las pérdidas desarrollando estrategias de adaptación. Es crucial mantener un equilibrio entre animar a los pacientes a realizar actividades por sí mismos y proporcionarles la asistencia que necesitan para evitar accidentes o lesiones.

1. Rehabilitación funcional

La rehabilitación funcional desempeña un papel fundamental en el mantenimiento de la independencia, sobre todo gracias al trabajo de **fisioterapeutas** y **terapeutas ocupacionales**. Los fisioterapeutas ayudan a los pacientes a trabajar su **movilidad**, **fuerza muscular** y **equilibrio** mediante ejercicios regulares y adaptados. Estos ejercicios pueden incluir fortalecimiento muscular, estiramientos, ejercicios posturales o de coordinación. El objetivo es mantener la capacidad del paciente para moverse de forma independiente el mayor tiempo posible, reduciendo al mismo tiempo el riesgo de caídas y las complicaciones asociadas a la inmovilidad, como la rigidez articular o las escaras.

Los terapeutas ocupacionales intervienen para adaptar el entorno y las actividades cotidianas, proponiendo soluciones que simplifiquen las actividades de la vida diaria. Por ejemplo, si un paciente tiene dificultades de agarre o coordinación, el uso de **ayudas técnicas** como cubiertos ergonómicos, cierres magnéticos o ropa fácil de poner puede ayudarle a **mantener cierto grado de independencia** en tareas esenciales como vestirse o comer.

2. Planificación medioambiental

Una de las principales formas de mantener la independencia es **adaptar el entorno** doméstico. Un hogar seguro y adaptado a las necesidades específicas del paciente ayuda a limitar las limitaciones y facilita las actividades cotidianas. Esto puede incluir la instalación de **barras de sujeción** en el baño o el inodoro, la **elevación de los muebles** para evitar que el paciente se agache demasiado, o la instalación de rampas y sillas de ruedas para facilitar los desplazamientos. Se presta especial atención a la prevención de caídas, frecuentes en pacientes con problemas de equilibrio o motricidad. Eliminar obstáculos como alfombras o instalar superficies antideslizantes en zonas de alto riesgo contribuye a hacer más seguro el entorno del paciente.

El objetivo es crear un entorno **accesible y ergonómico** que reduzca el esfuerzo del paciente y le permita realizar sus actividades cotidianas con mayor independencia. Para un paciente con esclerosis múltiple, por ejemplo, que puede sufrir debilidad muscular o fatiga extrema, simplificar las actividades cotidianas mediante estas adaptaciones le ayuda a mantener cierto nivel de independencia y una sensación de control sobre su vida.

3. Mantener una actividad social

Mantener la autonomía no se limita a las capacidades físicas. También es importante preservar la **autonomía social y psicológica** del paciente. Animar a los pacientes a mantenerse **socialmente activos** -ya sea mediante visitas familiares, actividades de grupo o utilizando las nuevas tecnologías para comunicarse con sus seres queridos- ayuda a mantener la moral y el sentimiento de pertenencia. También anima a los pacientes a seguir participando en su rehabilitación y en sus esfuerzos por mantener su independencia.

Gestión de la fatiga: comprender y adaptarse

La fatiga es uno de los síntomas más frecuentes e incapacitantes de muchas enfermedades crónicas, en particular la esclerosis múltiple y las enfermedades neurodegenerativas. No se trata simplemente de una sensación de fatiga física, sino que a menudo incluye un componente cognitivo y emocional. La fatiga crónica puede ser imprevisible y no siempre desaparece tras el reposo. Para los pacientes, representa un verdadero obstáculo para realizar las tareas cotidianas, y es esencial encontrar formas de **anticiparla, gestionarla y aliviarla**.

1. Ajustar el ritmo del día

La gestión de la fatiga depende en gran medida de la capacidad de adaptar el ritmo de vida del paciente a su **capacidad energética**. En lugar de embarcarse en tareas largas y agotadoras, es aconsejable dividir las actividades en varias etapas más cortas, intercalando pausas regulares para permitir que el cuerpo y la mente descansen. Este planteamiento de **dividir las tareas** ayuda a evitar el agotamiento y a mantener un nivel constante de energía a lo largo del día.

Los pacientes también deben aprender a **priorizar** las actividades que son más importantes o esenciales para ellos, con el fin de conservar su energía para estas tareas. El cuidador o familiar puede desempeñar un papel crucial ayudando a organizar la agenda diaria del paciente, asegurándose de que no se agote innecesariamente en tareas secundarias.

2. Descanso y recuperación

Los periodos de descanso son esenciales para controlar la fatiga. Sin embargo, es importante distinguir entre **descanso activo** y **pasivo**. Un descanso pasivo excesivo, como permanecer tumbado o inactivo durante largos periodos, puede empeorar la fatiga al reducir el tono muscular y conducir a un estilo de vida más sedentario. Por lo tanto, es aconsejable alternar periodos de actividad moderada y de descanso, asegurándose de que el descanso no se convierta en inactividad total.

La **gestión del sueño** también es esencial para controlar la fatiga. Debe animarse a los pacientes a mantener un patrón de sueño regular, crear un entorno propicio para un sueño reparador y evitar los estimulantes al final del día. Las técnicas de relajación, como la meditación o la respiración profunda, pueden ayudar a mejorar la calidad del sueño y reducir las tensiones que aumentan la fatiga.

3. Ejercicio físico adecuado

Aunque pueda parecer contraintuitivo, **el ejercicio** regular es una de las mejores formas de combatir la fatiga crónica. La actividad física suave, como caminar, nadar o ejercicios ligeros de fortalecimiento muscular, puede aumentar los niveles de energía a largo plazo. El ejercicio estimula la circulación sanguínea, mejora la oxigenación muscular y aumenta la resistencia física.

La clave está en **encontrar un equilibrio** entre esfuerzo y descanso. La actividad física debe ser moderada, adaptada a las capacidades del paciente y realizada bajo la supervisión de un profesional sanitario para evitar lesiones. Incluso una actividad ligera y regular, como un paseo diario, puede ayudar a mantener la independencia del paciente y reducir la sensación de fatiga.

4. Gestión emocional y cognitiva de la fatiga

Por último, también hay que tener en cuenta **la fatiga cognitiva y emocional**. Muchos pacientes, sobre todo los que padecen esclerosis múltiple, manifiestan una intensa fatiga mental, caracterizada por dificultades para concentrarse, memorizar o realizar tareas complejas. Por lo tanto, es importante incorporar estrategias de gestión cognitiva, como pausas regulares durante las actividades intelectuales, ejercicios de relajación para calmar la mente y actividades estimulantes que no requieran demasiado esfuerzo mental.

El apoyo psicológico también es esencial para ayudar a los pacientes a gestionar la frustración y la ansiedad asociadas a la fatiga. **El estrés emocional** puede exacerbar la fatiga, y el apoyo terapéutico puede ayudarles a desarrollar mecanismos de resiliencia para afrontar mejor esta tensión diaria.

- **Epilepsia**

  ◦ Tipos de crisis epilépticas y su tratamiento

Las crisis epilépticas son episodios de disfunción neurológica causados por una actividad eléctrica anormal en el cerebro. Se manifiestan de diversas formas, según las zonas del cerebro afectadas, desde simples ausencias momentáneas hasta espectaculares convulsiones generalizadas. Para cada tipo de crisis, el tratamiento difiere según la intensidad de los síntomas y las necesidades del paciente. Conocer los **tipos de crisis epilépticas** y cómo **tratarlas** es esencial para garantizar una intervención adecuada, proteger a la persona durante la crisis y prevenir complicaciones a largo plazo.

Tipos de crisis epilépticas

Las crisis epilépticas se dividen en dos categorías principales: **crisis focales** (o parciales) y **crisis generalizadas**. Cada una de estas categorías comprende varios subtipos, con manifestaciones y tratamiento específicos.

1. Crisis focales

Las crisis focales, también conocidas como crisis parciales, comienzan en una zona específica del cerebro y pueden extenderse o permanecer limitadas a esa zona. Suelen ir asociadas a signos neurológicos localizados.

- **Crisis focales simples**: en este tipo de crisis, el paciente permanece **consciente** y puede ser capaz de describir síntomas después del episodio. Los signos pueden incluir sensaciones inusuales (como **alucinaciones visuales o auditivas**, hormigueo o náuseas), movimientos involuntarios en una parte del cuerpo (como fasciculaciones en la mano o la cara) o emociones repentinas e inexplicables, como **miedo intenso**. Aunque la crisis no va acompañada de pérdida de conciencia, puede resultar confusa para el paciente y quienes le rodean.

- **Crisis focales complejas**: En este caso, la **conciencia** del paciente está **alterada**. Puede parecer que está despierto, pero no reacciona normalmente a su entorno. Estas crisis se manifiestan mediante comportamientos automáticos, conocidos como **automatismos**, como masticar, tirarse de la ropa o gestos repetitivos y sin rumbo. Tras la crisis, la persona suele estar confusa y puede no recordar lo sucedido. Este tipo de crisis es más inquietante, ya que el paciente puede ponerse en peligro involuntariamente al moverse de forma inconsciente.

2. Convulsiones generalizadas

Las crisis generalizadas afectan inmediatamente a todo el cerebro y suelen provocar pérdida de consciencia. Existen varios subtipos, cada uno de los cuales requiere un tratamiento específico.

- **Ausencias**: Las ausencias son breves periodos de **pérdida de conciencia** o desconexión del entorno, que suelen durar entre 5 y 30 segundos. Este tipo de crisis es frecuente en los niños y puede pasar desapercibida porque el paciente simplemente deja de moverse o de hablar durante un breve espacio de tiempo y luego reanuda la actividad como si nada hubiera ocurrido. Las ausencias suelen ser detectadas por los profesores o los padres, que se percatan de los frecuentes momentos de distracción.

- **Crisis mioclónicas**: Estas crisis se manifiestan como **sacudidas musculares breves y repentinas**, que pueden afectar a todo el cuerpo o limitarse a una parte concreta, como los brazos o las piernas. Estas sacudidas son breves pero pueden ser violentas y, aunque generalmente se conserva la consciencia, pueden provocar caídas o lesiones si la persona está de pie en el momento de la convulsión.

- **Crisis tónicas**: durante estas crisis, los músculos del cuerpo **se ponen rígidos de repente**, a menudo en la espalda, las piernas y los brazos. El paciente puede caer al suelo como consecuencia de esta rigidez muscular repentina. Estas crisis son de corta duración, pero conllevan un alto riesgo de caídas y lesiones.

- **Convulsiones atónicas**: A diferencia de las convulsiones tónicas, las convulsiones atónicas implican una **pérdida súbita del tono muscular**, lo que puede provocar una caída repentina. Las personas que sufren este tipo de convulsiones pueden necesitar llevar equipos de protección, como cascos, para protegerse de lesiones en la cabeza en caso de caída.

- **Crisis tónico-clónicas** (antes conocidas como crisis de "gran mal"): Son las crisis epilépticas más espectaculares y, en general, las más conocidas. Se desarrollan en dos fases: una fase **tónica**, en la que el cuerpo se pone rígido, seguida de una fase **clónica**, en la que el paciente presenta **sacudidas musculares rítmicas** en todo el cuerpo. Estas crisis suelen durar entre 1 y 3 minutos y a menudo van acompañadas de **pérdida de conocimiento**. Los pacientes también pueden morderse la lengua o perder el control de la vejiga durante la crisis. Al final de la convulsión, la

137

persona suele entrar en una fase de **recuperación postcrítico**, caracterizada por una gran fatiga, confusión y, a veces, sueño profundo.

Tratamiento de las crisis epilépticas

El tratamiento de las crisis epilépticas varía según el tipo de crisis y su gravedad. El objetivo es garantizar la seguridad del paciente durante el episodio, minimizar el riesgo de complicaciones y, en algunos casos, facilitar la recuperación.

1. Tratamiento de las crisis focales

En el caso de **convulsiones focales simples**, en las que el paciente permanece consciente, es importante acompañar a la persona con calma, tranquilizarla y asegurarse de que está a salvo. Una vez finalizada la crisis, es útil hacer preguntas al paciente sobre cómo se ha sentido, para comprender mejor los posibles factores desencadenantes y adaptar los cuidados en el futuro.

En las **crisis focales complejas**, la prioridad es **proteger a la persona** de cualquier peligro potencial. Como el paciente puede moverse inconscientemente o comportarse de forma automática, es importante retirar los objetos peligrosos o guiarle suavemente para que se aleje de situaciones de riesgo (como cruzar una carretera). Una vez finalizada la crisis, el paciente suele estar desorientado. Por ello, es necesario acompañarle a un lugar tranquilo hasta que se recupere por completo.

2. Tratamiento de las crisis generalizadas

- **Ausencias**: aunque breves y a menudo sin consecuencias físicas, las ausencias pueden perturbar la concentración o la escolarización de los niños. El tratamiento consiste principalmente en **identificar estos ataques** y ajustar la medicación para reducir su frecuencia.

- **Crisis mioclónicas** y **atónicas**: Estas crisis pueden provocar caídas repentinas. Durante estos episodios, lo importante es **prevenir lesiones** asegurándose de que el paciente se encuentra en un entorno seguro. En caso de caída, compruebe si hay lesiones y, si es necesario, llame a un médico.

- **Crisis** tónico-clónicas: Durante una crisis tónico-clónica, es esencial **proteger a la persona** sin intentar sujetarla. Estos son los principales pasos a seguir:

  1. **Poner a la persona a salvo**: Alejar a la persona de objetos peligrosos y, si es posible, colocarla suavemente en el suelo, protegiendo su cabeza con un cojín o una prenda de ropa para evitar traumatismos craneoencefálicos.

  2. **No restrinja los movimientos**: Es importante no intentar contener las convulsiones ni introducir nada en la boca del paciente. Contrariamente a la creencia popular, no hay riesgo de que la persona se trague la lengua.

  3. **Controlar la duración de la crisis**: si la crisis dura más de 5 minutos, o si se produce una segunda crisis sin que la persona recupere la consciencia mientras tanto, hay que llamar inmediatamente a los servicios de emergencia. Una convulsión prolongada puede provocar complicaciones graves, como el estado epiléptico.

  4. **Después de la convulsión**: Una vez pasadas las convulsiones, es aconsejable colocar a la persona en **posición lateral de seguridad** para facilitar la respiración y evitar cualquier riesgo de asfixia si vomita. Es importante permanecer al lado de la persona hasta que recupere la plena consciencia.

3. Intervención y tratamiento médicos

El tratamiento de las crisis epilépticas también se basa en una **terapia** farmacológica a largo plazo para **controlar la actividad epiléptica**. Se recetan fármacos antiepilépticos como **el valproato**, la **lamotrigina** y el **levetiracetam** para reducir la frecuencia e intensidad de las crisis. El seguimiento regular por un neurólogo es esencial para ajustar el tratamiento a medida que evolucionan los síntomas.

En los casos en que las convulsiones no se controlan bien con medicación, puede considerarse la cirugía o tratamientos alternativos como **la estimulación del nervio vago** o la **dieta cetogénica**.

- Qué hacer en caso de crisis: atención inmediata y posterior a la crisis

Cuando se produce un ataque epiléptico, es crucial saber cómo reaccionar para garantizar la seguridad de la persona afectada. Las crisis epilépticas, sobre todo las que se manifiestan como convulsiones, pueden asustar e impresionar a quienes las rodean. Sin embargo, si se adoptan las medidas adecuadas, es posible proteger a la persona durante la crisis y proporcionarle un apoyo eficaz una vez finalizada. El tratamiento de las convulsiones consta de dos etapas: la **atención inmediata** durante la convulsión y **la atención postconvulsiva** una vez finalizado el episodio.

Atención inmediata durante un ataque epiléptico

Durante una crisis epiléptica, el objetivo principal es garantizar **la seguridad** del paciente minimizando el riesgo de lesiones. Tanto si la crisis es generalizada (como las crisis tónico-clónicas) como si es parcial, se aplican ciertas normas básicas en todas las situaciones:

1. **Mantenga la calma**: un ataque ,epiléptico aunque espectacular, suele ser menos peligroso de lo que parece. Es importante mantener la calma y no dejarse llevar por el pánico, ya que así podrás actuar con eficacia.

2. **Proteger a la persona**: Si la persona está convulsionando, lo primero que hay que hacer es ponerla a salvo. Si es posible, túmbala suavemente en el suelo para evitar que se caiga o se lesione. Retira cualquier objeto a su alrededor que pueda suponer un peligro, como muebles, objetos punzantes o cualquier cosa que pueda caerse. Coloca algo blando, como un cojín o una prenda doblada, bajo su cabeza para evitar traumatismos craneales. Si la persona lleva gafas, quítaselas para evitar que se rompan o lesionen los ojos.

3. **No restrinja los movimientos**: Durante una convulsión, es esencial no intentar restringir los movimientos de la persona ni forzar sus brazos o piernas para que permanezcan inmóviles. Intentar contener la crisis puede provocar lesiones musculares o articulares. Deje que la crisis siga su curso natural, asegurándose de que la persona no se lesiona.

4. **Nunca introduzcas nada en la boca**: En contra de la creencia popular, **nunca** debes **intentar introducir nada en** la boca del paciente. No hay riesgo de que la persona se trague la lengua, pero introducir algo en la boca puede causar lesiones en los dientes o la mandíbula. Tampoco es aconsejable intentar dar de comer o beber durante la convulsión.

5. **Control de la duración del ataque**: la mayoría de los ataques epilépticos duran entre uno y tres minutos. Es importante anotar el momento en que comienza la crisis para poder evaluar su duración. Si la crisis dura más de cinco minutos, o si se suceden varias crisis sin que la persona recupere la consciencia plena entre los episodios,

debe llamarse a emergencias. Una crisis prolongada o repetitiva puede ser un signo de **estado epiléptico**, que es una urgencia médica que requiere una intervención rápida.

6. **Mantener a la** persona **segura durante la convulsión**: En el caso de las convulsiones parciales complejas, en las que el paciente se encuentra en un estado alterado de conciencia pero realiza movimientos automáticos, es importante **guiarle suavemente** para **que** se aleje de zonas peligrosas (como una carretera, escaleras u objetos afilados). No le meta prisa, guíele a un lugar seguro hasta que termine la convulsión.

Atención poscrisis: apoyo después de la crisis

Una vez finalizada la crisis, el paciente suele entrar en una fase postcrítica, en la que está **desorientado**, **agotado** y a veces **confuso**. Es importante saber cómo apoyarle durante esta fase para ayudarle a recuperarse de forma segura.

1. **Coloca a la persona en posición lateral de seguridad (PLS)**: Cuando la crisis haya terminado y las convulsiones hayan cesado, coloca suavemente a la persona de lado en posición **lateral de seguridad**. Esto mantiene las vías respiratorias despejadas y evita cualquier riesgo de asfixia, sobre todo si la persona está vomitando o tiene secreciones en la boca. Esta posición también permite que el cuerpo se recupere más fácilmente.

2. **Vigile la respiración**: Compruebe que la persona respira con normalidad. Tras una crisis, la respiración puede ser irregular o ruidosa durante unos instantes. Si la respiración de la persona vuelve a la normalidad, mantente cerca de ella y sigue vigilándola hasta que se haya recuperado por completo. Si la respiración no se reanuda o parece anormal después de la convulsión, pide ayuda inmediatamente.

3. **Dejar descansar a la persona**: La fase postcrítica suele estar marcada por una **gran fatiga**. El paciente puede estar desorientado, confuso y necesitar dormir. Déjele descansar en un lugar tranquilo y seguro, sin forzar la interacción inmediata. Evite sacudirle o despertarle bruscamente; es normal que los pacientes necesiten tiempo para recuperarse.

4. **Tranquilizar a la persona**: Cuando la persona se despierta, puede estar desorientada y no recordar lo que ha pasado. Es importante explicarle con calma lo que ha ocurrido, sin dramatizar demasiado la situación. Restablezca suavemente el contacto con ella, asegurándole que está a salvo y que se han ocupado de ella.

5. **Comprueba si hay lesiones**: tras una convulsión, el paciente puede haber sufrido lesiones, sobre todo si se ha caído o ha tenido convulsiones violentas. Comprueba si hay **cortes**, **hematomas** o **heridas** en la cabeza, las extremidades o la cara. Si se detectan lesiones graves (como una fractura o un corte importante), hay que llamar al médico.

6. **Pide ayuda si es necesario**: Es importante pedir ayuda si :

    ○ La crisis dura más de cinco minutos.
    ○ La persona no recupera la consciencia o tiene dificultad para respirar después de la convulsión.
    ○ Se suceden varias crisis sin recuperación de la consciencia entre los episodios.
    ○ Es la primera crisis epiléptica del paciente, o si la persona está embarazada o tiene problemas de salud subyacentes.

7. **No dejes sola a la persona demasiado deprisa**: aunque parezca que la persona va recuperando poco a poco el sentido, es aconsejable **no dejarla sola inmediatamente** después de una convulsión, sobre todo si está desorientada

o demasiado cansada. Quédate con ella hasta que se sienta lo bastante bien para moverse o reanudar sus actividades.

Seguimiento y ajuste del tratamiento tras la crisis

Después de una crisis, es aconsejable **consultar al médico o al neurólogo** para un seguimiento, sobre todo si las crisis se hacen más frecuentes o se manifiestan de forma diferente. El neurólogo podrá ajustar el tratamiento antiepiléptico en función de la evolución de las crisis. Puede realizarse un análisis de sangre o pruebas adicionales como un **electroencefalograma (EEG)** para evaluar la actividad eléctrica del cerebro.

Si la persona es propensa a sufrir crisis epilépticas con regularidad, debe elaborarse con el médico un **plan de emergencia** que oriente a las personas de su entorno en la gestión de las crisis. Este plan permite saber cuándo es necesario intervenir, cuándo hay que pedir ayuda y qué medidas concretas pueden tomarse para garantizar la seguridad del paciente.

  ◦ Apoyo a la reinserción social de pacientes con epilepsia

Apoyar la reintegración social de los pacientes con epilepsia es esencial para su bienestar y calidad de vida. Aunque la epilepsia es manejable gracias a un tratamiento adecuado, puede provocar estigmatización social y dificultades de inclusión, sobre todo por las ideas preconcebidas que rodean a la enfermedad. Los pacientes con epilepsia pueden enfrentarse a obstáculos en diversos ámbitos de su vida cotidiana, ya sea en el trabajo, en sus relaciones personales o en sus actividades sociales. El objetivo del apoyo que les prestamos es **ayudarles a reintegrarse en la sociedad**, permitiéndoles llevar una vida satisfactoria e independiente, a pesar de los retos impuestos por la enfermedad.

Los retos de la reinserción social

La reintegración social de los pacientes con epilepsia implica la gestión de una serie de retos interdependientes, que afectan tanto a la percepción de la enfermedad por parte de los demás como a la autoestima de los propios pacientes.

1. Estigmatización e incomprensión

Uno de los principales obstáculos para la reinserción social de los pacientes con epilepsia es el **estigma** asociado a esta enfermedad. La epilepsia es a menudo mal entendida y sigue suscitando temores irracionales. Muchas personas siguen asociando erróneamente los ataques epilépticos con un comportamiento incontrolable o peligroso. Esta incomprensión conduce a veces a la exclusión o la discriminación, sobre todo en el lugar de trabajo, en la escuela o incluso en las interacciones sociales.

La consecuencia para los pacientes de epilepsia suele ser el **aislamiento social**, ya que pueden sentirse incomprendidos, evitados o juzgados a causa de su enfermedad. Algunos pacientes prefieren incluso ocultar su epilepsia por miedo a la reacción de los demás, lo que aumenta su estrés y limita su capacidad para desarrollar todo su potencial.

2. Impacto psicológico y autoestima

La enfermedad también puede tener un gran impacto psicológico en el paciente. Los ataques, a menudo imprevisibles, pueden provocar **sentimientos de vulnerabilidad**, impotencia y **pérdida de confianza en sí mismo**. Los pacientes pueden temer encontrarse en situaciones embarazosas o incluso peligrosas en público. Este miedo a sufrir un ataque en presencia de otras personas puede provocar una **reducción de las actividades sociales**, retraimiento e incluso síntomas depresivos.

Además, las restricciones impuestas por la enfermedad, como las **limitaciones para conducir**, practicar determinados deportes o

145

trabajar, pueden reforzar este sentimiento de dependencia y exclusión, afectando profundamente a la percepción que las personas tienen de su propia valía.

Objetivos de apoyo

El apoyo a los pacientes de epilepsia en su reinserción social debe formar parte de un enfoque **global y multidisciplinar** que tenga en cuenta las dimensiones médica, psicológica y social. El objetivo es devolver a los pacientes **la confianza en sí mismos**, educar a su entorno sobre la enfermedad y poner en marcha las **adaptaciones necesarias para** que puedan desarrollar todo su potencial en la vida cotidiana.

1. Educar y sensibilizar a familiares y amigos

Uno de los aspectos más importantes del apoyo es **educar** y **sensibilizar** a familiares y amigos, colegas, profesores y empresarios. La **comprensión de la epilepsia** por parte de las personas que le rodean es esencial para eliminar tabúes y disipar temores sobre la enfermedad. Los cuidadores pueden desempeñar un papel crucial explicando cómo funcionan las crisis y cómo se gestionan, y dejando claro que la epilepsia, cuando se trata adecuadamente, no debe ser un obstáculo para la integración.

Formar a las personas que le rodean no sólo garantiza que **reaccione adecuadamente en caso de crisis** epiléptica, sino que también reduce su ansiedad. Cuando un colega, profesor o amigo sabe cómo reaccionar adecuadamente, contribuye a crear un entorno más **seguro y afectuoso** para el paciente epiléptico.

También es útil sensibilizar al público en general mediante **campañas de información**, para combatir las ideas preconcebidas y normalizar la presencia de las personas con epilepsia en todos los aspectos de la sociedad.

2. Apoyo psicológico y desarrollo personal

El apoyo psicológico es un elemento esencial en la reintegración social de los pacientes con epilepsia. La gestión emocional de la enfermedad, en particular su impacto en la autoimagen y las relaciones sociales, suele ser compleja. La terapia puede ayudar a los pacientes a **aceptar su enfermedad**, superar el miedo a tener crisis en público y desarrollar estrategias para vivir con la enfermedad con más serenidad.

Enfoques como la **terapia cognitivo-conductual (TCC)** pueden ser especialmente útiles para ayudar a los pacientes a cambiar sus patrones de pensamiento negativos y reforzar su autoestima. Es fundamental que los pacientes puedan expresar sus preocupaciones, frustración o enfado por la enfermedad, y que se les den herramientas para gestionar mejor su ansiedad.

El apoyo psicológico también puede extenderse a la familia y los amigos, que también pueden verse afectados por la enfermedad. Los cuidadores deben aprender a **equilibrar su apoyo** sin sobreproteger ni infantilizar al paciente, a fin de fomentar su independencia y autonomía.

3. Adaptación e integración profesional

La incorporación o reincorporación al mundo laboral suele ser uno de los ámbitos más delicados para los pacientes epilépticos. Ciertas profesiones pueden presentar riesgos debidos a la enfermedad, en particular las que implican la **conducción de** vehículos o la **manipulación de maquinaria peligrosa**. Por ello, es necesario trabajar en colaboración con los empresarios y los servicios sanitarios para adaptar las condiciones de trabajo del paciente respetando sus capacidades y limitaciones.

Pueden establecerse **disposiciones específicas** para garantizar la seguridad del paciente y la de sus compañeros, sin comprometer su integración. Por ejemplo, pueden reorganizarse determinados puestos de trabajo para evitar tareas de riesgo, permitiendo al mismo tiempo al paciente contribuir plenamente a su trabajo.

También es esencial recordar que la epilepsia no debe ser un obstáculo para el acceso al empleo. Con **el tratamiento adecuado** y las adaptaciones apropiadas, muchos pacientes epilépticos pueden desarrollar una actividad profesional perfectamente normal. Es esencial combatir los prejuicios explicando que la mayoría de las personas con epilepsia no tienen crisis frecuentes y que su productividad y sus capacidades no se ven afectadas por su enfermedad.

Los servicios de reinserción profesional, como los que ofrecen las estructuras de apoyo o las asociaciones especializadas, también pueden desempeñar un papel clave a la hora de apoyar a los pacientes en su búsqueda de empleo, formarles en la gestión de su enfermedad en el trabajo y ayudarles a superar los obstáculos administrativos o legales relacionados con su estado de salud.

4. Participación en actividades sociales y de ocio

La inclusión social también implica el acceso a **actividades de ocio** y de **grupo**, que son esenciales para la realización personal. Muchos pacientes epilépticos, por miedo a sufrir una crisis, tienden a retirarse de las actividades que les gustan. Sin embargo, con **una supervisión adecuada** y una buena gestión de la enfermedad, es perfectamente posible que las personas con epilepsia participen en actividades deportivas, culturales o comunitarias.

Los cuidadores y las familias deben animar a los pacientes a **retomar sus aficiones** y seguir siendo socialmente activos. La participación en grupos de apoyo o **asociaciones dedicadas** a la epilepsia también puede proporcionar un foro para compartir experiencias, donde los pacientes pueden sentirse comprendidos y apoyados. También les permite conocer a otras personas en situaciones similares, lo que puede aumentar su confianza y su sentido de pertenencia.

- **Enfermedades neurodegenerativas (Alzheimer, Parkinson)**

  ○ Comprender los síntomas progresivos

Comprender los síntomas progresivos es fundamental en el tratamiento de las enfermedades crónicas, en particular las que afectan al sistema neurológico, como la esclerosis múltiple (EM), la enfermedad de Parkinson, la enfermedad de Alzheimer y la esclerosis lateral amiotrófica (ELA). Estas enfermedades se caracterizan por un deterioro progresivo de las funciones físicas, cognitivas y emocionales, a menudo imprevisible y que empeora con el tiempo. Si comprendemos esta progresión, no sólo podremos entender mejor la evolución de las necesidades de los pacientes, sino también adaptar la atención y el apoyo a lo largo de su enfermedad.

La naturaleza de los síntomas progresivos

Los síntomas progresivos se producen **de forma acumulativa y gradual**, afectando a distintas funciones del cuerpo y la mente. A diferencia de las enfermedades agudas, que presentan síntomas inmediatos, las enfermedades progresivas se desarrollan lentamente, a lo largo de meses o años, lo que las hace más complejas de manejar. Esta progresión repercute en la independencia de los pacientes, modificando su capacidad para realizar las actividades cotidianas, y puede afectar profundamente a su calidad de vida.

Los síntomas **progresivos** pueden ser **motores**, afectando a la movilidad y la coordinación; **cognitivos**, deteriorando la memoria, la concentración y la toma de decisiones; **emocionales**, afectando al estado de ánimo y la autoestima; o **sensoriales**, afectando a las percepciones visuales, auditivas o táctiles. Su evolución depende de la patología subyacente, pero generalmente sigue un patrón en el que aparecen nuevos síntomas mientras empeoran los ya presentes.

Tipos de síntomas progresivos en las enfermedades neurológicas

Cada enfermedad neurológica presenta síntomas progresivos específicos. La velocidad y la intensidad de la progresión varían en función de la patología, el paciente y la respuesta al tratamiento.

1. Esclerosis múltiple (EM)

La esclerosis múltiple es una enfermedad autoinmune que afecta al **sistema nervioso** central, destruyendo progresivamente la vaina de mielina que protege las fibras nerviosas. Los síntomas suelen aparecer en **ataques**, pero pueden progresar sin remisión en ciertas formas más avanzadas de la enfermedad.

Los síntomas de la EM progresiva incluyen:

- **Debilidad muscular**: la pérdida progresiva de fuerza muscular en las extremidades, especialmente en las piernas, puede provocar problemas para caminar y, en última instancia, incapacidad para desplazarse sin ayuda.
- **Espasticidad**: Aumento de la rigidez de los músculos, lo que hace que el movimiento sea doloroso y difícil, y aumenta el riesgo de contracturas.
- **Problemas cognitivos**: Aunque la EM es principalmente una enfermedad física, pueden aparecer problemas de concentración, memoria o planificación de tareas a medida que avanza la enfermedad.

- **Fatiga crónica**: el agotamiento físico y mental se vuelve cada vez más incapacitante, afectando a la capacidad de realizar incluso tareas cotidianas sencillas.

2. Enfermedad de Parkinson

La enfermedad de Parkinson es un trastorno neurodegenerativo que afecta a las neuronas que producen **dopamina**, un neurotransmisor clave en el control del movimiento. Los síntomas motores son los más conocidos, pero a medida que la enfermedad avanza también se ven afectadas otras áreas como la cognición y el estado de ánimo.

Los síntomas progresivos incluyen:

- **Bradicinesia** (lentitud de movimientos): Los movimientos se vuelven cada vez más lentos y difíciles de iniciar. Esto afecta a actividades cotidianas sencillas, como vestirse, comer o escribir.
- **Rigidez muscular**: los músculos se vuelven progresivamente más rígidos, lo que limita la amplitud de movimiento y provoca dolor articular.
- **Temblores** : Este síntoma motor característico se intensifica con el tiempo, dificultando la realización de tareas manuales.
- **Problemas cognitivos**: En las fases más avanzadas, pueden aparecer problemas de memoria y de planificación, que en algunos casos conducen a la demencia de Parkinson.

3. 3. Enfermedad de Alzheimer

La enfermedad de Alzheimer es un trastorno neurodegenerativo que destruye progresivamente **las funciones cognitivas**, en particular la memoria y la capacidad de razonar. La enfermedad progresa a lo largo de varios años, con un deterioro gradual y constante de la capacidad mental.

Los síntomas progresivos incluyen:

- **Pérdida de memoria a corto plazo**: En las primeras fases, los pacientes empiezan a olvidar acontecimientos o conversaciones recientes. Esta pérdida de memoria empeora, afectando a la capacidad de recordar tareas cotidianas esenciales.
- **Desorientación**: los pacientes se desorientan gradualmente en el tiempo y el espacio, lo que dificulta la gestión de las rutinas diarias y la movilidad independiente.
- **Trastornos del lenguaje**: A medida que avanza la enfermedad, disminuye la capacidad de encontrar palabras o de entender a los demás, lo que dificulta la comunicación.
- **Pérdida de autonomía**: en las fases avanzadas, los pacientes se vuelven incapaces de realizar por sí solos actividades de la vida diaria, como alimentarse, lavarse o vestirse.

4. Esclerosis lateral amiotrófica (ELA)

La ELA es una enfermedad neurodegenerativa que afecta a **las neuronas motoras** y provoca debilidad muscular progresiva y parálisis. A diferencia de otras enfermedades, la ELA progresa rápidamente, con un rápido deterioro de las habilidades motoras.

Los síntomas progresivos incluyen:

- **Debilidad muscular**: la pérdida de fuerza en los músculos de brazos, piernas, tronco y cara empeora progresivamente, dificultando cada vez más la movilidad.
- **Dificultad para hablar y tragar**: A medida que avanza la enfermedad, los músculos implicados en el habla y la deglución se ven afectados, lo que dificulta enormemente la comunicación y la alimentación.
- **Insuficiencia respiratoria**: El deterioro de los músculos respiratorios conduce a una insuficiencia respiratoria progresiva, que a menudo requiere asistencia ventilatoria en las fases avanzadas.

Control de los síntomas progresivos

El tratamiento de los síntomas progresivos se basa en un enfoque **multidisciplinar**, dirigido a ralentizar la progresión de la enfermedad, aliviar los síntomas y mejorar la calidad de vida de los pacientes.

1. Tratamiento médico y seguimiento periódico

Los tratamientos suelen tener como objetivo ralentizar la progresión de los síntomas. Por ejemplo, en la EM, los tratamientos inmunomoduladores reducen la frecuencia de las recaídas y retrasan la progresión de los síntomas motores. En la enfermedad de Parkinson, los fármacos dopaminérgicos ayudan a compensar la pérdida de dopamina, mientras que en la enfermedad de Alzheimer, los tratamientos sintomáticos pueden retrasar el deterioro cognitivo.

El seguimiento médico regular es esencial para ajustar los tratamientos en función de la evolución de los síntomas y la respuesta del paciente. También permite introducir nuevas terapias o recurrir a cuidados paliativos en las fases más avanzadas de la enfermedad.

2. Rehabilitación y adaptación funcional

La rehabilitación física realizada por fisioterapeutas y terapeutas ocupacionales ayuda **a mantener la independencia** el mayor tiempo posible. Los ejercicios específicos pueden ayudar a fortalecer los músculos, mejorar el equilibrio y coordinar los movimientos.

La terapia ocupacional pretende adaptar el entorno del paciente para compensar sus limitaciones funcionales. Esto incluye el uso de ayudas técnicas, como bastones, andadores o sillas de ruedas, y la adaptación del hogar para facilitar el movimiento y las actividades cotidianas.

3. Apoyo psicológico y emocional

El deterioro progresivo de las funciones suele provocar un importante malestar psicológico. Los pacientes se enfrentan a una pérdida progresiva de autonomía, que puede provocar **ansiedad**, **depresión** y **desesperación**. El apoyo psicológico, individual o en grupo, es esencial para ayudar a los pacientes a gestionar la enfermedad de forma más eficaz.

Los grupos de apoyo para pacientes y familiares también ayudan a compartir experiencias, encontrar soluciones prácticas y reducir los sentimientos de aislamiento.

○ Cuidados adaptados a cada fase de la enfermedad

Los **cuidados adaptados a cada etapa de la enfermedad** son esenciales para prestar un apoyo adecuado a los pacientes que padecen enfermedades crónicas y neurodegenerativas como la enfermedad de Parkinson, la esclerosis múltiple, la enfermedad de Alzheimer o la esclerosis lateral amiotrófica (ELA). Cada fase de la enfermedad presenta retos específicos que requieren respuestas médicas, físicas y emocionales diferentes. A medida que evolucionan los síntomas, los cuidados deben evolucionar para satisfacer las necesidades del paciente, mantener la mayor autonomía posible y preservar la calidad de vida. Esto significa adaptar constantemente las intervenciones médicas y el apoyo diario, teniendo en cuenta no sólo los aspectos físicos, sino también las dimensiones psicológicas y sociales de la enfermedad.

Atención precoz: tratamiento de los síntomas iniciales y apoyo psicológico

Cuando una enfermedad crónica o neurodegenerativa se diagnostica en una fase temprana, a menudo el paciente puede seguir llevando una vida relativamente normal. Los síntomas suelen ser discretos y pueden no interferir significativamente en las actividades cotidianas. Sin embargo, es crucial **instaurar desde el principio unos cuidados adecuados** para controlar los primeros signos de la enfermedad, ralentizar su progresión y preparar al paciente y a su familia para la evolución futura.

1. Tratamiento médico inicial

El tratamiento suele empezar por **controlar los primeros síntomas** con la medicación adecuada. Por ejemplo, en la enfermedad de Parkinson se prescriben fármacos dopaminérgicos como **la levodopa** para mejorar el control del movimiento. En la esclerosis múltiple, los tratamientos inmunomoduladores pretenden reducir la frecuencia y gravedad de las recaídas.

El objetivo de la atención médica en esta fase es **ralentizar la progresión de la enfermedad** y reducir los síntomas. Esto permite al paciente mantener una buena calidad de vida y seguir realizando sus actividades cotidianas. Las citas periódicas con el médico permiten ajustar el tratamiento a medida que progresan los síntomas y controlar los efectos secundarios de los fármacos.

2. Apoyo psicológico e información

El inicio de una enfermedad neurodegenerativa suele estar marcado por una **toma de conciencia difícil** para el paciente, que puede sentirse ansioso, temeroso o inseguro sobre el futuro. El apoyo psicológico es esencial en esta fase para ayudar a los pacientes a aceptar la enfermedad, gestionar sus emociones y prepararse para los retos que les esperan. Los psicólogos y consejeros pueden ofrecer **terapias cognitivo-conductuales** para ayudar a superar los sentimientos negativos y aumentar la resiliencia.

Además, la información y la educación de los pacientes y sus familias son esenciales para ayudarles a comprender mejor la enfermedad. Esta **educación terapéutica** les permite comprender los síntomas, informarse sobre los recursos disponibles y adaptar su estilo de vida para afrontar mejor los primeros signos de la enfermedad.

3. Prevención y mantenimiento de la salud general

En esta fase, también es importante aplicar estrategias de prevención para retrasar el empeoramiento de los síntomas. Esto incluye la adopción de un estilo de vida saludable, con una **dieta equilibrada**, actividad física regular adaptada a las capacidades del paciente y hábitos de sueño saludables. Prevenir las caídas y las complicaciones asociadas a un estilo de vida sedentario, como las escaras o la pérdida de masa muscular, también es crucial en las primeras fases de la enfermedad.

Cuidados en las fases intermedias: adaptarse a las nuevas limitaciones

En la fase intermedia, los síntomas se hacen más evidentes y empiezan a afectar a la vida diaria del paciente. En esta fase, los cuidados deben adaptarse **a las nuevas limitaciones funcionales** y ayudar al paciente a mantener su independencia el mayor tiempo posible. Se trata de una fase clave, en la que el tratamiento de la enfermedad se vuelve más complejo y requiere un enfoque multidisciplinar.

1. Rehabilitación y adaptación funcional

En esta fase, la **rehabilitación funcional** resulta esencial para mantener la movilidad y la independencia del paciente. **La fisioterapia** desempeña un papel fundamental en este sentido, ofreciendo ejercicios para mejorar el equilibrio, la coordinación y la fuerza muscular. Esto es especialmente importante en enfermedades como el Parkinson o la esclerosis múltiple, en las que la rigidez muscular, los temblores o la fatiga pueden limitar gravemente la capacidad de movimiento del paciente.

La terapia ocupacional también es esencial en esta fase. El terapeuta ocupacional ayuda al paciente a adaptar su entorno para facilitarle las tareas cotidianas. Esto puede incluir el uso de ayudas técnicas, como barras de apoyo, andadores o sillas de ruedas, así como asesoramiento sobre el rediseño del hogar para evitar caídas y mejorar la accesibilidad.

2. Apoyo cognitivo y logopedia

En las enfermedades que afectan a la cognición, como la enfermedad de Alzheimer, es importante aplicar estrategias para **estimular las funciones cognitivas** restantes. Los ejercicios cognitivos y las terapias **de reeducación cognitiva** pueden ayudar a frenar la pérdida de memoria y mantener la concentración. **Los logopedas** también pueden intervenir para tratar los trastornos del lenguaje y la comunicación, cada vez más frecuentes en estas fases intermedias.

El **tratamiento de los trastornos de la deglución** también está adquiriendo una importancia crucial, sobre todo en el caso de la ELA o la enfermedad de Parkinson. Las sesiones de logopedia ayudan a prevenir las vías respiratorias falsas y el riesgo de neumonía por inhalación al trabajar los músculos de la garganta.

3. Apoyo psicológico y social

En esta fase, los pacientes pueden experimentar una **creciente pérdida de autonomía**, lo que puede provocar frustración, ansiedad e incluso síntomas depresivos. Por lo tanto, es necesario intensificar el apoyo psicológico para ayudar a los pacientes a mantener una buena calidad de vida y gestionar las emociones negativas asociadas a la progresión de la enfermedad. **Los grupos de apoyo** también proporcionan un foro en el que los pacientes y sus familias pueden compartir sus experiencias y encontrar consuelo en la interacción con otras personas en situaciones similares.

Cuidados terminales: confort, cuidados paliativos y apoyo a los cuidadores

En las fases avanzadas, la enfermedad suele haber progresado hasta el punto de la **pérdida casi total de la independencia**. En esta fase, los cuidados se centran principalmente en la **comodidad** del paciente y en **aliviar los síntomas** más debilitantes. Los cuidados paliativos se convierten en un componente esencial de la asistencia, con el objetivo de mantener la dignidad del paciente al tiempo que se reduce su sufrimiento físico y emocional.

1. Cuidados paliativos y tratamiento del dolor

Los cuidados paliativos se centran en el **tratamiento del dolor** y el alivio de síntomas graves, como la espasticidad, la insuficiencia respiratoria o los trastornos de la deglución. Pueden administrarse fármacos específicos, como **analgésicos**, relajantes musculares o sedantes, para garantizar el máximo confort.

Los equipos de cuidados paliativos también están formados para **prestar apoyo al final de la vida**, ofreciendo ayuda psicológica y espiritual a los pacientes y sus familias.

2. Apoyo a los cuidadores

En las fases avanzadas, la carga de los cuidados suele recaer en gran medida en **los cuidadores familiares**, que pueden sentirse abrumados por la intensidad de los cuidados requeridos. Es crucial apoyar a los cuidadores ofreciéndoles periodos de **respiro**, consejos prácticos para gestionar los cuidados cotidianos y apoyo psicológico para ayudarles a superar el agotamiento emocional y físico.

Los **servicios de atención domiciliaria** o **de cuidados paliativos en instituciones** también pueden ofrecer alivio a las familias asumiendo algunos de los cuidados más complejos.

3. Mantener la dignidad de los pacientes y respetar sus deseos

Por último, una de las prioridades de los cuidados terminales es **mantener** la **dignidad del** paciente. Esto significa respetar sus deseos respecto al final de su vida, asegurarse de que se le trata con respeto y compasión, y garantizar que recibe una atención que respeta sus decisiones y su comodidad.

○　Acompañar la pérdida de autonomía y ayudar a la familia a aceptar los cambios

Apoyar a un paciente que padece una enfermedad crónica o neurodegenerativa a medida que **pierde su independencia**, y **ayudar a** su **familia** a aceptar los cambios, es un proceso delicado y complejo. La pérdida gradual de capacidades físicas, cognitivas y emocionales tiene un profundo efecto no sólo en el paciente, sino también en quienes le rodean. Esta transición, a menudo dolorosa, requiere un enfoque comprensivo, tanto para el paciente, cuyas capacidades disminuyen, como para sus allegados, que tienen que adaptarse a estas nuevas realidades al tiempo que gestionan su propio malestar emocional. Acompañar esta pérdida implica no sólo unos cuidados físicos adecuados, sino también un apoyo psicológico permanente que favorezca la aceptación y permita a las familias sobrellevar mejor la prueba.

Comprender y apoyar la pérdida de autonomía

La pérdida de autonomía se produce gradualmente, afectando a distintos aspectos de la vida cotidiana, como la movilidad, la capacidad para alimentarse y vestirse o para comunicarse. Los pacientes pueden sentirse vulnerables, devaluados o incluso inútiles como consecuencia de su creciente dependencia. Esta pérdida se experimenta a menudo como una **reducción de la dignidad** y puede provocar un profundo malestar psicológico.

1. Reconocimiento de las limitaciones iniciales

Las primeras limitaciones son a veces difíciles de reconocer y aceptar, tanto para el paciente como para sus allegados. Pueden consistir en dificultades para caminar, manipular objetos o concentrarse en una tarea. En enfermedades como **el Parkinson**, la **esclerosis múltiple** o el **Alzheimer**, estas limitaciones se desarrollan gradualmente, dando lugar a sucesivos ajustes en la forma de vivir.

Una de las primeras etapas del apoyo consiste en animar al paciente a **expresar** sus **dificultades** y aceptar gradualmente que ciertas tareas requerirán ahora ayuda. Este proceso de aceptación puede llevar tiempo, ya que la pérdida de autonomía suele ir acompañada de un **choque emocional**. En este sentido, el papel de los cuidadores es fundamental para fomentar una comunicación abierta, aliviar la frustración y proponer soluciones prácticas sin precipitar al paciente.

2. Prestación de cuidados y ayudas técnicas adecuadas

Para compensar la pérdida de independencia, es esencial proporcionar **cuidados personalizados** y adaptar el entorno del paciente. Esto ayuda a limitar la dependencia facilitando la realización de las tareas cotidianas.

Las ayudas técnicas desempeñan un papel crucial. La instalación de **barandillas**, el uso de **andadores** o **sillas de ruedas**, o incluso equipos específicos para facilitar el aseo o la alimentación, ayudan al paciente a conservar la mayor independencia posible. Estos dispositivos no son sólo herramientas físicas, también son tranquilizadores desde el punto de vista psicológico, ya que permiten al paciente sentirse capaz de actuar en determinadas circunstancias.

La terapia ocupacional es una disciplina clave para ayudar a las personas a perder su independencia. Los terapeutas ocupacionales ayudan a los pacientes a adaptar su entorno y a reaprender gestos sencillos mediante estrategias compensatorias. Por ejemplo, un paciente con dificultades para abotonarse la ropa puede utilizar **ropa adaptada** o ayudas específicas que simplifiquen esta tarea. Estas pequeñas adaptaciones ayudan a reducir la ansiedad asociada a la dependencia y a mantener un sentimiento de eficacia personal.

3. Mantener la independencia restante y proporcionar estimulación

Incluso a medida que la enfermedad avanza, es esencial **mantener y estimular** las **capacidades restantes** del paciente. La rehabilitación física y cognitiva ayuda a frenar el deterioro y a fomentar la independencia en las áreas que aún son funcionales. **Los ejercicios de fisioterapia**, por ejemplo, pretenden preservar la movilidad y la fuerza muscular, mientras que los ejercicios cognitivos ayudan a mantener la memoria y la atención.

También es crucial **fomentar la participación social** de los pacientes. Participar en actividades de ocio, salidas acompañadas o grupos de apoyo ayuda a mantener una conexión con el mundo exterior y a combatir la sensación de aislamiento que suele asociarse a la pérdida de autonomía.

Apoyo a la familia para que acepte los cambios

Los familiares suelen ser los primeros testigos de la pérdida de autonomía de un paciente, y esta transformación puede suponer un reto emocional. No sólo tienen que adaptar su vida cotidiana para atender al paciente, sino que también tienen que lidiar con su propio **sentimiento de pérdida**, **ansiedad** y **miedo al futuro**.

1. Apoyo psicológico a los cuidadores

La **carga emocional y física** de cuidar a un familiar moribundo puede ser considerable. Por ello, es crucial proporcionar a las familias un **apoyo psicológico** adecuado. Los cuidadores familiares, a menudo inmersos en su papel de apoyo, tienden a descuidar su propio bienestar, lo que puede conducir al agotamiento o al **síndrome del cuidador**.

El apoyo psicológico puede adoptar la forma de **grupos de debate** para cuidadores, que les ofrecen un lugar donde expresar sus dificultades, compartir sus experiencias y encontrar consuelo en compañía de personas que atraviesan situaciones similares. Estos grupos también ayudan a **romper el aislamiento** que a menudo sienten los cuidadores y les dan herramientas para gestionar mejor los retos emocionales asociados a la enfermedad de su ser querido.

2. Ayudarle a aceptar el cambio

Aceptar que la salud de un ser querido se está deteriorando suele ser difícil para las familias, que pueden sentir **miedo, tristeza** o incluso **negación**. Esta etapa requiere tiempo y **un apoyo gradual**. Es importante que las familias comprendan que es normal sentir cierta resistencia al cambio, pero también que aprendan a adaptar sus expectativas a la realidad evolutiva de la enfermedad.

Los cuidadores desempeñan aquí un papel clave, no sólo explicando las etapas de la enfermedad, sino también ofreciendo un apoyo comprensivo para ayudar a las familias a **ajustar sus percepciones** y encontrar formas de aceptar esta nueva realidad. La labor de duelo suele comenzar en cuanto aparecen los primeros signos de pérdida de autonomía, ya que implica hacer frente a la **transformación gradual del ser querido**, tanto física como psicológicamente.

3. Aliviar la carga física y moral

Para que las familias puedan apoyar mejor a sus parientes que están perdiendo su independencia, es esencial **compartir** la carga de los cuidados. Esto puede incluir la prestación de **asistencia a domicilio** o el uso de **servicios de relevo** para dar un descanso a los cuidadores. Es vital que las familias comprendan que no pueden hacerlo todo solas y que pedir ayuda no sólo es aceptable, sino necesario para preservar su salud física y mental.

Los servicios de relevo permiten a los cuidadores descansar, volver a centrarse en sí mismos y recuperar fuerzas, sabiendo al mismo tiempo que su ser querido está en buenas manos. Esto reduce el agotamiento y mejora la calidad del apoyo a largo plazo.

4. Aceptar los cambios en la relación

A medida que la enfermedad avanza, la **relación entre el paciente y sus seres queridos** cambia. Esta transformación puede ser difícil de aceptar, sobre todo cuando la persona pierde la capacidad de comunicarse o interactuar como antes. Es importante que las familias aprendan a **estrechar lazos de** nuevas maneras, encontrando nuevas formas de interactuar con su ser querido, incluso cuando el habla o el movimiento se vuelven limitados.

Los momentos compartidos pueden incluir actividades sencillas pero significativas, como escuchar música, leer juntos o compartir una comida tranquila. Estos gestos ayudan a mantener una conexión emocional con el paciente, incluso cuando sus capacidades cognitivas o físicas disminuyen.

Capítulo 4

Atención de urgencia en neurología: estar preparados para actuar con rapidez y eficacia

- **Gestión de urgencias neurológicas**

  ◦ Prioridades de urgencia (ictus, crisis epiléptica, traumatismo craneoencefálico)

Las urgencias neurológicas, como los accidentes cerebrovasculares, los ataques epilépticos y los traumatismos craneoencefálicos, requieren **una intervención rápida y específica** para limitar los daños cerebrales y preservar las funciones vitales. Estas urgencias tienen algo en común: ponen en peligro la salud neurológica del paciente y pueden tener consecuencias graves o incluso irreversibles si no se tratan a tiempo. En cada situación, las **prioridades de actuación** son claras: asegurar al paciente, reaccionar inmediatamente ante los signos de alarma y alertar a los servicios de emergencia para que reciban tratamiento médico rápido. El papel de los familiares y amigos y de los primeros intervinientes es crucial en momentos como éste, en los que cada minuto cuenta.

Prioridades en caso de ictus

El ictus es una emergencia médica grave que se produce cuando un vaso sanguíneo del cerebro se obstruye (ictus isquémico) o se rompe (ictus hemorrágico), interrumpiendo el suministro de sangre a una parte del cerebro. Esta falta de flujo sanguíneo provoca la muerte rápida de las células cerebrales, lo que puede causar graves déficits neurológicos e incluso la muerte si se retrasa la intervención.

1. Reconocer los signos del ictus: la regla FAST

La identificación rápida de los signos de ictus es crucial para actuar con rapidez. La regla **RÁPIDO** le ayuda a recordar los síntomas más frecuentes:

- **Cara**: Un lado de la cara está caído o paralizado. Pídale a la persona que sonría para ver si se levanta una comisura de los labios.

- **Brazos**: Debilidad repentina en un brazo o una pierna. Pídale a la persona que levante ambos brazos, uno puede ser difícil de levantar o caerse.
- **Discurso** : Impedimento del habla o incapacidad repentina para hablar con claridad. Pida a la persona que repita una frase sencilla para ver si articula correctamente.
- **Tiempo** : Cada minuto cuenta. Si aparece alguno de estos signos, debe **pedir ayuda inmediatamente**.

2. Pedir ayuda rápidamente

Una vez reconocidos los signos de ictus, **es imprescindible llamar inmediatamente al 15 (o al número local de emergencias)**. El tiempo es fundamental en el tratamiento del ictus, sobre todo en los isquémicos, en los que tratamientos como **la trombólisis** o la **trombectomía mecánica** pueden ser eficaces para disolver el coágulo o eliminar la obstrucción. Sin embargo, estas intervenciones deben llevarse a cabo en un plazo de tiempo muy reducido (entre 4h30 y 6h tras el inicio de los síntomas).

3. Mantener la seguridad del paciente

Mientras llega la ayuda, es importante **mantener a salvo a la persona**. Si la persona está consciente, anímala a permanecer tranquila y quieta, tumbada con la cabeza ligeramente elevada. Si la persona pierde el conocimiento, comprueba su respiración y **colócala** en **posición lateral** para evitar que se asfixie si vomita o tiene dificultades para respirar.

4. Controlar el estado del paciente

Es esencial **vigilar las funciones vitales** del paciente mientras se espera la ayuda. Si la respiración se vuelve irregular o el paciente pierde el conocimiento, inicie la reanimación cardiopulmonar (RCP) si está entrenado en esta técnica.

Prioridades en caso de crisis epiléptica

Las crisis epilépticas se caracterizan por una actividad eléctrica anormal en el cerebro que provoca convulsiones, pérdida de conciencia o comportamientos automáticos involuntarios. La mayoría de las crisis duran menos de dos minutos y no son potencialmente mortales, pero una crisis prolongada o repetida puede ser más grave y requerir una intervención urgente.

1. Garantizar la seguridad inmediata del paciente

La primera prioridad durante una crisis epiléptica es **proteger al paciente de lesiones** sin intentar sujetarlo:

*   **Mantener alejado de objetos peligrosos** que puedan herir a la persona durante las convulsiones (muebles, objetos punzantes, etc.).
*   **Coloque suavemente a la persona en el suelo** si aún no está tumbada.
*   **Protege su cabeza** colocando una prenda de ropa o un cojín debajo para evitar traumatismos craneoencefálicos.

2. No restrinja el movimiento ni introduzca nada en la boca

Es fundamental **no intentar contener las convulsiones** ni obligar a la persona a permanecer quieta, ya que esto podría causar más lesiones. Además, contrariamente a la creencia popular, es inútil y peligroso intentar introducir un objeto en la boca de la persona durante una convulsión para "evitar que se trague la lengua". Esto puede causar lesiones graves en los dientes o la mandíbula.

3. Controlar la duración de la crisis

La duración de las crisis es un factor clave en la gestión de una crisis epiléptica. La mayoría de las crisis se detienen por sí solas en 1 ó 2 minutos. Si la crisis dura más de **5 minutos**, o si se producen varias crisis sin que el paciente recupere el conocimiento entre episodios, se trata de una situación de emergencia potencialmente grave conocida como **estado epiléptico**. En este caso, hay que **llamar inmediatamente a los servicios de urgencias**.

4. Apoyo a las personas tras una crisis

Una vez pasadas las convulsiones, coloque al paciente en **posición lateral de seguridad** y vigile su respiración. Es habitual que la persona se sienta desorientada, confusa o cansada después de una convulsión. Tranquilícelo y asegúrese de que descansa en un lugar seguro. No deje solo al paciente hasta que se haya recuperado por completo.

Prioridades en caso de traumatismo craneoencefálico

El traumatismo craneoencefálico es una urgencia potencialmente grave que se produce tras un golpe en la cabeza. Los accidentes de coche, las caídas o las lesiones deportivas pueden causar graves daños cerebrales. Es esencial reaccionar con rapidez para evaluar la gravedad de la lesión y evitar complicaciones como hemorragias cerebrales o edemas.

1. Evaluar la gravedad de la lesión

Tras un traumatismo craneal, es importante evaluar el estado de la persona:

- **Pérdida de conocimiento**: Si la persona ha perdido el conocimiento, aunque sea brevemente, esto puede indicar un traumatismo craneal grave.
- **Confusión o problemas de memoria**: si la persona está confusa, desorientada o es incapaz de recordar el incidente, puede ser un signo de conmoción cerebral o de una lesión más grave.
- **Fuertes dolores de cabeza, vómitos o convulsiones**: estos síntomas pueden indicar una hemorragia intracraneal o una presión elevada en el cráneo.

2. Mantener al paciente quieto

Si el traumatismo craneal es grave o la persona presenta síntomas preocupantes, es crucial **mantener la cabeza y el cuello inmovilizados** para evitar cualquier riesgo de lesión medular. No mueva a la persona a menos que sea absolutamente necesario por razones de seguridad. Utilice un objeto plano y rígido para estabilizar el cuello si necesita mover a la persona.

3. Pedir ayuda inmediatamente

En todos los casos de traumatismo craneoencefálico, **llame** a los **servicios de urgencias** para una evaluación médica urgente. Aunque la persona parezca estar bien tras la conmoción, pueden aparecer complicaciones varias horas después del incidente.

4. Controlar la conciencia

Si la persona pierde el conocimiento, vigile su respiración y colóquela **en decúbito lateral** si respira con normalidad. Si la respiración se ve comprometida o hay signos de parada respiratoria, inicie la reanimación cardiopulmonar (RCP) mientras espera ayuda.

○   Protocolos de atención rápida en neurología

Los protocolos de gestión rápida en neurología son esenciales para responder eficazmente a las urgencias neurológicas, como ictus, crisis epilépticas y traumatismos craneoencefálicos, que requieren una intervención inmediata para limitar el daño neurológico y preservar las funciones vitales. Estos protocolos están diseñados para **optimizar todas las fases de la** atención, desde la identificación precoz de los síntomas hasta la aplicación de los tratamientos de urgencia. Es fundamental actuar con rapidez, ya que el cerebro es especialmente vulnerable a la falta de oxígeno y a las lesiones traumáticas. Una intervención rápida y estructurada puede minimizar las secuelas e incluso salvar vidas.

Tratamiento del ictus

El ictus es una emergencia neurológica grave, causada por la obstrucción de un vaso sanguíneo (ictus isquémico) o por una hemorragia cerebral (ictus hemorrágico). Cada minuto que pasa, millones de neuronas resultan dañadas o destruidas, lo que puede provocar graves secuelas o la muerte. Por ello, el protocolo de tratamiento rápido pretende **restablecer la circulación cerebral** lo antes posible en caso de ictus isquémico, o controlar la hemorragia en caso de ictus hemorrágico.

1. Identificación rápida de los síntomas y alerta a los servicios de emergencia

El **protocolo FAST** (Face, Arms, Speech, Time) es la principal herramienta para detectar el ictus en situaciones de emergencia. El reconocimiento de los primeros síntomas es crucial para un tratamiento rápido:

- **Cara**: Flacidez en un lado de la cara.
- **Brazos**: Debilidad repentina o parálisis de un brazo o una pierna.
- **El habla**: Trastornos del habla, incapacidad para hablar o habla incoherente.
- **El tiempo**: Pida ayuda inmediatamente, porque cada minuto cuenta.

En cuanto se detecten los signos, **hay que llamar inmediatamente a** los **servicios de** emergencia, indicando que se sospecha un ictus para que los servicios de emergencia puedan organizar la atención especializada en cuanto lleguen.

2. Evaluación hospitalaria rápida: imágenes cerebrales

A su llegada al hospital, el paciente debe someterse a pruebas **con carácter de urgencia absoluta**. El protocolo del hospital incluye :

- Un **escáner cerebral o una resonancia magnética** para distinguir entre ictus isquémico y hemorrágico. Se trata de un paso crucial, ya que el tratamiento difiere en función del tipo de ictus.
- Una **evaluación clínica** rápida por parte del equipo neurológico para comprobar las funciones neurológicas, evaluar la gravedad de la situación y determinar la elegibilidad para determinados tratamientos urgentes.

3. Tratamiento del ictus isquémico: trombólisis y trombectomía

En el caso de un **ictus isquémico**, el protocolo de tratamiento tiene por objeto restablecer rápidamente el flujo sanguíneo al cerebro:

- La trombólisis **intravenosa** consiste en administrar un fármaco (activador tisular del plasminógeno o rt-PA) que disuelve el coágulo que obstruye la arteria cerebral. Este tratamiento es más eficaz cuando se administra en las **cuatro horas y media siguientes al inicio de los síntomas**.
- **La trombectomía mecánica** es otro tratamiento utilizado en los ictus graves causados por coágulos de mayor tamaño en las arterias cerebrales principales. Este tratamiento consiste en extraer el coágulo mediante un dispositivo que se introduce en la arteria a través de un catéter. La trombectomía debe realizarse en las **6 horas siguientes a la aparición de los primeros síntomas**.

4. Tratamiento del ictus hemorrágico

En caso de **ictus hemorrágico**, la prioridad es detener la hemorragia y reducir la presión intracraneal:

- El tratamiento consiste en **reducir la presión arterial** y, en algunos casos, considerar la cirugía para extirpar el hematoma o reparar la arteria dañada.

- El equipo médico también puede administrar medicación para controlar la hipertensión, reducir el riesgo de edema cerebral y gestionar las complicaciones asociadas.

Tratamiento de las crisis epilépticas

Las crisis epilépticas son descargas eléctricas anormales en el cerebro que provocan convulsiones, pérdida de conciencia o comportamientos automáticos. La mayoría de las crisis son autolimitadas, pero algunas, como **el estado epiléptico**, requieren una intervención urgente para evitar daños cerebrales duraderos.

1. Seguridad inmediata del paciente

El primer objetivo en caso de crisis epiléptica es **proteger al paciente de lesiones** durante la crisis:

- **Retire los objetos peligrosos de** alrededor de la persona para evitar traumatismos durante las convulsiones.
- **Coloque suavemente al paciente en el suelo** y **protéjale la cabeza** con un objeto blando para evitar traumatismos craneoencefálicos.
- **No restrinja los movimientos**, ya que podría agravar la situación, y sobre todo **no introduzca nada en la boca**.

2. Control de la duración de la crisis

La duración de la crisis es un factor clave en el protocolo de emergencia. Si la crisis dura más de 5 minutos, o si se producen varias crisis sin que el paciente recupere el conocimiento entre ellas, se trata de un caso **de estado epiléptico**, que constituye una urgencia médica. En este caso, hay que **llamar inmediatamente a los servicios de urgencias** para un tratamiento rápido en el hospital.

3. Tratamiento hospitalario del estado epiléptico

Si la crisis no se resuelve rápidamente, el equipo médico administrará **benzodiacepinas** (como diazepam o lorazepam) para detener las convulsiones. Si estos fármacos no son eficaces, pueden utilizarse tratamientos más potentes, como **fenobarbital** o anestésicos, para controlar la convulsión.

4. Seguimiento y ajuste del tratamiento

Tras la crisis, el protocolo incluye una **evaluación neurológica** y una reevaluación del tratamiento antiepiléptico del paciente. Puede ser necesario ajustar la dosis o cambiar la medicación para prevenir futuras crisis.

Tratamiento de los traumatismos craneales

Los traumatismos craneoencefálicos, a menudo causados por accidentes de tráfico, caídas o lesiones deportivas, pueden provocar graves daños cerebrales. Un tratamiento rápido es esencial para evitar complicaciones como hemorragias cerebrales o edemas cerebrales.

1. Evaluación inicial en el lugar del accidente

El tratamiento inmediato de un traumatismo craneoencefálico comienza con la evaluación de los síntomas:

- **Pérdida de conocimiento**: Si la persona pierde el conocimiento, esto indica potencialmente una lesión cerebral grave.
- **Confusión, desorientación o vómitos**: Estos signos pueden indicar conmoción cerebral o hemorragia.
- **Fuertes dolores de cabeza o convulsiones**: Estos síntomas requieren tratamiento urgente.

2. Inmovilización y traslado rápido al hospital

Es esencial **mantener inmóviles la cabeza y el cuello** del herido para evitar daños mayores en la columna vertebral. El paciente debe ser trasladado rápidamente al hospital para una evaluación exhaustiva, aunque los síntomas parezcan menores al principio, ya que algunos signos pueden aparecer varias horas después del traumatismo.

3. Imagen médica y cirugía

En el hospital, se realiza un **escáner cerebral** de urgencia para evaluar el alcance del daño, como una hemorragia o un edema cerebral. Si se detecta una hemorragia intracraneal, puede ser necesaria una intervención quirúrgica urgente para :

- **Extirpación de un hematoma** que comprime el cerebro.
- **Reparar los buques dañados**.

4. Seguimiento y cuidados intensivos

Tras la operación, el paciente suele ingresar en **cuidados intensivos** para controlar la presión intracraneal, la función respiratoria y los signos de complicaciones como convulsiones o infección. También es necesario un seguimiento neuropsicológico para evaluar las consecuencias cognitivas y conductuales del traumatismo.

- ◦ Colaboración con otros profesionales sanitarios en situaciones de emergencia

En situaciones de emergencia, la **colaboración con otros profesionales sanitarios** es crucial para garantizar una atención rápida, eficaz y coordinada, sobre todo en urgencias neurológicas como ictus, crisis epilépticas o traumatismos craneoencefálicos. Cada minuto cuenta, y el trabajo en equipo de médicos, enfermeras, neurólogos, radiólogos, reanimadores y otros especialistas es decisivo para preservar las funciones vitales y reducir las secuelas. La comunicación clara, el intercambio rápido de información y la intervención sincronizada de todos los miembros del equipo médico son esenciales para una atención óptima.

La importancia de la coordinación y la comunicación

La gestión de las urgencias neurológicas se basa en una **estrecha coordinación** entre los distintos profesionales sanitarios. El objetivo es garantizar que las decisiones clínicas se tomen rápidamente, los diagnósticos se confirmen sin demora y los tratamientos se administren en un plazo compatible con el estado del paciente.

La comunicación es el elemento central de esta colaboración. En cuanto llega un paciente, todos los profesionales sanitarios deben estar informados de la naturaleza de la emergencia, el estado del paciente y las medidas prioritarias que deben tomarse. Este rápido intercambio de información les permite anticipar lo que hay que hacer, movilizar los recursos necesarios y colaborar sin problemas.

Colaboración en el tratamiento del ictus

El ictus es un ejemplo perfecto de la necesidad de una colaboración inmediata y coordinada entre varios especialistas, porque el éxito del tratamiento depende de que se intervenga en las primeras horas de la aparición de los síntomas.

1. El papel de los médicos y enfermeros de urgencias

Cuando se sospecha un ictus, el **servicio de urgencias** es el primero en intervenir. Nada más llegar el paciente, **los médicos** y **enfermeras de urgencias** realizan una rápida evaluación inicial de los signos clínicos, aplicando protocolos como la regla **FAST** (Face, Arms, Speech, Time) para identificar los síntomas del ictus.

176

El equipo de urgencias se encarga de estabilizar al paciente y **avisa inmediatamente a los neurólogos** especializados en ictus. El personal de enfermería, a menudo el primero en contacto directo con el paciente, desempeña un papel crucial en el control de las funciones vitales, la prestación de primeros auxilios y la preparación del paciente para pruebas diagnósticas como un TAC o una resonancia magnética.

2. Participación de neurólogos y radiólogos

A continuación, **los neurólogos** intervienen rápidamente para confirmar el diagnóstico y orientar el tratamiento hacia la **trombólisis** o la **trombectomía** en caso de ictus isquémico. Están en contacto directo con **los radiólogos**, que deben realizar **un diagnóstico cerebral por imagen urgente**, a menudo una tomografía computarizada o una resonancia magnética. El radiólogo desempeña un papel esencial en la **detección de lesiones cerebrales**, diferenciando el ictus isquémico del hemorrágico, lo que es crucial para decidir el tratamiento.

El neurólogo, en colaboración con el equipo de radiología, decide rápidamente el tratamiento que debe administrarse. En el caso de la **trombectomía mecánica**, los radiólogos intervencionistas colaboran con neurólogos y anestesistas para realizar este delicado procedimiento, que consiste en extraer mecánicamente el coágulo responsable del ictus.

3. Trabajar con reanimadores y anestesistas

En los casos más graves, sobre todo cuando el ictus provoca pérdida de conciencia o dificultades respiratorias, intervienen **reanimadores** y **anestesistas** para estabilizar las funciones vitales del paciente. Su papel consiste en gestionar las complicaciones relacionadas con el estado neurológico crítico, vigilar de cerca la presión arterial y la función respiratoria y garantizar que el paciente permanezca en un estado estable para recibir tratamiento posterior.

En colaboración con **enfermeras de cuidados intensivos**, prestan cuidados intensivos a pacientes con alto riesgo de complicaciones como edema cerebral o fallo multiorgánico.

Colaboración en el tratamiento de las crisis epilépticas

El tratamiento de **las crisis epilépticas** también requiere la colaboración interdisciplinar para garantizar la seguridad inmediata del paciente y prevenir futuras crisis.

1. Papel de los primeros intervinientes y del personal de enfermería

En una urgencia epiléptica, **los enfermeros** suelen ser los primeros en intervenir. Su papel es proteger al paciente durante la crisis, asegurándose de que no se lesiona y controlando la duración de la crisis. Trabajan en estrecha colaboración con **los médicos de urgencias**, que intervienen para evaluar la situación, administrar medicación anticonvulsiva en caso de crisis prolongada y estabilizar el estado del paciente.

2. Participación de neurólogos y especialistas en epilepsia

Una vez controlada la crisis, **los neurólogos** especializados en epilepsia toman el relevo para evaluar el estado del paciente y ajustar su tratamiento a largo plazo. El neurólogo, en consulta con el equipo asistencial, examina el historial del paciente, ajusta las dosis de medicación anticonvulsiva o considera la realización de pruebas adicionales como un **electroencefalograma (EEG(** para analizar la actividad cerebral.

Los farmacéuticos también desempeñan un papel importante en esta atención, asegurándose de que se dispone de los tratamientos necesarios y ayudando a ajustar las dosis para evitar ataques recurrentes.

Trabajar juntos para tratar los traumatismos craneoencefálicos

Los traumatismos craneoencefálicos requieren una coordinación inmediata para evaluar la gravedad del daño y tomar las medidas necesarias para evitar complicaciones como hemorragias cerebrales o edemas.

1. El papel de los médicos de urgencias y las enfermeras de traumatología

Cuando se produce un traumatismo craneoencefálico, **los médicos de urgencias** y las **enfermeras de traumatología** son los primeros en evaluar la situación. Su función es estabilizar al paciente, comprobar sus constantes vitales y determinar si la pérdida de consciencia, los vómitos o los intensos dolores de cabeza requieren más pruebas de urgencia.

Los **enfermeros** se aseguran de que el paciente esté bien inmovilizado para evitar daños mayores en la columna vertebral o el cráneo, mientras el equipo médico prepara las pruebas de imagen.

2. Participación de neurocirujanos y radiólogos

Los radiólogos realizan rápidamente un **escáner cerebral** para evaluar la extensión de las lesiones y detectar signos de hemorragia o fractura. Si se detecta una hemorragia intracraneal o un hematoma, la intervención **neuroquirúrgica** pasa a ser urgente.

Los anestesistas, en colaboración con los anestesistas, deciden si es necesaria una intervención quirúrgica para extirpar el hematoma o reparar un vaso dañado. Esta colaboración es vital para evitar que el daño cerebral empeore y limitar las secuelas neurológicas a largo plazo.

3. Seguimiento en cuidados intensivos

Tras la intervención quirúrgica o la estabilización inicial, el paciente es trasladado a **cuidados intensivos neurológicos**, donde **enfermeras de cuidados intensivos** y **reanimadores** realizan una vigilancia constante. En esta fase pueden intervenir **fisioterapeutas** y **logopedas** para iniciar la rehabilitación funcional, ayudando a reducir las posibles secuelas relacionadas con la movilidad o la comunicación.

- **Gestión de las transferencias interdepartamentales**

  ◦ Organización de traslados entre servicios: cuidados intensivos, neurocirugía

La organización de los traslados entre servicios, en particular entre las unidades de cuidados intensivos y neurocirugía, es un proceso complejo que requiere **una estrecha coordinación** entre los equipos médicos para garantizar la continuidad de los cuidados y la seguridad del paciente en cada etapa. Estos traslados, que a menudo se realizan en situaciones críticas, tienen lugar principalmente después de la atención inicial de urgencia, cuando el paciente requiere una intervención neuroquirúrgica especializada o cuidados intensivos prolongados. La fluidez de esta organización depende de una comunicación rigurosa entre los distintos agentes médicos, de protocolos bien definidos y de una logística adaptada a la gravedad de la situación.

Los retos de los traslados entre departamentos

El traslado de un paciente de **cuidados intensivos** a **neurocirugía** no es simplemente una transición de un departamento a otro. Es una etapa crítica en la continuidad asistencial de los pacientes con patologías neurológicas graves, como **traumatismos**

craneoencefálicos, **hemorragias cerebrales** o **tumores cerebrales que requieren cirugía**. El principal reto es mantener **la estabilidad** del **paciente** durante el traslado y minimizar cualquier riesgo de deterioro de su estado.

Los pacientes en **cuidados intensivos** se encuentran a menudo en un estado inestable, que requiere una estrecha vigilancia de sus **funciones vitales** (respiración, presión arterial, saturación de oxígeno). Cuando su estado evoluciona, ya sea para requerir cirugía o cuidados neuroquirúrgicos más especializados, un traslado bien organizado garantiza una transición segura. Del mismo modo, tras una operación neuroquirúrgica, puede ser necesario volver a cuidados intensivos para controlar la recuperación postoperatoria y evitar complicaciones.

Coordinación entre equipos médicos

La **comunicación entre los equipos de** cuidados intensivos y neurocirugía es vital para garantizar un traslado fluido. Una buena organización garantiza que la información esencial sobre el estado del paciente, sus antecedentes y el tratamiento actual se transmita de forma clara y precisa.

1. Evaluación del estado del paciente antes del traslado

Antes de cualquier traslado, se realiza una **evaluación completa** del estado del paciente para garantizar que puede ser trasladado con seguridad. Esta evaluación la realiza el equipo de reanimación o el equipo médico que atiende primero al paciente. Incluye:

- La **estabilidad hemodinámica** del paciente: comprobar que los parámetros vitales, como la tensión arterial y la frecuencia cardíaca, son lo suficientemente estables como para soportar el traslado.
- **Función respiratoria**: dependiendo del estado respiratorio del paciente, puede ser necesario un equipo

181

específico, como un respirador artificial, para mantener una ventilación adecuada durante el traslado.

- **Evaluación neurológica**: en caso de trastornos de conciencia o signos neurológicos preocupantes (convulsiones, coma, etc.), es crucial vigilar de cerca el estado neurológico durante el traslado para detectar cualquier empeoramiento.

2. Preparar a los equipos anfitriones y coordinar la logística

La **preparación del equipo de recepción** en el servicio de neurocirugía es esencial para garantizar una atención rápida a la llegada del paciente. Esto incluye la transmisión temprana de la información médica pertinente (resultados de pruebas de imagen, observaciones clínicas, tratamientos actuales) para que el equipo de neurocirugía esté preparado para intervenir sin demora en cuanto llegue el paciente.

La **logística del traslado** debe planificarse cuidadosamente:

- **Personal acompañante**: por lo general, un equipo especializado de enfermeros de cuidados intensivos, anestesistas y, en ocasiones, reanimadores acompañan al paciente durante el traslado para controlar los parámetros vitales durante todo el trayecto.
- **Equipos específicos**: Deben llevarse con el paciente equipos como monitores cardíacos, respiradores portátiles, perfusores y dispositivos de gestión de la presión intracraneal. Estas herramientas permiten **mantener los cuidados de forma continua** durante todo el traslado.

3. Seguimiento del paciente tras el traslado

Una vez realizado el traslado, se lleva a cabo una **nueva evaluación** en el servicio receptor (neurocirugía o unidad de cuidados intensivos) para ajustar el tratamiento en función de cómo haya cambiado el estado del paciente durante el traslado. Esta evaluación puede incluir :

- Exámenes clínicos detallados, como una nueva evaluación neurológica para detectar cualquier complicación o signo de empeoramiento.
- Exámenes adicionales, como **escáneres de seguimiento** o **resonancias magnéticas** para comprobar la situación postoperatoria o la evolución del daño cerebral.
- Una reevaluación de los tratamientos actuales y, si es necesario, ajustes de las infusiones, sedaciones o tratamientos farmacológicos.

Ejemplo de traslado en una situación de traumatismo craneal

Tomemos el ejemplo de un **traumatismo craneal** que requiere cirugía urgente. Tras el accidente, el paciente es trasladado inicialmente a **cuidados intensivos**, donde se le estabiliza. Una vez comprobados los parámetros vitales y confirmado por imagen el diagnóstico de **hematoma subdural**, se avisa al **neurocirujano** para que se plantee una intervención inmediata. La comunicación entre la unidad de cuidados intensivos y el neurocirujano es crucial: permite preparar lo mejor posible la operación, decidir si el paciente está en condiciones de ser operado y coordinar el traslado al quirófano.

Durante el traslado del paciente de cuidados intensivos a **neurocirugía**, el equipo de cuidados intensivos sigue controlando las funciones vitales, administrando tratamientos y adaptando los cuidados si es necesario. Al llegar al quirófano, el neurocirujano toma el mando en coordinación con los **anestesistas** para iniciar la operación lo antes posible, evitando cualquier retraso que pudiera comprometer el estado del paciente.

Regreso a cuidados intensivos tras neurocirugía

Tras una operación neuroquirúrgica delicada, como el tratamiento de un **aneurisma cerebral** o la extirpación de un tumor cerebral, el paciente suele ser trasladado a la **unidad de cuidados**

intensivos para un seguimiento postoperatorio intensivo. Este regreso a la unidad de cuidados intensivos permite un estrecho seguimiento de cualquier complicación postoperatoria, como :

- **Edema cerebral**, que puede producirse tras una intervención quirúrgica intracraneal y requerir tratamientos específicos para reducir la presión intracraneal.
- **Problemas respiratorios** o hemodinámicos, frecuentes tras cirugía mayor, que requieren soporte ventilatorio y administración de fármacos vasopresores.

El personal de enfermería y los médicos de cuidados intensivos controlan continuamente al paciente, ajustando los tratamientos y realizando evaluaciones neurológicas periódicas para supervisar la evolución postoperatoria. Esta fase permite detectar rápidamente cualquier complicación y tomar medidas inmediatas para preservar la salud del paciente.

- ○ Preparación del paciente y coordinación con el personal médico

La **preparación del paciente** y la **coordinación con el personal médico** son pasos cruciales en la atención médica, especialmente durante una intervención quirúrgica, un procedimiento de diagnóstico o un tratamiento de urgencia. Estos procesos garantizan la preparación física y psicológica del paciente, así como una intervención fluida y coordinada de los distintos agentes médicos. Una preparación meticulosa reduce el riesgo de complicaciones, optimiza las condiciones para el éxito de la operación y garantiza una asistencia segura y personalizada.

Preparación física del paciente

La **preparación física** del paciente es un proceso destinado a garantizar que el organismo esté en las mejores condiciones posibles para una intervención médica. Se trata de estabilizar las funciones vitales, ajustar los tratamientos y prevenir las

184

complicaciones que puedan surgir durante o después de la operación.

1. Chequeo preoperatorio y reconocimientos médicos

La preparación comienza con un **chequeo preoperatorio**, durante el cual se realizan una serie de exámenes clínicos y biológicos. Estas pruebas sirven para comprobar el estado general del paciente y detectar posibles factores de riesgo. Dependiendo de la naturaleza de la operación, este chequeo puede incluir :

- **Análisis de sangre** para comprobar los niveles de glóbulos rojos, glóbulos blancos y plaquetas, así como la función renal y hepática.
- Un **electrocardiograma (ECG)** para evaluar la salud cardiaca del paciente, sobre todo en pacientes con antecedentes de enfermedad cardiovascular.
- **Exámenes de imagen** (escáner, resonancia magnética, radiografías) en función del procedimiento, sobre todo en cirugía neurológica, para precisar la zona a tratar.

Estas pruebas permiten al personal médico evaluar si el paciente está **en condiciones de someterse a la operación** o si hay que hacer ajustes, como adaptar los tratamientos para minimizar los riesgos.

2. Preparación específica según la operación

Dependiendo de la operación prevista, los pacientes deben seguir instrucciones específicas para asegurarse de que están preparados:

- **Ayuno** antes de una operación bajo anestesia general, generalmente al menos 6 horas antes de la intervención, para evitar el riesgo de inhalación o regurgitación durante la anestesia.
- **Gestión de los tratamientos farmacológicos**: por ejemplo, algunos medicamentos, como los anticoagulantes, pueden suspenderse antes de una operación para limitar el riesgo de hemorragia. A la

inversa, algunos tratamientos específicos pueden introducirse temporalmente para preparar el organismo para la operación.

En casos más complejos, como la neurocirugía, pueden tomarse medidas adicionales, como el control de **la presión intracraneal** mediante tratamientos específicos o dispositivos de monitorización.

3. Optimización de las funciones vitales

Antes de cualquier intervención, sobre todo en pacientes de alto riesgo o en cuidados intensivos, es esencial **optimizar las funciones vitales**. Los médicos se aseguran de que la respiración, la circulación sanguínea y la oxigenación sean estables. Si es necesario, se administra **asistencia respiratoria** o infusiones para apoyar estas funciones vitales antes, durante y después de la operación. Esto prepara al organismo para tolerar las exigencias físicas de la cirugía o los cuidados intensivos.

Preparación psicológica del paciente

El aspecto psicológico de la preparación del paciente es tan importante como el físico. **Una buena preparación mental** puede reducir la ansiedad, mejorar la experiencia general del paciente e incluso contribuir a obtener mejores resultados postoperatorios.

1. Informar y tranquilizar al paciente

Uno de los primeros pasos en la preparación psicológica es **informar al paciente** sobre la operación o el tratamiento al que va a someterse. Las explicaciones deben adaptarse al nivel de comprensión del paciente y abarcar :

*   Cómo funciona el procedimiento.
*   Beneficios esperados y riesgos potenciales.
*   Las fases postoperatorias, en particular el tratamiento del dolor y la rehabilitación.

Esta fase de información suele estar dirigida por el cirujano, el anestesista o la enfermera, que se toman el tiempo necesario para responder a las preguntas del paciente y disipar sus dudas o temores. Es importante que el paciente se sienta **escuchado** y **tranquilo**, porque la ansiedad puede tener repercusiones fisiológicas (aumento de la tensión arterial, trastornos del sueño) que complican el tratamiento.

2. 2. Apoyo psicológico

En determinadas situaciones, sobre todo en operaciones importantes o cuando los pacientes están especialmente ansiosos, puede ser necesaria la **atención psicológica**. Los psicólogos del hospital están a su disposición para ayudar a los pacientes a afrontar la operación, gestionar sus emociones y desarrollar estrategias de relajación.

El apoyo psicológico también puede incluir técnicas de **gestión del estrés**, como la respiración controlada, la relajación o la atención plena. Estos métodos no sólo pueden mejorar la experiencia del paciente, sino también facilitar la recuperación postoperatoria.

Coordinación con el personal médico

La preparación del paciente se basa en una estrecha coordinación entre los distintos profesionales sanitarios que intervienen en su cuidado. La colaboración eficaz entre médicos, enfermeros, anestesistas, cirujanos y otros especialistas garantiza una asistencia fluida y segura en todas las fases.

1. Comunicación e intercambio de información

La **comunicación fluida** entre los distintos miembros del equipo médico es esencial para garantizar la correcta sincronización de cada etapa del proceso. Cada profesional debe estar informado del estado del paciente, su historial médico, los resultados de las pruebas y los tratamientos en curso. El expediente médico del paciente debe **actualizarse en tiempo real** para que la información sea accesible a todo el equipo.

Las reuniones informativas preoperatorias entre el cirujano, el anestesista y el personal de enfermería brindan la oportunidad de debatir los pormenores de la intervención, los riesgos potenciales y las medidas preventivas que deben aplicarse. Este momento de coordinación es crucial para garantizar que todos los miembros del equipo estén en la misma longitud de onda y puedan intervenir eficazmente en caso de problema.

2. Coordinación en las transiciones asistenciales

Otra dimensión clave de la coordinación se refiere a **las transiciones asistenciales**. Por ejemplo, cuando un paciente es trasladado de la unidad de cuidados intensivos al quirófano, o del quirófano a la unidad de cuidados intensivos. Se trata de momentos críticos que requieren una cuidadosa preparación logística para garantizar **la continuidad asistencial**.

Las enfermeras desempeñan un papel fundamental en estas transiciones, asegurándose de que el paciente esté correctamente instalado, de que el equipo necesario (como infusiones, ventiladores o monitores) esté en su sitio y de que la información médica se transmita adecuadamente al equipo de recepción. Esta coordinación contribuye a limitar el riesgo de errores u omisiones, que pueden tener graves consecuencias para el paciente.

3. Colaboración multidisciplinar

Preparar a los pacientes para procedimientos médicos complejos suele implicar una **colaboración multidisciplinar**. Por ejemplo, en cirugía neurológica, el **neurocirujano** trabaja en estrecha colaboración con **anestesistas**, **radiólogos** y **enfermeras especializadas** para optimizar la atención al paciente. Cada profesional aporta sus conocimientos específicos, lo que contribuye a garantizar que el paciente reciba una atención holística.

Las reuniones de consulta multidisciplinares son habituales en los hospitales para debatir casos complejos y determinar las mejores estrategias de tratamiento. Esto permite adaptar la atención a la situación única de cada paciente y anticiparse a las complicaciones o ajustes que puedan ser necesarios.

○ Seguimiento posterior al traslado: garantizar la continuidad asistencial

El seguimiento de un paciente **tras su traslado**, ya sea entre servicios hospitalarios (cuidados intensivos, neurocirugía, cuidados intensivos) o tras una intervención quirúrgica, es una etapa crucial para garantizar una **continuidad asistencial** de calidad. Garantizar esta continuidad significa asegurarse de que el paciente se beneficia de una atención médica coherente e ininterrumpida, con una gestión adaptada a la evolución de su estado. Tras un traslado, la gestión de los cuidados debe inscribirse en una dinámica de seguimiento activo, reajustes terapéuticos y estrecha coordinación entre los equipos médicos. Este enfoque holístico no sólo estabiliza el estado del paciente, sino que favorece su recuperación a largo plazo.

La importancia de la continuidad asistencial tras un traslado

El traslado de un paciente suele estar motivado por un cambio en su estado clínico, que requiere la **intervención de un especialista** o unos cuidados más intensivos. Por ejemplo, un paciente puede ser trasladado de cuidados intensivos a neurocirugía para una intervención quirúrgica urgente o, a la inversa, de nuevo a cuidados intensivos tras una operación delicada para una estrecha vigilancia. Sea cual sea el tipo de traslado, la continuidad asistencial debe ser **ininterrumpida**, porque la más mínima falta de seguimiento o comunicación entre equipos puede comprometer la salud del paciente.

La continuidad asistencial se caracteriza por :

- **Control constante de los parámetros vitales y los signos clínicos**.
- **Adaptación de los tratamientos** en función de los cambios en el estado del paciente.
- **Transmisión fluida y completa de la información médica** entre los distintos profesionales implicados.
- **Comunicación periódica con los pacientes y sus familias** para mantenerles informados de los avances y los pasos futuros.

Etapas del seguimiento posterior a la transferencia

El seguimiento posterior al traslado se basa en una serie de etapas clave para garantizar la seguridad del paciente y que la atención prestada es la adecuada.

1. Evaluación inmediata tras el traslado

Tan pronto como el paciente llega al nuevo departamento (cuidados intensivos, cirugía o unidad de cuidados intensivos), se lleva a cabo una **evaluación inicial** para asegurarse de que el traslado no ha sido complicado y para comprobar el estado clínico actual del paciente. Esta evaluación incluye :

- Un **control de los parámetros vitales** (frecuencia cardíaca, tensión arterial, saturación de oxígeno, temperatura).
- Una **evaluación neurológica** si el traslado implica a un paciente que ha sufrido una intervención quirúrgica en el sistema nervioso central. Esto incluye la evaluación de la consciencia, los reflejos y cualquier signo de déficit motor o sensorial.
- Monitorización de **las funciones respiratoria** y cardiaca, especialmente si el paciente ha sido intubado o ventilado durante la operación.

- Control de **la función renal y metabólica**, con análisis de sangre para garantizar el equilibrio electrolítico y la ausencia de desequilibrios metabólicos.

Esta evaluación inmediata permite ajustar los cuidados en función del estado del paciente y tomar decisiones rápidas si es necesario intervenir.

2. Transmisión de información y ajuste de los tratamientos

La calidad del seguimiento posterior al traslado también depende de la calidad de la **transmisión de la información** médica entre los equipos. El expediente médico del paciente debe contener toda la información esencial para la continuidad de la asistencia, como :

- Un **historial médico** completo, incluidos diagnósticos previos, intervenciones y complicaciones.
- **Medicamentos administrados** antes y durante el traslado, así como dosis y horarios.
- Los resultados de las pruebas biológicas y de imagen, y cualquier indicación de cirugía.

Esta transmisión de información suele realizarse mediante reuniones entre médicos de distintos departamentos, pero también a través de **historiales médicos informatizados** accesibles a todos los profesionales sanitarios implicados. Así se garantiza **la coherencia de la asistencia** y se evitan errores por falta de información o interpretación errónea de la misma.

El tratamiento posterior al traslado se reevalúa periódicamente. Por ejemplo, tras una neurocirugía, el tratamiento farmacológico puede incluir **antibióticos** para prevenir infecciones, **analgésicos** para controlar el dolor o **corticoides** para reducir el edema cerebral. El tratamiento se ajusta en función de la evolución clínica y los resultados de los exámenes postoperatorios.

3. Seguimiento estrecho y detección de complicaciones

Tras el traslado, en particular a unidades de cuidados intensivos o de reanimación, es necesario **un seguimiento estrecho** para detectar cualquier complicación. Estas complicaciones pueden incluir :

- **Infecciones** postoperatorias, sobre todo en intervenciones quirúrgicas delicadas o invasivas. Es fundamental controlar la temperatura, los parámetros infecciosos (como la PCR o los leucocitos) y las heridas quirúrgicas.
- **Complicaciones neurológicas**, como convulsiones posquirúrgicas, hemorragias intracraneales o edemas. El equipo médico debe ser capaz de reaccionar rápidamente ante estos signos.
- **Problemas respiratorios** o cardíacos, sobre todo si el paciente ha sido sometido a una anestesia prolongada o a una intervención quirúrgica compleja. Se vigilan estrechamente la ventilación, la función cardiaca y el intercambio gaseoso, y puede administrarse apoyo adicional (como oxigenoterapia o fármacos inotrópicos) según sea necesario.

Los equipos de cuidados intensivos y reanimación están equipados para controlar continuamente estos parámetros, con **monitores cardíacos** y sistemas de monitorización de la función respiratoria.

4. Rehabilitación y planificación de cuidados a largo plazo

Una vez estabilizado el paciente, el seguimiento posterior al traslado se extiende a la **rehabilitación** y la preparación para cuidados a más largo plazo. La rehabilitación puede incluir :

- **Fisioterapia** para ayudar a los pacientes a recuperar la movilidad, sobre todo tras periodos prolongados de inmovilización o después de operaciones neurológicas.

- **Logopedia** para pacientes que han sufrido daños en las funciones del habla o la deglución, sobre todo tras un ictus o una intervención quirúrgica cerebral.
- **Rehabilitación neurológica** para ayudar a restablecer las funciones cognitivas o motoras dañadas.

Al mismo tiempo, el equipo médico debe preparar un **plan de alta para** el paciente, en consulta con los profesionales de los departamentos implicados, las enfermeras y los médicos tratantes. Esto implica :

- **Planifique revisiones médicas** periódicas, incluidas revisiones postoperatorias, pruebas de imagen y análisis de sangre.
- Ajustar **la gestión de la medicación** en casa o en los cuidados de seguimiento, proporcionar las recetas adecuadas y explicar las instrucciones del tratamiento a los pacientes y sus familias.

Coordinación con el paciente y la familia

Garantizar la continuidad de los cuidados tras el traslado también implica **una comunicación clara con el paciente y su familia**. Tras un traslado o una operación, es esencial que el paciente y su familia estén informados de la evolución de la situación, los cuidados que se le van a dispensar y las instrucciones que debe seguir en su domicilio.

Los profesionales sanitarios dedican tiempo a explicar :

- **Etapas de recuperación**, plazos y resultados esperados, así como señales de alarma a las que hay que estar atento.
- Los **medicamentos** que hay que tomar, las dosis, los posibles efectos secundarios y la importancia de cumplir las prescripciones.
- Citas de **seguimiento** y próximos exámenes.

Esta comunicación refuerza la **confianza de los pacientes** y sus familias y garantiza su participación activa en el proceso de curación.

Capítulo 5

La relación cuidador-paciente en neurología: un enfoque humanista

- **Las particularidades de los pacientes neurológicos**

  ○ Impacto del deterioro cognitivo en las relaciones con los pacientes

Los trastornos cognitivos pueden tener un profundo impacto en la relación entre pacientes y cuidadores, transformando la comunicación, la comprensión mutua y la forma de prestar los cuidados. Los trastornos cognitivos, ya sean consecuencia de enfermedades neurodegenerativas como el Alzheimer, traumatismos craneoencefálicos o accidentes cerebrovasculares, afectan a la memoria, el pensamiento, la toma de decisiones, el lenguaje y, en ocasiones, el comportamiento emocional. Estos cambios alteran profundamente la dinámica de la relación cuidador-paciente, haciendo necesario adaptar los métodos de comunicación, las expectativas y las estrategias de atención.

Los principales trastornos cognitivos y su influencia en la relación de pareja

Los trastornos cognitivos se manifiestan de diferentes maneras en función de la enfermedad o patología subyacente. Afectan a funciones esenciales para el buen funcionamiento de la relación entre paciente y cuidador, en particular :

- **Memoria**: los pacientes pueden tener dificultades para recordar instrucciones, citas o incluso a las personas que les rodean.
- **Atención** y concentración: los trastornos cognitivos afectan a la capacidad del paciente para concentrarse, seguir una conversación o recordar lo que acaba de aprender.
- **Comunicación**: trastornos del lenguaje como la afasia dificultan a veces que los pacientes expresen sus necesidades o comprendan las instrucciones médicas.
- **Percepción del tiempo y el espacio**: los pacientes pueden tener dificultades para situarse en el tiempo o el espacio, lo que afecta a su capacidad para orientarse en su entorno cotidiano o realizar tareas sencillas.

Estas disfunciones cognitivas alteran la forma en que los pacientes entienden su situación, su tratamiento e incluso su relación con el personal médico. Para los cuidadores, esto requiere un **enfoque adaptado** para mantener una comunicación eficaz y garantizar que la atención sea comprendida y aceptada.

Dificultades de comunicación

Uno de los principales retos asociados al deterioro cognitivo es **la comunicación**. Los pacientes con problemas de memoria o de lenguaje pueden tener dificultades para expresar sus necesidades, su dolor o sus emociones, lo que puede generar frustración en ambas partes.

1. Deterioro de la memoria y de los intercambios

Los pacientes que sufren un deterioro cognitivo grave, como en la enfermedad de Alzheimer, pueden olvidar los intercambios con los cuidadores casi inmediatamente después de que hayan tenido lugar. Esto complica la relación, ya que el paciente puede hacer la misma pregunta varias veces u olvidar las instrucciones dadas, lo que obliga al cuidador a **repetir constantemente** la información.

Esto puede dar lugar a incomprensión o irritación por parte del paciente, que no puede entender por qué las instrucciones no le son familiares. Por su parte, los cuidadores deben desarrollar **habilidades de comunicación específicas**, como utilizar frases cortas y sencillas y repetir la información con regularidad. El uso de ayudas visuales, como gráficos, calendarios o imágenes, puede ayudar a reforzar la memoria y facilitar la comprensión.

2. Trastornos del lenguaje: afasia y disartria

En algunos pacientes, sobre todo los que han sufrido un ictus o padecen enfermedades neurodegenerativas, trastornos del lenguaje como la **afasia** (dificultad para encontrar palabras) o **la disartria** (problemas de articulación) complican las interacciones. Los pacientes pueden tener dificultades para formular frases completas, pronunciar determinadas palabras o entender lo que se les dice.

En estas situaciones, los cuidadores deben prestar especial atención a **las señales no verbales**, como las expresiones faciales, los gestos o el lenguaje corporal del paciente, para comprender sus necesidades. El uso de **medios alternativos de comunicación**, como pictogramas o herramientas digitales, también puede ser una solución para facilitar la expresión y ayudar al paciente a sentirse comprendido.

Impacto emocional y psicológico

Los trastornos cognitivos no se limitan a los aspectos intelectuales; también tienen un profundo impacto en el **bienestar emocional** del paciente. Las personas con deterioro cognitivo pueden experimentar ansiedad, confusión, frustración o depresión como consecuencia de la pérdida de autonomía y capacidad mental. Estos cambios emocionales pueden alterar la relación con el cuidador.

1. Frustración y ansiedad vinculadas a la pérdida de autonomía

La pérdida progresiva de memoria y de capacidades cognitivas puede ser una fuente de **frustración** para los pacientes. Pueden sentirse incomprendidos, tener la impresión de que ya no controlan su vida o sentirse molestos por las dificultades para seguir las instrucciones médicas. Esta frustración puede manifestarse en irritabilidad e incluso agresividad hacia los cuidadores, sobre todo en las fases avanzadas de enfermedades como el Alzheimer.

En estos casos, es crucial que el cuidador muestre **paciencia**, empatía y comprensión. Debe saber gestionar con calma las situaciones tensas, restar importancia a los errores o descuidos y tranquilizar al paciente sobre su enfermedad y las fases del tratamiento.

2. Aislamiento social y depresión

Los trastornos cognitivos también pueden provocar **aislamiento social**, ya que a veces los pacientes pierden la capacidad de participar en conversaciones, seguir interacciones sociales o participar en actividades de grupo. Esto puede provocar **depresión** y un mayor sentimiento de soledad, que también afecta a la calidad de las relaciones con los cuidadores.

Por tanto, el cuidador no sólo debe ocuparse de las necesidades físicas del paciente, sino también de su bienestar **psicológico y social**. A menudo es necesario recurrir a los servicios de psicólogos o servicios de apoyo especializados para ayudar a los pacientes a mantener cierto nivel de calidad de vida a pesar de sus déficits cognitivos.

Adaptar los cuidados y la gestión

Los **trastornos cognitivos** también requieren una atención adaptada para garantizar que el paciente reciba el tratamiento más adecuado y seguro posible.

1. Atención individualizada

Cada paciente presenta distintos grados y tipos de deterioro cognitivo. Algunos tendrán dificultades para comprender instrucciones complejas, mientras que otros perderán la noción del tiempo o la capacidad de orientarse. Los cuidadores deben **adaptar su enfoque** a las capacidades cognitivas del paciente, adaptando el nivel de detalle y el método de comunicación.

También es importante **crear un entorno tranquilizador**, con señales visuales y temporales que ayuden al paciente a situarse, como relojes visibles, calendarios y rutinas claras. Esto ayuda a reducir la ansiedad y da al paciente una sensación de seguridad y control.

2. Vigilancia y prevención de riesgos

Los pacientes con deterioro cognitivo pueden correr **un mayor riesgo de caerse**, olvidar tomar su medicación o comportarse de forma inadecuada (por ejemplo, salir desorientados de su habitación). Los cuidadores deben **estar atentos** para prevenir estos accidentes poniendo en marcha medidas de seguridad adicionales, como una mayor supervisión, recordatorios para tomar la medicación, el uso de dispositivos de alarma o la adaptación del entorno para limitar los riesgos.

Esta vigilancia permite garantizar **la seguridad del paciente** respetando al máximo su autonomía y su dignidad. Los cuidadores deben equilibrar la necesidad de **vigilancia** con la **libertad** del paciente, encontrando la manera de protegerlo sin restringirlo innecesariamente.

- Cómo mantener una comunicación respetuosa y adecuada a pesar de los déficits

Mantener **una comunicación respetuosa y adecuada** con un paciente que sufre déficits cognitivos o sensoriales es a la vez un reto y una necesidad fundamental en la relación cuidador-paciente. Estos déficits, ya afecten a la memoria, el lenguaje, la comprensión o la motricidad, alteran la forma en que los pacientes perciben el mundo que les rodea e interactúan con él. Para los cuidadores, esto significa tener que **redoblar su paciencia, flexibilidad y empatía** para mantener una comunicación **clara, respetuosa y adaptada** a las necesidades específicas del paciente. Adaptar la forma de hablar y escuchar, teniendo en cuenta las capacidades del paciente y respetando su dignidad, es esencial para crear una relación de confianza y garantizar una asistencia de calidad.

Comprensión de los déficits específicos de los pacientes

Incluso antes de adaptar la comunicación, es crucial comprender la **naturaleza específica de** los **déficits** del paciente. Los problemas cognitivos pueden adoptar formas muy diversas: dificultades de memoria (como en la enfermedad de Alzheimer), problemas de atención y concentración, pérdida de puntos de referencia espaciales y temporales, afasia (dificultad para hablar o entender el lenguaje) o dificultades para expresar emociones. Cada una de estas manifestaciones influye en la forma en que el paciente percibe y comprende la información que se le comunica.

1. Observación y evaluación de las competencias

El primer paso para mantener una comunicación adecuada es **observar y evaluar** la capacidad de comunicación del paciente. Esto ayuda a determinar hasta qué punto son capaces de entender y responder a las peticiones. Algunos pacientes pueden entender perfectamente lo que se les dice, pero tienen dificultades para expresarse, mientras que otros pueden no captar instrucciones complejas.

- Un paciente con **problemas de memoria** puede ser capaz de entender instrucciones sencillas, pero olvidarlas rápidamente, lo que exige repetirlas con regularidad.
- Una persona con **dificultades lingüísticas** puede necesitar más tiempo para formular una respuesta o apoyo no verbal para facilitar la comprensión.

2. Reconocer los signos no verbales

En algunos casos, **el lenguaje no verbal** puede convertirse en un medio privilegiado de comunicación. Las expresiones faciales, los gestos, la mirada o el tono de voz pueden ayudarnos a comprender las emociones y necesidades del paciente, aunque las palabras se nos escapen. Por ejemplo, un paciente con afasia expresiva puede no ser capaz de encontrar las palabras para describir el dolor, pero su expresión o sus movimientos pueden transmitir un claro mensaje de malestar.

Los cuidadores también deben ser conscientes de su propio **lenguaje corporal**, ya que los pacientes con pérdida cognitiva o del lenguaje pueden volverse más sensibles a las señales no verbales. Una postura abierta, el contacto visual y los gestos tranquilizadores ayudan a crear una sensación de seguridad y confianza, incluso cuando la comunicación verbal es limitada.

Adaptar la comunicación: claridad, sencillez y paciencia

Para mantener una comunicación eficaz a pesar de los déficits cognitivos o sensoriales, **los cuidadores** deben adaptar su forma de hablar a la capacidad de comprensión y expresión del paciente. El objetivo es que los intercambios sean lo más claros y sencillos posible, respetando la dignidad y la autonomía del paciente.

1. Utilizar un lenguaje sencillo y accesible

La primera regla a la hora de comunicarse con un paciente con déficit cognitivo es utilizar **un lenguaje sencillo, directo y accesible**. Las frases deben ser cortas, sin jerga médica complicada, y las instrucciones deben ser claras y fáciles de seguir. Por ejemplo, en lugar de decir "Debe seguir este protocolo para evitar complicaciones postoperatorias", es más apropiado decir "Debe tomar este medicamento todas las mañanas para mejorar".

- **Evite las dobles negaciones** o las frases complejas, que pueden inducir a confusión.
- **Divida la información en** varias etapas para facilitar su comprensión, asegurándose de que el paciente ha comprendido cada instrucción antes de pasar a la siguiente.

2. Habla despacio y con claridad

A menudo es útil **hablar despacio** y articular con claridad para dar tiempo al paciente a procesar la información. La lentitud no debe verse como una falta de respeto, sino como una forma de adaptarse al ritmo de comprensión del paciente. La paciencia es una virtud esencial en este tipo de comunicación, ya que puede ser necesario **repetir** la misma información **varias veces**, sin que el paciente se sienta como una carga.

3. Utilizar preguntas cerradas o de respuesta limitada

En algunos casos, formular **preguntas abiertas** puede resultar demasiado difícil para un paciente con déficits cognitivos. En estos casos, es preferible hacer **preguntas cerradas** (que pueden responderse con "sí" o "no") u ofrecer opciones limitadas, lo que facilita la respuesta del paciente.

Por ejemplo:

- En lugar de preguntar "¿Qué te gustaría comer?", es más fácil decir "¿Prefieres pollo o pescado?".
- En lugar de preguntar "¿Cómo te sientes?", di "¿Te duele aquí? ¿Sí o no?"

Este método permite al paciente participar en la conversación sin sentirse abrumado por la complejidad de las preguntas.

4. Repetir y reformular si es necesario

Los pacientes con problemas cognitivos pueden necesitar que se les repita o reformule varias veces la información para entenderla. Por eso es importante :

- **Repita la información clave** con calma y paciencia, sin mostrar irritación en ningún momento.
- Si es necesario, **reformula el texto** con palabras más sencillas.

Por ejemplo, si una explicación inicial no se entiende claramente, es útil reformularla simplificándola aún más: "Debe tomar su medicina todos los días a las 8 en punto" puede reformularse como "Debe tragar esta pastilla todas las mañanas a las 8 en punto".

Respetar la dignidad y la autonomía de los pacientes

Aunque las capacidades cognitivas del paciente estén deterioradas, es esencial **respetar** siempre **su dignidad** e incluirle en las decisiones que le conciernen. **El paternalismo** o tomar decisiones por el paciente sin consultarle puede percibirse como una pérdida de control, lo que puede generar frustración o enfado.

1. Implicar al paciente tanto como sea posible

Aunque la comprensión sea limitada, es importante intentar **que el paciente participe en las decisiones** sobre sus cuidados, en la medida de sus posibilidades. Esto puede hacerse formulando pequeñas preguntas o eligiendo opciones sencillas: "¿Prefiere tumbarse de lado o boca arriba?", "¿Quiere llevar esta prenda o aquella?". Dar al paciente la oportunidad de elegir refuerza su sentido de la autonomía y demuestra que sigue controlando ciertos aspectos de su vida.

2. Evitar hablar en nombre del paciente

Cuando los pacientes tienen dificultades para expresarse, es tentador **hablar por ellos**, sobre todo para acelerar los intercambios o en aras de la claridad. Sin embargo, es importante **dar tiempo al paciente para que se exprese**, aunque le lleve más tiempo. El cuidador debe estar ahí para facilitar la expresión del paciente, no para quitarle ese poder. Esto puede incluir el uso de ayudas visuales u otras herramientas de comunicación, pero siempre con vistas a **reforzar la autonomía del paciente**.

3. Tener en cuenta las emociones del paciente

Los déficits cognitivos pueden provocar **reacciones emocionales intensas**, como ansiedad, frustración o irritabilidad. El cuidador debe estar atento a estas emociones y responder a ellas con **calma y empatía**. A veces es necesario dedicar un momento a escuchar al paciente, aunque lo que exprese no esté directamente relacionado con los cuidados, para tranquilizarle y reducir su estrés.

  ◦ Paciencia y escucha activa en el centro de la relación

La **paciencia** y la **escucha activa** están en el centro de la relación cuidador-paciente, sobre todo cuando éste atraviesa periodos de vulnerabilidad debidos a una enfermedad, un trauma o un déficit cognitivo. Estas dos cualidades esenciales ayudan a crear una relación de confianza, en la que el paciente se siente escuchado, comprendido y respetado. En un entorno médico en el que a menudo se dispone de poco tiempo y las tareas se multiplican, la paciencia y la escucha activa ofrecen un espacio para la calma, el reconocimiento de las necesidades y la comprensión de las emociones del paciente. También son la base de la atención personalizada, que va más allá del tratamiento puramente médico para tener en cuenta el bienestar general del paciente.

Paciencia: una actitud clave en la relación cuidador-paciente

La paciencia es una de las cualidades más importantes en el trato con los pacientes, sobre todo cuando se enfrentan a dificultades físicas o cognitivas que merman su capacidad para comunicarse o cooperar plenamente. Para el cuidador, la paciencia significa algo más que tolerar la lentitud o los obstáculos; implica un **compromiso consciente** de respetar el ritmo del paciente, acoger sus dificultades sin juzgarlas y responder con simpatía a comportamientos que, de otro modo, podrían percibirse como frustrantes.

1. Respetar el ritmo del paciente

Los pacientes, sobre todo los que padecen enfermedades crónicas, trastornos cognitivos o discapacidades físicas, pueden necesitar más tiempo para entender las instrucciones, hacer preguntas o realizar acciones sencillas. A veces esto puede alargar el tiempo necesario para completar una tarea, pero **respetar el ritmo del paciente** es esencial para preservar su dignidad y autonomía.

Por ejemplo, un paciente con problemas de memoria o concentración puede hacer las mismas preguntas varias veces o no recordar las instrucciones dadas. Repetir la información con calma, sin mostrar impaciencia, es una forma de demostrar al paciente que se le tiene en cuenta. La paciencia por parte del cuidador transmite un mensaje contundente: **cada momento con el paciente es importante**, y no hay prisa por superar el propio ritmo.

2. Aceptar las dificultades y frustraciones del paciente

En un contexto médico, los pacientes pueden sentirse **frustrados por sus propias limitaciones**. Ya sea debido al dolor físico, a problemas cognitivos o a la fatiga emocional asociada a la enfermedad, los pacientes pueden expresar a veces emociones negativas (irritabilidad, enfado, confusión) cuando se enfrentan a los cuidados. La paciencia es esencial para **recibir estas reacciones con comprensión** y evitar responder con irritación o impaciencia.

Los cuidadores deben comprender que estas emociones no van dirigidas contra ellos, sino que a menudo son expresiones de miedo, incertidumbre o sufrimiento. **Responder con paciencia y amabilidad** rebaja la tensión y tranquiliza al paciente, haciéndole saber que se le escucha, incluso en los momentos difíciles.

3. Crear un entorno de confianza y seguridad

La paciencia, cuando se expresa con coherencia, ayuda a crear un **espacio de confianza** en el que los pacientes se sienten lo bastante seguros como para expresar sus necesidades y temores sin sentirse juzgados o presionados. Esta confianza es esencial en la relación cuidador-paciente, ya que permite que los pacientes se sientan respetados y reconocidos como personas. Dedicando tiempo a comprender al paciente, escuchando sin interrumpir y respondiendo con amabilidad, el cuidador establece un vínculo que fomenta la cooperación y la adherencia a los cuidados.

La escucha activa: un pilar de la comunicación entre el profesional sanitario y el paciente

La escucha activa va más allá de simplemente oír las palabras del paciente. Implica **escuchar atentamente**, prestando especial atención a lo que se dice, pero también a lo que no se dice. Esta forma de escuchar implica comprender las necesidades emocionales y físicas del paciente, descifrar las señales verbales y no verbales y responder de forma adecuada y empática.

1. Estar plenamente presente en el intercambio

La escucha activa requiere que el cuidador esté **plenamente presente** en la interacción con el paciente. Esto significa no sólo escuchar las palabras, sino también observar los gestos, las expresiones faciales y las emociones que se expresan. Al estar totalmente centrado en el paciente, sin distracciones, el cuidador puede captar detalles sutiles que podrían pasar desapercibidos en una comunicación superficial.

La presencia activa también hace que el paciente se sienta respetado y valorado. Cuando el cuidador demuestra que realmente está ahí, escuchando, refuerza la sensación del paciente de que es importante y de que se tienen en cuenta sus necesidades.

2. Escuchar más allá de las palabras

A veces los pacientes son incapaces de expresar claramente sus preocupaciones o sentimientos, sobre todo si están estresados, ansiosos o sufren trastornos cognitivos. La escucha activa consiste en **detectar las necesidades ocultas** tras las palabras. Por ejemplo, un paciente que expresa agitación o malestar puede tener dificultades para verbalizar el dolor, el miedo o la incertidumbre sobre su estado de salud.

El cuidador debe estar atento a las señales no verbales, como **cambios en el tono de voz, movimientos corporales** o **expresiones faciales**, que pueden revelar un sufrimiento que no se expresa directamente. También puede ser útil hacer preguntas abiertas para que el paciente exprese sus sentimientos con más detalle. Este tipo de escucha en profundidad muestra al paciente que se le escucha en su totalidad, no sólo los aspectos médicos de su enfermedad.

3. Animar a los pacientes a expresarse

La escucha activa implica **crear un entorno en el que el paciente se sienta libre para expresarse**, sin miedo a ser interrumpido o juzgado. Significa dar importancia a lo que dice el paciente, aunque no parezca inmediatamente relacionado con los cuidados. A veces un paciente puede necesitar hablar de sus emociones, miedos o frustraciones antes de centrarse en los aspectos más técnicos del tratamiento.

Fomentar esta expresión no sólo mejora la comprensión de las necesidades del paciente, sino que refuerza el vínculo de confianza entre cuidador y paciente. Al tomarse el tiempo de validar los sentimientos del paciente, reformulando sus palabras para asegurarse de que se le entiende, el cuidador demuestra que está atento a sus necesidades emocionales tanto como a sus necesidades médicas.

4. Responder con empatía

La escucha activa no consiste sólo en escuchar; también implica **responder adecuadamente** y con empatía a las preocupaciones del paciente. Responder con empatía significa reconocer las emociones del paciente y responder a ellas con **sensibilidad** y **comprensión**. Por ejemplo, si un paciente expresa ansiedad antes de una operación, la escucha activa significa responder validando esta emoción ("Entiendo que se sienta ansioso, es perfectamente normal en esta situación") antes de proporcionar información tranquilizadora sobre la operación.

Esta respuesta empática refuerza la sensación de sentirse comprendido y ayuda a reducir el estrés o la ansiedad, al tiempo que mejora la calidad de la relación. Demuestra a los pacientes que su bienestar emocional también es una prioridad para el equipo sanitario.

La complementariedad de la paciencia y la escucha activa

La **paciencia** y la **escucha activa** son dos cualidades profundamente complementarias en la relación cuidador-paciente. La paciencia crea un marco temporal en el que el cuidador puede dedicar a cada paciente el tiempo y la atención que necesita, sin presiones ni prisas. La escucha activa, por su parte, transforma este tiempo en un momento de auténtico intercambio, en el que cada palabra y cada gesto del paciente son escuchados y comprendidos en toda su dimensión.

Combinando estas dos cualidades, el cuidador puede :

- **Comprender mejor las necesidades y expectativas** de los pacientes, yendo más allá de las palabras para captar sus verdaderas preocupaciones.
- **Tranquilizar a los pacientes y disipar** sus temores, ofreciéndoles un oído comprensivo y tomándose el tiempo

necesario para responder a sus preguntas y preocupaciones.

- **Fomentar una mejor adherencia al tratamiento**, porque un paciente que se siente escuchado y comprendido estará más dispuesto a cooperar y seguir el tratamiento con confianza.

- **Tratamiento del dolor en neurología**

  ○ Reconocimiento y evaluación del dolor en pacientes neurológicos

Reconocer y evaluar el dolor en un paciente neurológico es una tarea delicada y compleja, ya que los trastornos neurológicos pueden alterar la percepción, la expresión y la comprensión del dolor. Los pacientes con afecciones neurológicas como esclerosis múltiple, enfermedad de Parkinson, ictus o traumatismo craneoencefálico pueden tener dificultades para comunicar claramente sus síntomas de dolor, debido a déficits cognitivos, sensoriales o motores. Por eso es tan importante que los cuidadores estén atentos a las señales sutiles de dolor y utilicen métodos adecuados para evaluar su intensidad e impacto. Reconocer y comprender el dolor de estos pacientes es esencial para garantizar una atención adecuada y mejorar su calidad de vida.

Las particularidades del dolor en los pacientes neurológicos

El dolor en los pacientes neurológicos puede adoptar distintas formas según la naturaleza de la patología y las zonas del sistema nervioso afectadas. A diferencia del dolor "clásico" causado por un daño tisular (como una fractura o una quemadura), el dolor neurológico suele estar relacionado con los nervios, lo que significa que es el resultado de **una disfunción de los nervios** o del propio cerebro. Esto hace que sean más difíciles de identificar y tratar.

1. Dolor neuropático

El dolor neuropático es frecuente en pacientes neurológicos. Está causado por daños en los nervios periféricos o centrales y suele manifestarse como ardor, descargas eléctricas, hormigueo o entumecimiento. Estos dolores pueden ser **espontáneos** o **provocados** por estímulos que no suelen ser dolorosos, como un ligero roce. Por ejemplo, un paciente con esclerosis múltiple puede sentir un dolor intenso al menor roce, debido a la desmielinización de los nervios, que altera la transmisión de las señales sensoriales.

2. Dolor musculoesquelético y mecánico

Los pacientes que sufren trastornos motores, como la enfermedad de Parkinson o un ictus, pueden desarrollar **dolores musculoesqueléticos** relacionados con posturas anormales, rigidez muscular o espasticidad. Este dolor suele deberse al uso excesivo de ciertos músculos o a contracturas prolongadas. Por ejemplo, un paciente post-ictus puede desarrollar dolor de hombro debido a una posición anormal del brazo mantenida durante largos periodos.

3. Dolor central

El **dolor central** es un dolor de origen cerebral, a menudo provocado por daños en el cerebro o la médula espinal. Por ejemplo, tras un ictus, algunos pacientes pueden desarrollar **dolor talámico**, caracterizado por un dolor difuso que suele ser intenso y difícil de localizar, como consecuencia de un daño en el tálamo, una región del cerebro implicada en la transmisión de las señales de dolor.

Dificultades para reconocer el dolor en pacientes neurológicos

Los pacientes con trastornos neurológicos pueden tener dificultades para **expresar** su dolor, bien por dificultades cognitivas o del habla, bien por una percepción sensorial alterada. Esto complica la evaluación del dolor y exige que los cuidadores adopten un enfoque más refinado y multidimensional para reconocer los signos de dolor.

1. Trastornos de la comunicación

Los pacientes que han sufrido un ictus o padecen enfermedades neurodegenerativas como la enfermedad de Alzheimer o la esclerosis lateral amiotrófica (ELA) pueden tener **trastornos del lenguaje** (afasia) o problemas cognitivos que les dificulten expresar su dolor. Pueden tener dificultades para encontrar las palabras que describan cómo se sienten o no ser capaces de indicar claramente la intensidad o la localización del dolor.

En estos casos, es esencial que el cuidador **preste atención a los signos no verbales**, como las expresiones faciales (muecas), los movimientos corporales (agitación o rigidez) o los cambios de comportamiento (irritabilidad, retraimiento social). Estos signos pueden ser valiosos indicadores de la presencia de dolor, aunque no se exprese explícitamente.

2. Deterioro de la percepción del dolor

Algunos pacientes neurológicos también pueden tener **alterada la percepción del dolor**, bien por lesiones nerviosas que alteran la transmisión de las señales de dolor, bien por trastornos cognitivos que afectan a la forma de experimentar el dolor. Por ejemplo, un paciente con demencia puede no reconocer el dolor como tal, o ser incapaz de localizarlo o evaluarlo correctamente.

En este contexto, es esencial utilizar **escalas de dolor** adecuadas y aumentar el número de observaciones para detectar el dolor, incluso si el paciente no puede informarlo de la forma convencional.

Herramientas y métodos para evaluar el dolor en pacientes neurológicos

La evaluación del dolor en pacientes neurológicos requiere un enfoque personalizado que combine la observación de signos físicos y conductuales con el uso de herramientas de evaluación específicas.

1. Escalas de evaluación del dolor

Las escalas de dolor son herramientas estandarizadas que se utilizan para medir la intensidad del dolor que experimentan los pacientes. En pacientes neurológicos, algunas escalas tradicionales como **la numérica** (que evalúa el dolor de 0 a 10) pueden no ser adecuadas, sobre todo si el paciente tiene dificultades cognitivas o de lenguaje.

En estos casos, pueden utilizarse otras herramientas:

- **La escala visual analógica (EVA)**: los pacientes indican la intensidad de su dolor en una escala visual, que va de "ningún dolor" a "dolor insoportable". Esta herramienta es especialmente útil para los pacientes que tienen dificultades para verbalizar su dolor, pero son capaces de indicar su intensidad.
- Escalas **conductuales**: para los pacientes incapaces de comunicarse verbalmente, los cuidadores pueden utilizar escalas basadas en las **reacciones conductuales** observadas, como muecas, llanto, tensión muscular o agitación. La **escala DOLOPLUS** o la **escala Algoplus** son ejemplos utilizados habitualmente en el contexto de la demencia o los trastornos cognitivos graves.

2. Observación de los signos clínicos y de comportamiento

La observación clínica es fundamental para la evaluación del dolor en pacientes neurológicos. Los **signos conductuales** pueden incluir:

- **Cambios en la expresión facial**, como muecas o expresiones de dolor.
- **Agitación o movimientos anormales** como balanceos, temblores o contracciones musculares repetitivas.
- **Cambios de postura**, con endurecimiento de los músculos o intentos de proteger una parte del cuerpo.
- **Cambios en el apetito o el sueño**, que pueden indicar dolor crónico o persistente.
- **Irritabilidad**, ansiedad o retraimiento social repentino, que suelen ser signos de malestar o sufrimiento en pacientes con trastornos cognitivos.

Estas observaciones, combinadas con las herramientas de evaluación, permiten comprender mejor el dolor del paciente, incluso cuando no se expresa con claridad.

3. Entrevista con familiares

En algunos casos, sobre todo cuando el paciente no puede expresarse con claridad, **los familiares** desempeñan un papel crucial en la evaluación del dolor. Pueden aportar información valiosa sobre **cambios en el comportamiento del paciente** o la forma en que suele manifestar el dolor. Los familiares suelen conocer bien al paciente y son capaces de detectar signos sutiles de malestar o sufrimiento que podrían escapar a un cuidador menos familiarizado.

Adaptar el tratamiento del dolor

Una vez reconocido y evaluado el dolor, es fundamental instaurar un tratamiento adecuado que tenga en cuenta las características específicas del paciente neurológico.

1. Enfoque farmacológico

El tratamiento del dolor en pacientes neurológicos suele basarse en un **enfoque farmacológico**, pero éste debe adaptarse al tipo de dolor. El dolor neuropático, por ejemplo, no siempre responde bien a los tratamientos convencionales del dolor, como los antiinflamatorios no esteroideos (AINE) o el paracetamol. **Los antidepresivos tricíclicos**, los **anticonvulsivantes** o tratamientos como la **gabapentina** o la **pregabalina** suelen ser más eficaces para tratar el dolor neuropático.

Es importante vigilar cuidadosamente los efectos secundarios de estos fármacos en pacientes neurológicos, ya que pueden exacerbar ciertos síntomas cognitivos o provocar somnolencia, lo que puede complicar aún más el estado clínico general.

2. Enfoques no farmacológicos

Además de los fármacos, pueden utilizarse **métodos no farmacológicos** para aliviar el dolor en pacientes neurológicos:

- La **fisioterapia** y la **fisioterapia** son especialmente útiles para tratar los dolores musculoesqueléticos relacionados con la espasticidad, la rigidez muscular o las malas posturas.
- **Las técnicas de relajación** y **respiración** pueden ayudar a reducir la percepción del dolor en pacientes ansiosos o estresados.
- La **estimulación eléctrica transcutánea (TENS)** o la **acupuntura** también pueden considerarse tratamientos complementarios para aliviar ciertos dolores crónicos.

  ◦ Técnicas no medicinales para aliviar el dolor

Las técnicas no farmacológicas para aliviar el dolor desempeñan un papel esencial en el tratamiento de muchos pacientes, sobre todo los que padecen dolor crónico o neurológico. Estos enfoques complementarios o alternativos a los tratamientos farmacológicos son cada vez más reconocidos por su eficacia y seguridad, y por las mejoras que aportan a la calidad de vida de los pacientes. Contribuyen a reducir la dependencia de los fármacos analgésicos, limitando así los efectos secundarios, al tiempo que ofrecen herramientas prácticas para gestionar mejor el dolor en el día a día. Además, estas técnicas suelen adoptar un enfoque **holístico** del dolor, abordando las dimensiones física, psicológica y emocional del sufrimiento.

La importancia de las técnicas no medicinales

El dolor, sobre todo el crónico, es algo más que una sensación física. Tiene un considerable **impacto emocional y psicológico**, que puede generar ansiedad y depresión, y alterar la calidad de vida. Las técnicas no medicinales actúan en sinergia con los tratamientos farmacológicos para **reducir la intensidad del dolor**, mejorar el bienestar general de los pacientes y ofrecerles formas prácticas de tomar el control de su dolor.

Estos enfoques suelen utilizarse como parte de una **estrategia multidisciplinar**, en la que se combinan varias intervenciones para optimizar los resultados. Son especialmente útiles para los pacientes que sufren dolor crónico, como los pacientes neurológicos con dolor neuropático, musculoesquelético o central, o los pacientes postoperatorios o en rehabilitación tras un ictus.

Técnicas de relajación y gestión del estrés

El **estrés** y la **ansiedad** suelen exacerbar la percepción del dolor. El estrés físico y mental amplifica las señales de dolor enviadas al cerebro, lo que puede aumentar el malestar. Las técnicas de relajación tienen como objetivo **relajar el cuerpo y la mente**, reduciendo el estado de alerta relacionado con el estrés y fomentando una sensación de calma y control.

1. Respiración controlada

La **respiración profunda** o **abdominal** es un método sencillo pero eficaz para calmar el sistema nervioso y aliviar el dolor. Al concentrarse en una respiración lenta y regular, el paciente estimula el **sistema nervioso parasimpático**, que favorece la relajación y reduce la tensión muscular. También reduce la producción de cortisol, una hormona relacionada con el estrés, y favorece una mejor oxigenación de músculos y tejidos.

La técnica consiste en inspirar profundamente por la nariz, inflar el abdomen y luego espirar lentamente por la boca. Esta práctica puede utilizarse en cualquier momento, sobre todo durante **los picos dolorosos** o antes de una situación estresante, como una operación médica.

2. Relajación muscular progresiva

La relajación muscular progresiva es un método que consiste en contraer y luego soltar cada grupo muscular del cuerpo, empezando por los pies y subiendo hasta la cabeza. Al contraer conscientemente los músculos durante unos segundos y luego soltarlos, el paciente aprende a reconocer la diferencia entre un músculo tenso y uno relajado, lo que ayuda a liberar la tensión involuntaria asociada al dolor.

Esta técnica es especialmente útil para pacientes que sufren dolores musculoesqueléticos, **espasticidad** o **contracturas**, frecuentes en pacientes neurológicos. Al ayudar a relajar el cuerpo, la relajación muscular progresiva contribuye a reducir el malestar físico y la agitación mental.

3. Meditación y atención plena

Las técnicas de **meditación** y atención plena se utilizan cada vez más para tratar el dolor, sobre todo el crónico. Estas prácticas animan a los pacientes a **centrar su atención en el momento presente**, aceptando el dolor sin luchar contra él, pero sin dejarse abrumar por él. En lugar de resistirse o huir de la sensación dolorosa, el paciente aprende a **observar el dolor** sin juzgarlo, lo que puede reducir la percepción de su intensidad.

Los estudios han demostrado que el mindfulness puede cambiar la forma en que el cerebro interpreta las señales de dolor, reduciendo su impacto emocional y mental. También ayuda a reducir la ansiedad y a gestionar mejor los episodios de dolor agudo o crónico.

Fisioterapia y fisioterapia

La **fisioterapia** y la **fisioterapia** desempeñan un papel fundamental en el alivio del dolor, sobre todo para los pacientes que sufren dolores musculoesqueléticos, articulares o neurológicos. Estas técnicas tienen como objetivo **mejorar la movilidad, reducir la tensión muscular y fortalecer los músculos**, al tiempo que fomentan una mejor postura y alineación del cuerpo.

1. Ejercicios de fortalecimiento y estiramiento

Los ejercicios **de fortalecimiento muscular** ayudan a estabilizar las articulaciones y a sostener las zonas vulnerables del cuerpo, reduciendo así la sobrecarga de músculos y articulaciones. **Los** ejercicios **de estiramiento**, por su parte, ayudan a liberar la tensión muscular y mejorar la flexibilidad, lo que es especialmente importante para los pacientes con trastornos neurológicos que sufren rigidez o **espasticidad**.

Para los pacientes **de ictus**, por ejemplo, las sesiones regulares de fisioterapia son esenciales para prevenir **deformidades articulares** y aliviar el dolor causado por posturas anormales prolongadas.

2. Masaje terapéutico

El masaje terapéutico es otra técnica utilizada habitualmente para aliviar el dolor, sobre todo el musculoesquelético y el neuropático. El masaje ayuda a **liberar la tensión muscular**, mejorar la circulación sanguínea y favorecer la liberación de endorfinas, hormonas naturalmente analgésicas.

Para los pacientes neurológicos, como los que padecen la enfermedad de Parkinson o esclerosis múltiple, el masaje también puede ayudar a **reducir la rigidez** y mejorar la movilidad. Al aliviar la tensión muscular, ayuda a reducir la sensación de dolor al tiempo que favorece la relajación general.

3. Estimulación eléctrica transcutánea (TENS)

La estimulación eléctrica transcutánea (TENS) es una técnica no invasiva que utiliza corrientes eléctricas de baja intensidad para aliviar el dolor. Se colocan electrodos en la piel alrededor de la zona dolorida, y los impulsos eléctricos estimulan los nervios subyacentes, bloqueando la transmisión de señales dolorosas al cerebro y fomentando la producción de endorfinas.

Esta técnica es especialmente eficaz para el dolor neuropático o musculoesquelético, así como para el dolor postoperatorio. A menudo se utiliza junto con otras terapias físicas para reforzar los efectos analgésicos.

Enfoques psicoterapéuticos

La psicoterapia es otra herramienta poderosa para controlar el dolor, especialmente cuando está asociado a factores emocionales como la ansiedad, la depresión o el estrés. El dolor crónico puede mermar la calidad de vida, creando un círculo vicioso en el que el malestar emocional empeora la percepción del dolor. Los **enfoques** psicoterapéuticos pretenden romper este círculo ayudando a los pacientes a cambiar su relación con el dolor.

1. Terapia cognitivo-conductual (TCC)

La terapia cognitivo-conductual (TCC) es uno de los enfoques psicoterapéuticos más utilizados para tratar el dolor crónico. Ayuda a los pacientes **a identificar y modificar los pensamientos negativos** o irracionales que amplifican el dolor, como el miedo a empeorar o la idea de que el dolor es insuperable. Al trabajar estos patrones de pensamiento, los pacientes aprenden a gestionar mejor su dolor y a desarrollar estrategias de **afrontamiento** más eficaces.

La TCC también incluye técnicas de relajación y control del estrés, que refuerzan la eficacia de las intervenciones psicológicas al reducir la tensión mental asociada al dolor.

2. Hipnosis

La hipnosis es otro método no medicinal que puede utilizarse para aliviar el dolor. Ayuda a inducir un estado de **relajación profunda** y a centrar la atención en sensaciones agradables o neutras, distrayendo así la mente del dolor. Bajo hipnosis, los pacientes pueden aprender a **modificar su percepción del dolor**, haciéndolo menos intenso o localizándolo en una parte del cuerpo más tolerable.

Los estudios han demostrado que la hipnosis puede ser especialmente útil para tratar el dolor agudo (como el asociado a cuidados o intervenciones), así como el dolor crónico resistente a los tratamientos tradicionales.

Técnicas complementarias y alternativas

Otros **enfoques complementarios**, como **la acupuntura** o la **quiropráctica**, también pueden ser eficaces para algunos pacientes que sufren dolor crónico. Estos métodos pretenden reequilibrar la energía del cuerpo, restablecer la movilidad normal de las articulaciones o estimular puntos específicos para favorecer la curación y el alivio.

○ La importancia del dolor psicológico: ansiedades y temores de los pacientes neurológicos

El dolor psicológico, a menudo vinculado a la **ansiedad** y el **miedo**, desempeña un papel central en la experiencia de los pacientes neurológicos. Aunque el dolor físico suele estar en el primer plano de las preocupaciones médicas, no hay que subestimar el impacto del sufrimiento psicológico que acompaña a las patologías neurológicas. Este sufrimiento puede influir en la percepción y la intensidad del dolor físico, agravar el estado general de salud del paciente y afectar negativamente a su calidad de vida. Los pacientes neurológicos, enfrentados a enfermedades como la esclerosis múltiple, el ictus, la enfermedad de Parkinson o trastornos degenerativos como el Alzheimer, se ven a menudo abrumados por miedos profundamente arraigados relacionados con la incertidumbre de su futuro, la pérdida de autonomía o el deterioro cognitivo. Comprender y tratar esta dimensión psicológica es, por tanto, esencial si queremos ofrecer una atención integral y cuidadosa.

Dolor psicológico: un sufrimiento invisible pero muy real

A diferencia del dolor físico, que puede medirse o tratarse con intervenciones farmacológicas, **el dolor psicológico** es más sutil, pero igual de incapacitante. Se manifiesta a través de **emociones negativas** intensas como la ansiedad, el miedo, la tristeza e incluso la desesperación. Estas emociones, que pueden estar directamente relacionadas con la enfermedad neurológica, provocan **un estrés crónico** que acentúa la percepción del dolor físico y hace que el paciente sea aún más frágil.

1. Miedo a la incertidumbre

Una de las principales fuentes de dolor psicológico para los pacientes neurológicos es la **incertidumbre** sobre la evolución de su enfermedad. En el caso de enfermedades como la esclerosis múltiple o la enfermedad de Parkinson, cuya evolución suele ser imprevisible, los pacientes se enfrentan a **una ansiedad constante** ligada a la idea de no saber cómo evolucionará su dolencia. Esta incertidumbre puede generar **un estrés permanente**, ya que los pacientes se preguntan si perderán su independencia, pasarán a depender de quienes les rodean o ya no podrán gestionar las tareas cotidianas.

Este miedo al futuro puede apoderarse de la persona y convertirse en un verdadero dolor emocional, alimentando un ciclo de **rumiaciones** en el que el paciente no deja de pensar en los peores escenarios. Esta espiral de ansiedad suele verse reforzada por **las fluctuaciones de los síntomas** neurológicos, que hacen que el curso de la enfermedad sea impredecible y, por tanto, difícil de anticipar.

2. El miedo a perder la independencia

La pérdida de autonomía es otra fuente muy común de ansiedad para los pacientes con enfermedades neurológicas. Para muchos, la perspectiva de dejar de poder valerse por sí mismos, de perder el control de su cuerpo o de sus funciones mentales, es un **miedo devastador**. Esta ansiedad es especialmente aguda en las personas que padecen enfermedades neurodegenerativas como el Alzheimer, en las que la pérdida gradual de las facultades cognitivas provoca el borrado de la identidad y los recuerdos.

El miedo a depender de otros para las tareas más sencillas, como lavarse, vestirse o alimentarse, puede causar **un profundo sufrimiento psicológico**. Este sufrimiento se ve exacerbado por un sentimiento de **pérdida de dignidad**, que puede tener un impacto significativo en la autoestima y el bienestar general del paciente. La idea de convertirse en una "carga" para los familiares, o de tener que ingresar en una residencia, alimenta esta ansiedad.

3. Miedo al dolor físico y al tratamiento

El miedo al dolor en sí suele estar presente en los pacientes neurológicos, que pueden temer no sólo los síntomas de su enfermedad, sino también los tratamientos a los que tienen que someterse. Por ejemplo, un paciente que sufre esclerosis múltiple puede vivir con miedo a un **ataque doloroso**, que puede producirse de forma imprevisible. Esta anticipación del dolor por sí sola puede **agravar la percepción de** los síntomas, creando un dolor psicológico ligado a la aprensión.

Además, determinados tratamientos neurológicos, ya sean intervenciones quirúrgicas, inyecciones o tratamientos fuertes, pueden provocar ansiedad. Los efectos secundarios de la medicación, como somnolencia, confusión o fatiga, también pueden aumentar el miedo del paciente a ver cómo se deteriora aún más su calidad de vida.

4. Pérdida de control e impotencia

La enfermedad neurológica, especialmente cuando es degenerativa, suele imponer una sensación de **pérdida** total **de control**. Los pacientes se sienten impotentes ante la evolución de su enfermedad, incapaces de controlar los cambios que se producen en su cuerpo o en su mente. Esta pérdida de control refuerza el sentimiento de **impotencia**, un dolor psicológico ligado al hecho de que el paciente no puede influir en su propio destino.

Este sentimiento de impotencia suele exacerbarse en los momentos en que las capacidades cognitivas o físicas fluctúan, como en la esclerosis múltiple o la enfermedad de Parkinson, donde algunos días los síntomas son manejables y otros abrumadores. Esta **imprevisibilidad** puede hacer al paciente aún más vulnerable a la ansiedad y la frustración.

Consecuencias del dolor psicológico en el bienestar general

El dolor psicológico no se limita a estados emocionales dolorosos. Puede tener profundas repercusiones en la **calidad de vida** de los pacientes neurológicos, afectando a su comportamiento, su autopercepción y su capacidad para hacer frente a la enfermedad.

1. Empeoramiento del dolor físico

El dolor psicológico y el **dolor físico** suelen estar interconectados. La ansiedad, el estrés y la depresión pueden acentuar la percepción del dolor físico, haciéndolo más intenso o más difícil de soportar. Por ejemplo, un paciente ansioso o deprimido puede tener una tolerancia reducida al dolor, percibiendo un dolor moderado como insoportable.

Esta relación está bien documentada: el **eje cerebro-cuerpo** desempeña un papel central en la modulación del dolor. El estrés psicológico provoca la liberación de sustancias en el organismo que aumentan la sensibilidad al dolor. Así, mientras que el dolor físico puede provocar malestar emocional, este último agrava a su vez el dolor físico, creando un **círculo vicioso** difícil de romper.

2. Aislamiento social y retraimiento

El dolor psicológico conduce a menudo al **aislamiento social**. Los pacientes neurológicos pueden, por miedo o vergüenza a su enfermedad, optar por retirarse de la vida social. Este retraimiento puede estar motivado por sentimientos de **inutilidad** o **impotencia**, o por el miedo a dejar de ser percibido de la misma manera que antes.

Este aislamiento no hace sino amplificar el malestar del paciente y puede conducir a la **depresión**. Sin embargo, el apoyo social es un factor crucial para controlar el dolor, ya sea físico o emocional. Cuando los pacientes se aíslan de quienes les rodean, también privan a sus cuerpos y mentes de uno de los recursos más importantes para afrontar el sufrimiento.

3. Depresión y pérdida de motivación

El dolor psicológico puede convertirse en **depresión** en los pacientes neurológicos, sobre todo si se sienten impotentes ante su enfermedad. La depresión conlleva una pérdida de interés por las actividades cotidianas, una **pérdida de motivación** y una sensación de vacío, lo que puede dificultar la capacidad del paciente para seguir el tratamiento o participar activamente en la rehabilitación.

Esta desvinculación puede tener consecuencias importantes para el tratamiento, ya que es menos probable que un paciente deprimido acuda a las citas médicas, tome su medicación con regularidad o participe en actividades físicas que podrían aliviar su dolor. Esta **espiral descendente** complica considerablemente el tratamiento de la enfermedad neurológica.

Tratamiento del dolor psicológico en pacientes neurológicos

El **tratamiento del dolor psicológico** debe ser una prioridad en la atención a los pacientes neurológicos, ya que influye no sólo en su bienestar emocional, sino también en su respuesta al tratamiento médico. Se pueden combinar varios enfoques para aliviar este sufrimiento invisible.

1. Apoyo psicológico y psicoterapia

El apoyo psicológico, a través de **la psicoterapia**, es una intervención clave para ayudar a los pacientes a gestionar sus ansiedades y temores. **La terapia cognitivo-conductual (TCC)** es especialmente eficaz para identificar y modificar los patrones de pensamiento negativos que contribuyen a la ansiedad y el dolor psicológico. Ayuda a los pacientes a desarrollar estrategias para afrontar el miedo a la incertidumbre y la pérdida de control, al tiempo que refuerza su sensación de dominio.

El asesoramiento psicológico también permite a los pacientes **expresar sus miedos con palabras**, lo que puede resultar liberador. El simple hecho de hablar de sus temores con un profesional sanitario puede reducir su intensidad y dar a los pacientes herramientas concretas para afrontarlos con mayor eficacia.

2. Apoyo familiar y social

El apoyo de familiares y amigos desempeña un papel fundamental en el tratamiento del dolor psicológico. Es necesario **formar y sensibilizar a** los cuidadores y familiares **sobre** las necesidades emocionales de los pacientes neurológicos, para ofrecerles una presencia reconfortante, un espacio para expresar sus temores y ayuda en los momentos difíciles.

Mantener una red social y familiar activa ayuda a combatir el aislamiento y anima a los pacientes a seguir participando en su vida social. Los grupos de apoyo o las asociaciones de pacientes también ofrecen un lugar donde hablar con otras personas que se enfrentan a situaciones similares, lo que ayuda a romper el aislamiento y a crear **un apoyo colectivo**.

3. Técnicas de relajación y gestión del estrés

Las técnicas de relajación como la meditación, la atención plena y la respiración profunda ayudan a calmar el sistema nervioso y a reducir la tensión asociada al dolor psicológico. Estas técnicas, combinadas con enfoques terapéuticos, ayudan a gestionar más eficazmente el estrés y los miedos, al tiempo que favorecen un **estado de relajación** que contribuye a reducir la percepción del dolor.

- **Ética y respeto de la dignidad**

  ○ Garantizar la dignidad del paciente a pesar de la pérdida de autonomía

Garantizar **la dignidad del paciente** a pesar de la pérdida de autonomía es uno de los retos más esenciales y delicados de la asistencia, sobre todo en el caso de los pacientes con enfermedades neurológicas o crónicas. La pérdida de autonomía, ya sea física o cognitiva, puede tener un profundo impacto en la autopercepción del paciente. No sólo afecta a su capacidad para realizar las tareas cotidianas, sino también a su identidad, autoestima y sentido de la dignidad. En este contexto, el papel de los cuidadores, ya sean profesionales o familiares, es fundamental para preservar esta dignidad, garantizando que ofrecen una atención respetuosa, atenta y centrada en el ser humano. Esto implica acciones, actitudes y prácticas que mantengan el respeto, la independencia y el valor del paciente como individuo, a pesar de las limitaciones impuestas por la enfermedad.

Comprender la pérdida de autonomía y sus repercusiones

La pérdida de independencia puede manifestarse a distintos niveles, según la enfermedad y su evolución. En los pacientes neurológicos, puede afectar tanto a las funciones físicas (dificultad para caminar, comer, asearse) como a las cognitivas (pérdida de memoria, problemas de orientación, deterioro de la toma de decisiones). Este deterioro de las capacidades suele llevar a los pacientes a depender cada vez más de los demás para las tareas cotidianas, lo que puede generar un sentimiento de vulnerabilidad, **pérdida de control** e incluso humillación.

1. Miedo a convertirse en una carga

Uno de los aspectos más dolorosos de la pérdida de independencia es el **miedo a convertirse en una carga para** los seres queridos o el personal médico. Muchos pacientes sienten una profunda ansiedad ante la idea de no poder seguir contribuyendo o de depender por completo de los demás. Este sentimiento puede conducir a la culpa o la vergüenza, exacerbando el sufrimiento psicológico asociado a la enfermedad. Garantizar la dignidad del paciente significa reconocer este temor y tenerlo en cuenta en la forma de prestar la asistencia.

2. Sentimiento de pérdida de identidad

La pérdida de autonomía también puede conducir a un **sentimiento de pérdida de identidad**. Cuando los pacientes ya no pueden realizar actividades que antes les eran familiares o formaban parte de su vida cotidiana, pueden sentir que han perdido una parte de sí mismos. Por ejemplo, una persona a la que le encantaba cocinar y que, debido a su enfermedad, ya no puede preparar sus propias comidas, puede sentirse profundamente angustiada por su incapacidad para hacerlo. Mantener la dignidad del paciente significa reconocer estas dimensiones de la pérdida y ayudarle a encontrar nuevos puntos de referencia que le permitan sentirse valorado y respetado.

Enfoques para preservar la dignidad del paciente

Mantener la dignidad de los pacientes se basa en una serie de acciones y actitudes que respetan no sólo sus necesidades físicas, sino también su integridad emocional y psicológica. No se trata simplemente de satisfacer necesidades técnicas, sino de considerar al paciente **como un todo**: una persona con una historia, unas preferencias, unos valores y unas emociones que deben tenerse en cuenta a lo largo de todo el proceso asistencial.

1. Respetar la individualidad y las preferencias del paciente

Cada paciente es único, con sus propios hábitos, preferencias y forma de percibir su enfermedad. Respetar la dignidad de los pacientes significa tener siempre **en cuenta sus elecciones**, por limitadas que sean, y hacerles partícipes de las decisiones sobre sus cuidados. Aunque sus capacidades físicas o cognitivas estén mermadas, los pacientes deben ser considerados siempre **actores de su propia vida**, capaces de tomar decisiones cuando puedan hacerlo.

Esto puede manifestarse en gestos sencillos, como :

- Pregunte al paciente cómo le gustaría que le ayudaran, por ejemplo, a vestirse o lavarse.
- Deje que el paciente participe todo lo posible en las tareas que aún puede realizar, aunque sea parcialmente. Esto refuerza su sensación de autonomía y control.
- Respete las preferencias personales, por ejemplo en cuanto a la comida, los hábitos diarios o el ritmo del día.

2. Fomentar la autonomía cuando aún sea posible

Aunque la autonomía del paciente esté parcialmente comprometida, es importante **fomentar las capacidades restantes**. Puede tratarse de gestos sencillos como coger una cuchara, peinarse o incluso elegir la ropa. Permitir que los pacientes utilicen sus habilidades, aunque sea de forma limitada, aumenta su autoestima y les da una sensación de control sobre sus vidas.

La autonomía no es sólo la capacidad de hacer cosas, sino también la capacidad de **elegir**. Es esencial dar opciones a los pacientes siempre que sea posible y respetar sus decisiones. Por ejemplo, incluso un paciente muy débil puede decidir el orden de las tareas del día o elegir entre dos prendas de ropa.

3. Utilizar una comunicación respetuosa y afectuosa

La forma en que los cuidadores se dirigen a los pacientes tiene un profundo impacto en su autopercepción. La **comunicación respetuosa**, afectuosa y considerada es una forma poderosa de mantener la dignidad del paciente. Esto incluye:

- **Hablar con el paciente, no a través de él**: es importante incluir siempre al paciente en las conversaciones que le conciernen, aunque tenga problemas cognitivos. Ignorar al paciente o hablar de él en tercera persona en presencia de familiares o cuidadores puede hacer que se sienta aún más invisible.
- **Utilizar un lenguaje apropiado y no infantilizante**: es esencial evitar cualquier forma de comunicación condescendiente o paternalista. Tratar a los pacientes como adultos, respetando su inteligencia y su capacidad de comprensión, es fundamental para preservar su dignidad.
- **Escucha activa**: otro aspecto crucial es la **escucha activa**. Es importante dedicar tiempo a escuchar lo que el paciente tiene que decir, aunque a veces resulte difícil de entender debido a las dificultades de comunicación. Escuchar con atención y paciencia demuestra a los pacientes que se les valora y respeta.

4. Mantener la confidencialidad y privacidad del paciente

La **confidencialidad** y el **respeto de la intimidad** son elementos esenciales para preservar la dignidad del paciente. Esto se aplica no solo a la información médica, sino también a la intimidad durante los cuidados corporales, como el aseo, el cambio de ropa o los procedimientos médicos.

- **Proteger la intimidad**: es importante garantizar que los cuidados se lleven a cabo en condiciones que preserven el pudor del paciente. Cerrar las puertas, utilizar sábanas para cubrir las partes del cuerpo no implicadas y pedir siempre permiso antes de realizar gestos íntimos son formas de proteger la dignidad del paciente.
- **Respetar la confidencialidad**: la divulgación de información personal de los pacientes debe limitarse estrictamente a las personas directamente implicadas en su atención. El cumplimiento de esta norma demuestra a los pacientes que se les trata con profesionalidad y respeto.

5. Apoyar la autoestima a través de la apariencia y la presentación

La apariencia personal suele estar vinculada a la autoestima, y para los pacientes que pierden su autonomía puede convertirse en una fuente de malestar. Mantener la dignidad de los pacientes también implica **prestar mucha atención** a su aspecto, incluso cuando ya no pueden valerse por sí mismos.

Gestos sencillos como cepillar el pelo de un paciente, afeitarle o ayudarle a vestirse con cuidado contribuyen a reforzar su sentido del valor y la integridad. Hay que animar a los pacientes a elegir su propia ropa o estilo, incluso en las pequeñas decisiones cotidianas. Esto les permite **conservar cierto control** sobre su aspecto y, en consecuencia, sobre la imagen que proyectan ante sí mismos y ante los demás.

6. Proporcionar apoyo emocional

La pérdida de autonomía suele ir acompañada de **sufrimiento psicológico**, sobre todo como consecuencia de la dependencia progresiva de los demás. Ofrecer **apoyo emocional** es esencial para mantener la dignidad del paciente. Esto significa escuchar sus angustias, reconocer sus frustraciones y proporcionarle un apoyo psicológico adecuado.

También es útil animar a los pacientes a hablar de sus miedos y sentimientos, creando un espacio seguro y afectuoso para esta expresión. La **presencia atenta de** cuidadores o seres queridos puede tranquilizar y ayudar al paciente en los momentos difíciles.

- ◦ Toma de decisiones en cuidados paliativos neurológicos

La toma de decisiones en cuidados paliativos neurológicos es un proceso delicado y complejo, basado en un enfoque colaborativo entre los pacientes, sus familias y los equipos médicos. En los cuidados paliativos, el objetivo principal ya no es curar la enfermedad, sino **aliviar el sufrimiento**, mejorar la calidad de vida y acompañar a los pacientes en sus últimos momentos con dignidad. En el contexto de las enfermedades neurológicas graves, como las neurodegenerativas, los accidentes cerebrovasculares graves o los traumatismos craneoencefálicos irreversibles, la toma de decisiones debe tener en cuenta no sólo los síntomas físicos, sino también las dimensiones **psicológica, ética** y **existencial**.

Los cuidados paliativos neurológicos plantean retos específicos debido a la naturaleza progresiva y a menudo imprevisible de las enfermedades implicadas, como la esclerosis lateral amiotrófica (ELA), la enfermedad de Parkinson avanzada y los tumores cerebrales agresivos. Estas enfermedades afectan no sólo a las capacidades físicas de los pacientes, sino también a su **función cognitiva**, su capacidad de comunicación y su autonomía. Por lo tanto, la toma de decisiones se convierte en un sutil acto de equilibrio entre los deseos del paciente, la evaluación clínica y las limitaciones médicas, respetando al mismo tiempo la dignidad del paciente y evitando sufrimientos innecesarios.

La importancia del paciente en la toma de decisiones

En los cuidados paliativos, el **paciente** debe estar siempre en el centro de la toma de decisiones, ya que es él quien experimenta la enfermedad y sus consecuencias. Sin embargo, en el caso de las enfermedades neurológicas avanzadas, la capacidad del paciente para participar activamente en la toma de decisiones puede verse mermada, lo que dificulta la elaboración de planes de cuidados. Por lo tanto, es crucial **implicar al máximo a los pacientes** en el proceso de toma de decisiones, respetando sus valores y deseos expresados.

1. Autonomía y respeto a la elección del paciente

El respeto de la **autonomía del paciente** es uno de los principios éticos fundamentales de los cuidados paliativos. Esto significa que es esencial garantizar que, siempre que sea posible, el paciente participe activamente en las decisiones sobre su tratamiento y sobre cómo desea ser atendido. El equipo asistencial debe mantener conversaciones abiertas y sinceras con el paciente siempre que sea posible, para conocer sus preferencias asistenciales, sus valores y sus prioridades al final de la vida.

- **Voluntades anticipadas**: Para los pacientes que padecen enfermedades neurológicas progresivas como el Alzheimer o la esclerosis múltiple, se recomienda animarles a redactar **voluntades anticipadas** mientras aún son capaces de tomar decisiones con conocimiento de causa. Estas directivas permiten aclarar los deseos del paciente en cuanto a los cuidados que desea o no recibir en una fase avanzada de la enfermedad, sobre todo en lo que respecta a la reanimación, la alimentación artificial o la intubación.
- **Planificación anticipada** de **la atención sanitaria**: la planificación anticipada de **la atención sanitaria** garantiza que las decisiones futuras se ajusten a los deseos del paciente, aunque pierda la capacidad de expresarlos más adelante. Puede incluir la designación de una **persona de apoyo** o **apoderado de confianza** para que tome decisiones en nombre del paciente.

2. Cuando el paciente ya no puede participar: el papel de la familia y los amigos

En los casos en que la **capacidad de decisión** del paciente está mermada (demencia avanzada, pérdida de conciencia o deterioro cognitivo grave), la familia o el pariente cercano designado desempeña un papel central en el proceso de toma de decisiones. En estos casos, los cuidadores tienen el deber de ayudar a la familia a tomar decisiones que a menudo están cargadas de significado, teniendo cuidado de respetar lo que se sabe sobre los deseos del paciente.

La comunicación entre cuidadores y familiares debe basarse en la **escucha** y la **transparencia**. A veces las familias se debaten entre

233

el deseo de hacer todo lo posible para prolongar la vida de su ser querido y el deseo de respetar su dignidad evitando intervenciones médicas invasivas que podrían prolongar el sufrimiento sin ningún beneficio tangible. Los cuidadores tienen un papel fundamental a la hora de ayudarles a tomar estas decisiones, explicándoles claramente los **beneficios y riesgos de las** distintas opciones de tratamiento.

Decisiones complejas relacionadas con intervenciones médicas

Los cuidados paliativos neurológicos implican a menudo decisiones difíciles sobre el uso de **tratamientos médicos** que pueden prolongar la vida pero, en algunos casos, a costa de un sufrimiento adicional o una merma de la calidad de vida. La gestión de estas decisiones requiere una **evaluación ética y médica** exhaustiva, basada en los principios de respeto a la dignidad del paciente y reducción del sufrimiento.

1. Mantener o interrumpir el tratamiento de soporte vital

Una de las decisiones más delicadas en cuidados paliativos se refiere al **mantenimiento o cese de los tratamientos de soporte vital**, como la ventilación mecánica, la nutrición e hidratación artificiales o la reanimación cardiopulmonar. En algunos casos, estas intervenciones pueden prolongar la vida del paciente, pero sin una mejora real de la calidad de vida, sobre todo si el pronóstico neurológico es irreversible.

- **Evaluar los beneficios y los riesgos**: Es importante que el equipo sanitario, en colaboración con los familiares, discuta las ventajas y los inconvenientes de estas intervenciones. Si la continuación de estos tratamientos no mejora el estado de salud del paciente ni alivia su sufrimiento, sino que simplemente prolonga la agonía, puede plantearse su cese de acuerdo con los deseos expresados previamente por el paciente.

- **Sedación paliativa**: En determinados casos, cuando el sufrimiento se hace incontrolable y los tratamientos curativos ya no son una opción, se puede ofrecer **sedación paliativa** para aliviar el dolor y la ansiedad. Esta decisión debe tomarse con cuidado, respetando los deseos del paciente y teniendo en cuenta consideraciones éticas.

2. Prolongar la vida frente a preservar la calidad de vida

Un dilema habitual en los cuidados paliativos neurológicos es **prolongar la vida** a expensas de **la calidad de vida**. Las enfermedades neurológicas graves, como los tumores cerebrales terminales o la ELA, pueden provocar un rápido deterioro de las funciones vitales, con una pérdida progresiva de la capacidad de hablar, comer o respirar. En estas situaciones, la cuestión de si hay que seguir prolongando la vida a toda costa o centrarse en **aliviar los síntomas** pasa a ser central.

La calidad de vida debe evaluarse no sólo en términos de **funcionamiento físico**, sino también teniendo en cuenta los aspectos **psicológicos**, **emocionales** y **sociales**. Para algunos pacientes, prolongar la vida sin la posibilidad de comunicarse o relacionarse con sus seres queridos puede no ser un objetivo deseado. En estos casos, el papel de los cuidadores es facilitar el debate sobre estos aspectos y apoyar a los pacientes y sus familias en la toma de decisiones acordes con sus valores.

El papel central de la comunicación

La **comunicación** está en el centro del proceso de toma de decisiones en cuidados paliativos neurológicos. La calidad de los intercambios entre los pacientes, sus familias y el equipo asistencial determina a menudo la serenidad con la que se toman las decisiones. Una comunicación abierta, clara y atenta contribuye a responder a las preguntas, disipar las dudas y ayudar a los pacientes y a sus familias a superar estos momentos difíciles con una sensación de **comprensión** y **apoyo**.

1. Transparencia y honestidad en la información

Para garantizar que las decisiones se toman con pleno conocimiento de causa, es esencial que la información médica se **facilite de forma transparente**. Los cuidadores deben explicar claramente las opciones disponibles, las implicaciones de cada elección y las posibles consecuencias para la salud y el bienestar del paciente. Es esencial evitar falsas promesas, pero también ser tajante al anunciar el pronóstico. El tono debe ser a la vez empático y realista.

2. Escuchar los miedos y las necesidades emocionales

Los pacientes de cuidados paliativos neurológicos, al igual que sus familias, pueden sentirse abrumados por **miedos profundamente arraigados**: miedo al sufrimiento, miedo a la muerte, miedo a lo desconocido. Es crucial que el equipo asistencial se tome el tiempo necesario para **escuchar estos temores**, reconocerlos y responder con empatía. Atender las necesidades emocionales de los pacientes es tan importante como tratar sus síntomas físicos, porque estos miedos pueden influir en las decisiones sobre la atención y el tratamiento.

3. Crear un espacio para la reflexión y la aceptación

Las decisiones en cuidados paliativos nunca deben ser precipitadas. Es importante **dar tiempo** al paciente y a su familia para reflexionar, plantear preguntas y aceptar la situación. El cuidador debe crear un espacio en el que sea posible debatir las mismas cuestiones una y otra vez, replantearse las prioridades y adaptarse a la evolución de la enfermedad y las necesidades del paciente.

○ Protección de la confidencialidad y privacidad del paciente en un entorno de asistencia técnica

Proteger la confidencialidad y privacidad del paciente es una prioridad esencial en la atención médica, sobre todo en contextos en los que se requiere una asistencia compleja y técnica. La relación profesional sanitario-paciente se basa en la **confianza**, y para que esta relación sea sólida, el paciente debe sentirse respetado y protegido. Ya se trate de información personal o de la gestión de los cuidados físicos, garantizar la confidencialidad y la privacidad del paciente es un deber ético y deontológico fundamental. Esto es aún más crucial cuando la asistencia técnica implica procedimientos invasivos, un equipo asistencial ampliado o intervenciones médicas que podrían alterar el sentido de dignidad y seguridad del paciente.

Confidencialidad: un pilar de confianza

La **confidencialidad** se refiere a la protección de la **información personal** y médica de un paciente. Esta información debe compartirse estrictamente entre los profesionales sanitarios implicados en la atención del paciente y sólo en la medida necesaria para proporcionar una atención de calidad. Para los pacientes, saber que su información médica se trata con **discreción** y **respeto** es esencial si quieren sentirse confiados y seguros. Si no se respeta esta confidencialidad, los pacientes pueden perder la confianza e incluso sufrir trastornos psicológicos.

1. Respetar la confidencialidad médica

El **secreto médico** es una de las piedras angulares de la confidencialidad. Esto significa que toda la información compartida por el paciente o descubierta en el curso de la asistencia (diagnósticos, tratamientos, historial médico, etc.) debe permanecer confidencial y no puede divulgarse sin el consentimiento explícito del paciente. Cada miembro del equipo sanitario debe velar por la protección de esta información.

- **Limitar el acceso a la información**: La información médica sólo debe ser accesible a los profesionales implicados en el tratamiento del paciente. Esto incluye restringir el acceso a los historiales médicos únicamente a las personas autorizadas. En los centros sanitarios, esto requiere el uso de **sistemas informáticos seguros** que garanticen un acceso restringido a los datos de los pacientes.

- **Discreción en las conversaciones**: Las conversaciones sobre el estado de un paciente, ya sean entre miembros del equipo asistencial o con familiares, deben tener lugar en lugares donde se respete la confidencialidad, lejos de oídos indiscretos. Los pasillos, los ascensores y las salas de espera no son lugares apropiados para hablar del estado de un paciente.

2. El papel de la familia y los amigos íntimos en el respeto de la confidencialidad

La confidencialidad también se aplica a **las interacciones con las personas cercanas** al paciente. Aunque la familia suele desempeñar un papel esencial en el proceso asistencial, es importante que la información médica sólo se les transmita con el consentimiento del paciente, sobre todo si éste está consciente y es capaz de tomar decisiones.

Si el paciente no puede expresarse (coma, deterioro cognitivo grave, etc.), la información debe compartirse únicamente con las personas **designadas** por el paciente (en las directrices anticipadas o un apoderado) o con los familiares más próximos, respetando los deseos expresados previamente por el paciente.

Protección de la intimidad en la asistencia técnica

La protección de la **intimidad** física del paciente también es crucial, especialmente en el contexto de la asistencia técnica que puede implicar exámenes invasivos, manipulación del cuerpo o procedimientos médicos en zonas íntimas. La intimidad del paciente nunca debe sacrificarse en aras de la eficacia técnica. Cada procedimiento debe realizarse con **delicadeza**, procurando preservar la dignidad del paciente en todo momento.

1. Mantener el pudor durante los cuidados

Cuando las intervenciones técnicas requieren que el cuerpo del paciente esté parcial o totalmente desnudo (para exámenes clínicos, cuidados postoperatorios o procedimientos como el sondaje o la reanimación), es imperativo **proteger el pudor del paciente** mediante :

- Utilizar **sábanas** o **batas** para cubrir las partes del cuerpo que no intervienen en el tratamiento. De este modo, el paciente no se siente innecesariamente expuesto.
- **Informar al paciente** antes de cada procedimiento: explicar claramente cada etapa del tratamiento, pedir permiso antes de destapar cualquier parte del cuerpo del paciente y respetar el tiempo necesario para que el paciente esté preparado, todo ello refuerza la sensación de control y autonomía del paciente.
- **Limite las idas y venidas** a la habitación donde se prestan los cuidados. La presencia de demasiadas personas o visitantes puede perturbar la intimidad del paciente y hacerle sentir invadido. Sólo deben estar presentes las personas imprescindibles para el procedimiento, y las puertas deben estar cerradas para evitar cualquier intrusión.

2. Intervenciones médicas: gestionar el cuerpo con respeto

Procedimientos médicos técnicos como análisis de orina, infusiones, cuidado de heridas o pruebas de imagen pueden ser percibidos como intrusivos por los pacientes. Proteger **la intimidad corporal** significa no sólo preservar el pudor, sino también adoptar una actitud **respetuosa** y **delicada** al manipular el cuerpo.

- **Hablar con el paciente durante la operación**: no hay que tratar el cuerpo del paciente como un mero objeto técnico. Es importante seguir explicando lo que se hace, aunque el paciente no pueda responder. Esto demuestra al paciente que se respeta su cuerpo y que se tiene muy en cuenta cada gesto.

- **Respetar el consentimiento**: incluso para los procedimientos técnicos rutinarios, es esencial pedir el consentimiento del paciente. Darles la oportunidad de negarse o pedir una pausa, si es necesario, refuerza su sensación de control.

3. Respeto a la intimidad en los cuidados al final de la vida

En los cuidados paliativos o al final de la vida, preservar la intimidad del paciente reviste especial importancia. En esta fase, el cuerpo puede estar debilitado y la vulnerabilidad física y emocional del paciente es mayor. Es esencial mantener un ambiente tranquilo, respetuoso e íntimo en la atención prestada.

- **Crear un entorno tranquilo**: garantizar que el paciente disponga de un **espacio privado** o aislado para evitar cualquier intrusión exterior no deseada.
- **Implicar al paciente** todo lo posible en las decisiones relativas a su cuerpo, aunque se trate de pequeñas acciones como elegir la posición en la que prefiere estar sentado.

Formar a los cuidadores para proteger la confidencialidad y la intimidad

Garantizar la confidencialidad y la privacidad requiere **una formación continua** de los cuidadores para que adopten las mejores prácticas de atención respetuosa. Esto incluye:

- **Formación en el respeto de la dignidad del paciente**: enseñar a los cuidadores a adaptar su comunicación, gestos técnicos e interacciones con los pacientes para proteger su intimidad física y psicológica.
- **El desarrollo de una cultura de confidencialidad** en los centros sanitarios, en la que cada profesional se

responsabilice de proteger los datos médicos y respetar la intimidad del paciente.

1. Empatía y comunicación

Formar a los cuidadores para que adopten una actitud **empática** y utilicen **una comunicación adecuada** es esencial para proteger la intimidad y la confidencialidad. La forma de dirigirse a los pacientes, la sensibilidad hacia las necesidades individuales y la anticipación de las expectativas en términos de respeto desempeñan un papel clave en la forma en que los pacientes perciben la asistencia.

- Animar a los cuidadores a formular preguntas abiertas sobre el **nivel de comodidad** del paciente en relación con los procedimientos y a estar atentos a los signos de malestar permite ajustar el tratamiento para que sea más respetuoso.
- **La empatía** permite a los cuidadores ponerse en el lugar del paciente y considerar el impacto emocional de cada gesto o intervención.

Capítulo 6

Comunicación y educación terapéutica en neurología: un papel central para el auxiliar de enfermería

- **Comunicación con pacientes neurológicos**

  ○ Adaptar la comunicación verbal y no verbal a diferentes patologías (afasia, demencia)

Adaptar la **comunicación verbal y no verbal** a las distintas patologías es una necesidad fundamental en el cuidado de pacientes que sufren trastornos neurológicos como **afasia** o **demencia**. Estas patologías alteran la capacidad de los pacientes para comprender, expresar sus ideas o interactuar con su entorno, y también pueden afectar a la forma en que interpretan los gestos y las señales no verbales. Al adaptar su forma de comunicarse, los cuidadores no sólo facilitan los intercambios, sino que también contribuyen a mantener la **dignidad** del paciente, al tiempo que reducen la frustración que pueden provocar las dificultades de comunicación.

El principal objetivo de esta adaptación es permitir a los pacientes **entender** y **hacerse entender**, incluso cuando sus capacidades lingüísticas o de comprensión están deterioradas. Ello requiere **una especial sensibilidad** a las necesidades específicas de cada patología y el uso de estrategias verbales y no verbales adecuadas a la situación. Tanto si el paciente sufre una afasia tras un ictus como una demencia relacionada con la enfermedad de Alzheimer, el enfoque debe ser atento, paciente y centrado en mantener una relación humana.

Adaptar la comunicación en caso de afasia

La afasia es un trastorno del lenguaje causado generalmente por un daño cerebral, a menudo tras un ictus, que afecta a la capacidad de comprender o producir palabras. Hay distintos tipos de afasia (afasia de Broca, afasia de Wernicke, afasia global), cada uno con características específicas, pero todos comparten la dificultad para comunicarse verbalmente. Los pacientes pueden tener dificultades **para encontrar palabras**, **formar frases** completas o **entender lo que se** les dice.

1. Simplificar el lenguaje y utilizar frases cortas

Al comunicarse con un paciente afásico, es esencial **simplificar el lenguaje**. Las frases deben ser **cortas, claras y directas**, para no sobrecargar la comprensión del paciente. Esto significa evitar frases largas o complejas que puedan llevar a una mayor confusión.

- Utiliza **frases sencillas**: en lugar de preguntar "¿Quieres beber algo antes de tomar la medicina?", es mejor decir "¿Quieres un poco de agua?
- **Hable despacio y con claridad** para dar tiempo al paciente a procesar la información y responder a su propio ritmo.

2. Repetir y reformular con paciencia

Los pacientes afásicos pueden necesitar **repeticiones** para comprender bien lo que se les dice. Es importante **repetir** la información **con calma** o **reformularla** de forma más sencilla si es necesario. La paciencia es clave en estas interacciones, ya que la frustración puede aparecer rápidamente si el paciente se siente incomprendido.

- Repetir la misma frase sin cambiar las palabras ayuda al paciente a concentrarse en la idea principal.
- **Reformule** con palabras más sencillas o incluso frases más cortas si no se ha entendido la primera explicación.

3. Utilizar ayudas visuales y gestos

En caso de afasia, la comunicación no verbal se convierte en una herramienta esencial. **Las ayudas visuales** como imágenes, pictogramas u objetos pueden ayudar a compensar los déficits lingüísticos. Mostrar objetos o fotos puede aclarar las intenciones y ayudar al paciente a comprender más fácilmente.

- Mostrar el objeto en cuestión (como un vaso de agua) puede ser mucho más significativo para un paciente afásico que intentar explicarlo con palabras.
- Utilice **gestos sencillos y explícitos** para acompañar su discurso. Por ejemplo, señalar una silla y decir "siéntate" hace que la instrucción sea más clara.

4. Fomentar la comunicación por todos los medios

Los pacientes afásicos pueden tener dificultades para expresarse verbalmente, pero es importante **animarles a comunicarse**, ya sea mediante gestos, sonidos o palabras. Nunca hay que dar por sentado que un paciente afásico no entiende, aunque no pueda expresarse. Utilizando métodos alternativos, como los **tableros de comunicación**, donde pueden señalar palabras o imágenes, se les ofrecen formas de participar activamente en la conversación.

- **Anime al paciente** a utilizar gestos, sonidos o expresiones faciales para responder.
- Permita **respuestas sencillas**, como un movimiento de cabeza para indicar "sí" o "no".

Adaptar la comunicación con los pacientes con demencia

La demencia, sobre todo en enfermedades como el Alzheimer, afecta progresivamente a la memoria, la capacidad de razonamiento, la comunicación y el comportamiento. Los pacientes con demencia pueden desorientarse, perder el hilo de la conversación o tener dificultades para encontrar las palabras. Adaptar la comunicación en este contexto requiere un enfoque empático, paciente y, sobre todo, flexible, ya que las capacidades del paciente pueden variar con el tiempo.

1. Utilizar un lenguaje sencillo y concreto

Con los pacientes con demencia, es esencial **simplificar el lenguaje** evitando conceptos abstractos o frases complejas. Es preferible formular frases cortas, utilizando **palabras concretas** que se relacionen con situaciones u objetos familiares.

- Por ejemplo, decir "Vamos a la cocina a comer" en lugar de "Es hora de cenar" es más claro, porque exige una acción concreta e inmediata.
- También es aconsejable evitar **metáforas** o expresiones idiomáticas, que pueden aumentar la confusión.

2. Haga preguntas sencillas y evite las opciones complejas

Cuando se pide al paciente que responda, es preferible formular preguntas **sencillas** o cerradas, en las que la respuesta se limite a un "sí" o un "no". Esto facilita la comprensión y evita sobrecargar al paciente.

- Por ejemplo, en lugar de preguntar "¿Qué te apetece comer hoy?", es más fácil preguntar "¿Quieres pollo o pescado?
- Limitar **las opciones complejas** ayuda a reducir la confusión. Ofrecer dos opciones a la vez suele bastar para evitar confundir al paciente.

3. Mantener una rutina en la comunicación

Los pacientes con demencia suelen ser sensibles a **la rutina** y la repetición. Esto les permite sentirse seguros y anticipar lo que va a ocurrir. Al mantener una estructura regular en la forma de hablarles, les ofrecemos un entorno estable y predecible.

- Repetir las mismas palabras o frases en las mismas situaciones puede ayudar al paciente a adaptarse más fácilmente. Por ejemplo, utilizar las mismas palabras una y otra vez para actividades cotidianas, como "Es la hora del baño" o "Es la hora de descansar".

- Respetar al máximo los **hábitos** y preferencias del paciente ayuda a limitar la confusión y la ansiedad.

4. Utilizar la comunicación no verbal para tranquilizar

En las fases avanzadas de la demencia, la comunicación verbal puede resultar muy difícil y **la comunicación no verbal** adquiere cada vez más importancia. **El contacto visual**, **el tacto**, **las expresiones faciales suaves** y los **gestos tranquilizadores** se convierten en medios esenciales para establecer una conexión emocional y tranquilizar al paciente.

- **El tacto** puede ser una poderosa forma de comunicación cuando las palabras ya no bastan. Por ejemplo, coger la mano de un paciente o acariciarle suavemente el hombro puede reconfortarle.
- **Las expresiones faciales** deben ser tranquilas y benévolas para transmitir seguridad. Una sonrisa o una mirada tranquilizadora pueden ayudar a compensar la incapacidad de entender o expresarse verbalmente.

5. Tómese su tiempo y acepte el ritmo del paciente

Una de las cualidades más importantes a la hora de comunicarse con un paciente que sufre demencia es la **paciencia**. El paciente puede necesitar más tiempo para procesar la información, responder o incluso comprender lo que ocurre a su alrededor. El cuidador debe estar preparado para repetir la información, reformular las preguntas o esperar más tiempo una respuesta.

- Es esencial **dejar que los pacientes respondan a su propio ritmo**, sin apresurarlos, ya que esto podría aumentar sus sentimientos de confusión o frustración.
- **Aceptar los momentos de silencio** también forma parte de una buena comunicación. A veces puede que el

paciente no responda inmediatamente o que necesite concentrarse más para seguir la conversación.

○ Técnicas para fomentar la comprensión y reducir la frustración del paciente

Promover la **comprensión** y reducir la **frustración** de los pacientes, sobre todo los que padecen trastornos cognitivos o neurológicos, es una prioridad asistencial clave. Las dificultades de comunicación pueden ser fuente de **estrés, confusión** y **frustración** tanto para los pacientes como para sus cuidadores. Adaptar el enfoque para facilitar la comprensión no sólo mejora la eficacia de los cuidados, sino que también mantiene **la dignidad** del paciente al respetar sus capacidades y minimizar las situaciones que podrían generar ansiedad. Tanto si el paciente padece afasia, demencia u otras afecciones que afectan a la comunicación, se pueden poner en práctica **técnicas sencillas y eficaces** para reforzar los intercambios y mantener una relación tranquila.

Utilizar un lenguaje sencillo y apropiado

Uno de los elementos clave para facilitar la comprensión es el uso de **un lenguaje sencillo y adaptado** a las capacidades del paciente. Los pacientes con trastornos neurológicos pueden tener dificultades para procesar información compleja, seguir frases largas o entender términos abstractos.

1. Utiliza frases cortas y directas

Las **frases cortas** y directas son más fáciles de entender para los pacientes con dificultades cognitivas o lingüísticas. Simplificar los mensajes y evitar la jerga médica o los conceptos abstractos ayuda a los pacientes a concentrarse en lo esencial.

• Por ejemplo, en lugar de decir "Vamos a darle una dosis extra de analgésicos para controlar su dolor postoperatorio", es más eficaz decir "Vamos a darle un analgésico".

2. Articular y hablar despacio

Hablar **despacio** y con claridad ayuda al paciente a asimilar lo que se le dice. La articulación debe ser cuidadosa, pero el tono debe seguir siendo natural, sin ser excesivamente lento ni infantilizante. Este enfoque da tiempo al paciente para **procesar** la información y pensar en una respuesta.

3. Formular preguntas sencillas y cerradas

Para evitar sobrecargar al paciente, a menudo es preferible formular **preguntas cerradas**, que limitan las opciones de respuesta a "sí" o "no", o a una simple elección entre dos posibilidades. Las preguntas abiertas pueden ser demasiado difíciles de manejar para los pacientes con dificultades.

- Por ejemplo, en lugar de preguntar "¿Qué quieres comer?", una pregunta cerrada como "¿Quieres pollo o pescado?" simplifica la elección y reduce la confusión.

Utilizar la comunicación no verbal para reforzar los intercambios

La comunicación no verbal es una herramienta esencial para reforzar la comprensión, sobre todo cuando las palabras no bastan o el paciente no las entiende. Los gestos, las expresiones faciales y el lenguaje corporal en general pueden facilitar enormemente la transmisión de información y ayudar a reducir la frustración.

1. Acompañar las palabras con gestos explícitos

Los **gestos** que acompañan al habla pueden aclarar los mensajes y facilitar su comprensión. Por ejemplo, señalar un objeto, indicar una dirección o mostrar una acción puede dar un contexto visual a lo que se dice, ayudando al paciente a comprender mejor.

- Si le pide al paciente que se siente, señalar la silla mientras dice "Siéntese aquí" hace que la instrucción sea más clara.
- Mostrar un vaso de agua mientras se dice "¿Quiere beber agua?" añade una señal visual que facilita la respuesta.

2. Utilizar el contacto visual y expresiones tranquilizadoras

El contacto visual es esencial para captar la atención del paciente y reforzar la comunicación. Mirar al paciente a los ojos demuestra que usted está centrado en él y en su bienestar, lo que ayuda a establecer un clima de confianza. Además, **las expresiones faciales suaves y tranquilizadoras**, como una sonrisa o una expresión cariñosa, ayudan a calmar al paciente y a reducir su ansiedad.

3. Adapta tu lenguaje corporal y mantén la distancia

El lenguaje corporal debe reflejar amabilidad y empatía. Es importante permanecer a la misma altura que el paciente, especialmente si está sentado o encamado, para evitar dar la impresión de dominio o distancia. Acercarse con suavidad y **respetar la distancia personal del** paciente ayuda a mantener la comodidad y a crear un espacio propicio para la comunicación.

Repetir y reformular sin juzgar

La repetición y la **reformulación** suelen ser necesarias para asegurarse de que el paciente ha comprendido bien la información dada, sobre todo en casos de deterioro cognitivo. Lo importante es repetir o reformular sin dar la impresión de impaciencia o frustración, para evitar estresar al paciente.

1. Repite con calma y paciencia

Cuando el paciente no entiende una instrucción o una pregunta, es crucial repetirla **con calma** sin mostrar signos de enfado. Repetir las mismas palabras puede ayudar al paciente a concentrarse mejor en la información.

- Si una instrucción no se entiende claramente, como "Tómese este medicamento ahora", es útil repetirla idénticamente antes de reformularla.

2. Reformular en términos más sencillos

Si la repetición no ayuda, **reformular** la información en términos más sencillos puede ser una solución eficaz. Esto permite ajustar el mensaje sin alterar su significado, al tiempo que facilita su comprensión por parte del paciente.

- Por ejemplo, si el paciente no entiende la frase "Debe tomar este tratamiento tres veces al día", puede reformularse de la siguiente manera: "Tome una pastilla por la mañana, otra a mediodía y otra por la noche".

3. Utilizar signos sencillos para confirmar la comprensión

Después de dar la información, es útil **validar** la **comprensión del** paciente, en particular pidiéndole que repita la información o que la confirme con gestos. Así se evitan malentendidos y se pueden hacer ajustes si es necesario.

- Una pregunta del tipo "¿Lo ha entendido bien? o pedir al paciente que repita lo que ha entendido puede ser útil para asegurarse de que ha recibido la información.

Crear un entorno relajante y sin presiones

El entorno desempeña un papel fundamental en la forma en que un paciente percibe y procesa la información. Un entorno estresante, ruidoso o agitado puede dificultar la comprensión y aumentar la frustración. Crear un **entorno tranquilo y tranquilizador** ayuda a reducir la ansiedad y permite al paciente concentrarse mejor en los intercambios.

1. Reducir las distracciones y el ruido

Un entorno demasiado estimulante, con ruidos o agitación, puede dificultar aún más la comunicación, sobre todo en pacientes con trastornos cognitivos. Es importante **reducir las distracciones** durante los intercambios, como apagar la televisión, limitar las conversaciones simultáneas o cerrar las puertas para aislar al paciente del ruido exterior.

2. Crear un clima de confianza

Para reducir la frustración, los pacientes necesitan sentir que **pueden confiar en** la persona con la que hablan. Esto significa estar **presente**, atento a sus necesidades y adoptar una actitud tranquilizadora y empática. El cuidador debe ser siempre **paciente y** mostrar que está ahí para ayudar, sin juzgar ni precipitarse. Este enfoque tranquiliza al paciente y crea un marco en el que la comunicación se vuelve más fluida.

Fomentar la autonomía y recompensar los esfuerzos de los pacientes

Animar a los pacientes a **participar activamente** en la conversación y a tomar decisiones sobre su asistencia ayuda a reducir la frustración. Es fundamental valorar sus esfuerzos, por pequeños que sean, para reforzar su autoestima y su compromiso con el proceso asistencial.

1. Deje que el paciente se tome su tiempo para responder

Es fundamental respetar el **ritmo** del paciente dándole el tiempo que necesite para comprender la información y formular una respuesta. Presionarle o terminar las frases por él puede aumentar su frustración y reducir su sensación de control. Dejar momentos de silencio o animar suavemente al paciente a responder puede fomentar una mejor participación.

2. Valorar los éxitos y los esfuerzos

Hay que **valorar** cada intento del paciente por comprender o comunicarse, aunque no sea perfecto. Reconocer sus esfuerzos y destacar sus éxitos, aunque sean parciales, refuerza su autoestima y reduce los sentimientos de fracaso o frustración.

- Por ejemplo, decir "Lo has explicado muy bien, sigue así" o "Lo has entendido, muy bien" ayuda a mantener a los pacientes motivados y confiados en sus capacidades.

    ○ Uso de herramientas de comunicación alternativas (tableros de comunicación, gestos, expresiones)

El uso de **herramientas de** comunicación **alternativas**, como **tableros de comunicación**, **gestos** y **expresiones faciales**, es esencial para mejorar los intercambios con pacientes que tienen dificultades para expresarse o comprender el lenguaje verbal. Estas herramientas permiten superar los obstáculos que plantean patologías como la afasia, la demencia u otros trastornos neurológicos, y facilitan la transmisión de información esencial. Su uso proporciona a los pacientes medios adicionales para hacerse entender y participar activamente en sus cuidados, al tiempo que reduce la frustración y la ansiedad asociadas a la incapacidad de comunicarse de la forma tradicional.

Estas técnicas alternativas no sustituyen a la comunicación verbal, sino que la **complementan** o **sustituyen**, en función de las capacidades del paciente, permitiendo mantener un **vínculo** y garantizando que se tengan en cuenta sus necesidades y emociones.

Tableros de comunicación: una ayuda visual esencial

Los tableros de comunicación son herramientas visuales diseñadas para facilitar la comprensión y la expresión de necesidades cuando el lenguaje verbal está deteriorado. Son especialmente útiles para pacientes con afasia, trastornos neurológicos o cognitivos, o tras un ictus. Estos tableros permiten a los pacientes **señalar imágenes**, palabras o símbolos para indicar sus necesidades, emociones o responder a preguntas.

1. Pictogramas para simplificar la expresión

Los tableros de comunicación suelen estar formados por **pictogramas**, dibujos sencillos o fotografías que representan acciones, objetos o emociones. Estas imágenes ayudan a los pacientes a **expresar sus necesidades** sin tener que formular frases completas. Por ejemplo, imágenes de comida, bebida, un aseo o una cama permiten al paciente pedir comer, beber, lavarse o descansar.

• Para los pacientes con **demencia** o afasia grave, estas imágenes pueden sustituir a las palabras y ofrecer un medio claro e inmediato de hacerse entender, incluso cuando las capacidades lingüísticas son limitadas.

2. Paneles de comunicación personalizados

Los tableros de comunicación personalizados se adaptan a las necesidades específicas del paciente. Pueden diseñarse para que contengan imágenes o símbolos correspondientes a los objetos, acciones o situaciones más frecuentes para el paciente en cuestión. Por ejemplo, un paciente con dificultades para expresar sus necesidades relacionadas con el dolor podría utilizar un tablero en el que las distintas intensidades de dolor se representaran con caras o colores.

- El uso de un **gráfico adecuado** ayuda a aumentar la implicación del paciente en sus propios cuidados, ya que le ofrece una forma de responder activamente a las preguntas del cuidador, como "¿Cómo se encuentra?" o "¿Dónde le duele?".

3. Utilizar categorías visuales para facilitar la comprensión

Los gráficos de comunicación también pueden organizarse en **categorías visuales**, lo que facilita la orientación del paciente. Por ejemplo, una tabla puede dividirse en secciones para necesidades físicas (hambre, sed, dolor), emociones (tristeza, alegría, frustración) o acciones (levantarse, tumbarse, caminar). Esto ayuda a los pacientes a **aclarar sus intenciones** y centrarse en opciones más sencillas, reduciendo la confusión y el estrés.

- Para los pacientes que sufren **deterioro cognitivo** o desorientación por enfermedad neurológica, una organización clara de la imagen puede hacer que la comunicación sea más fluida y menos confusa.

Gestos y expresiones: reforzar la comunicación no verbal

Cuando el habla se hace difícil o imposible, la **comunicación no verbal** adquiere una importancia vital. **Los gestos**, las **expresiones faciales** y los **movimientos corporales** se convierten en medios esenciales para transmitir información y emociones. Utilizando estas señales de forma consciente y adecuada, el cuidador puede ayudar al paciente a comprender mejor y a sentirse comprendido.

1. Acompañe sus palabras con gestos explicativos

Los gestos explicativos pueden complementar o sustituir a las palabras, sobre todo en el caso de pacientes con dificultades para seguir instrucciones verbales. Por ejemplo, un cuidador puede señalar una silla y decir "Siéntese aquí", o levantar un vaso y preguntar "¿Quiere beber algo? Estos gestos permiten al paciente **visualizar la acción** y facilitan su comprensión.

• En situaciones en las que el lenguaje verbal se ve comprometido, los gestos sencillos y naturales proporcionan un **punto de referencia visual** para el paciente, que puede concentrarse en la acción que debe realizar sin verse abrumado por instrucciones complejas.

2. Contacto visual y expresiones faciales para tranquilizar

El contacto visual y las **expresiones faciales** desempeñan un papel esencial en la comunicación no verbal, sobre todo para transmitir emociones y tranquilizar al paciente. Mantener un contacto visual amable y afectuoso ayuda a los pacientes a sentirse escuchados y respetados, incluso cuando les fallan las palabras.

• **Expresiones faciales** como una sonrisa, una mirada tranquilizadora o de preocupación pueden transmitir emociones y ayudar a reforzar la comprensión emocional. Por ejemplo, sonreír cuando se dice "Todo va bien" ayuda a reforzar la confianza del paciente en sí mismo.

3. Gestos sencillos para responder y pedir

Utilizar **gestos específicos** para determinadas respuestas o peticiones puede ser una estrategia eficaz para simplificar la comunicación. Por ejemplo, una simple inclinación de la cabeza para decir "sí" o un gesto con la mano para decir "no" permiten una respuesta rápida sin que el paciente tenga que formular palabras.

- Otros gestos pueden establecerse como **señales de comunicación**, como señalarse a sí mismo para indicar una necesidad personal, levantar la mano para pedir ayuda o señalar una zona dolorida tocándola. Estos gestos permiten al paciente **participar activamente** en el intercambio, incluso sin hablar.

Comunicación a través del tacto: un enfoque delicado y respetuoso

El tacto puede ser una poderosa herramienta de comunicación, sobre todo cuando otros medios son limitados. El tacto no sólo transmite información, sino también **calor humano**, **consuelo** y **empatía**. Sin embargo, siempre debe utilizarse con sensibilidad y respeto por las preferencias del paciente.

1. Tocar para tranquilizar y calmar

Un **toque ligero** y cariñoso puede ayudar a calmar a un paciente ansioso o desorientado. Por ejemplo, poner una mano en el hombro del paciente o cogerle la mano durante una explicación difícil puede ayudar a reducir su ansiedad y reforzar el vínculo de confianza. Este gesto no verbal muestra al paciente que está **presente en** la **atención del** cuidador y que no está solo en su experiencia.

2. Utilizar el tacto para guiar las acciones

En situaciones en las que el paciente tiene dificultades para entender una instrucción o realizar una tarea física, **el tacto guía** puede ser muy útil. Por ejemplo, el cuidador puede poner suavemente la mano en el brazo del paciente para ayudarle a levantarse o guiar sus movimientos durante una actividad.

- Este tipo de tacto debe ser suave y **respetuoso con** la **autonomía del** paciente, y evitar apresurarlo. Es un apoyo sutil que acompaña el gesto del paciente en lugar de sustituirlo.

Herramientas tecnológicas de apoyo a la comunicación

La tecnología también puede desempeñar un papel importante en la comunicación alternativa. **Las aplicaciones de comunicación aumentativa** o los dispositivos electrónicos especializados permiten a los pacientes **seleccionar palabras, imágenes o frases** en una pantalla táctil, lo que les facilita expresar sus necesidades.

1. Aplicaciones de la comunicación aumentativa

Las aplicaciones disponibles en tabletas o teléfonos móviles permiten a los pacientes **elegir palabras** o imágenes que se adapten a sus necesidades. A menudo están equipadas con sintetizadores de voz que leen en voz alta las elecciones del paciente, ofreciendo otra forma de hablar.

- Estas tecnologías son especialmente útiles para pacientes con afasia o dificultades motoras. Adaptando las opciones disponibles en la aplicación, los pacientes pueden expresar necesidades sencillas (como "hambre", "sed" o "dolor") o emociones.

2. Dispositivos electrónicos de asistencia

Los **dispositivos electrónicos de asistencia**, como las tabletas comunicadoras o los teclados simplificados, permiten a los pacientes con deficiencias motoras o cognitivas **comunicarse por escrito** o a través de interfaces interactivas. Estas herramientas pueden personalizarse para adaptarse a las capacidades y necesidades de cada paciente, dándoles cierta autonomía en su comunicación.

- **El papel del asistente sanitario en la educación terapéutica**

  ○ Explicar los cuidados y ayudar a los pacientes a controlar su enfermedad

Explicar los cuidados y **ayudar a los pacientes** a gestionar su enfermedad es fundamental en la relación entre cuidador y paciente, sobre todo en el caso de pacientes con enfermedades crónicas o neurológicas. La calidad de los intercambios entre cuidadores y pacientes puede tener un impacto significativo en la forma en que los pacientes experimentan su enfermedad, entienden su tratamiento y se comprometen con su proceso asistencial. Una buena explicación de los cuidados, combinada con un apoyo empático y personalizado, permite a los pacientes sentirse **implicados en su propia salud**, gestionar los síntomas de su enfermedad de forma más eficaz y conservar su **dignidad** durante todo el proceso.

La enfermedad, ya sea aguda o crónica, suele generar **miedo**, **incertidumbre** y una **sensación de pérdida de control**. El papel del cuidador no es sólo proporcionar tratamiento, sino también **orientar**, **tranquilizar** e **informar al** paciente para que pueda entender lo que le ocurre y cómo los cuidados pueden contribuir a mejorar su calidad de vida.

La importancia de explicar los cuidados a los pacientes

Explicar la asistencia es una **etapa clave** en el apoyo a los pacientes. Comprender los tratamientos, pruebas o procedimientos a los que van a someterse es esencial para que los pacientes se sientan seguros y **participen** en su atención. Cuando los pacientes están bien informados, no sólo son más capaces de cooperar, sino que también tienen más confianza en el proceso médico, lo que reduce su ansiedad y les ayuda a gestionar su enfermedad con mayor eficacia.

1. Simplificar y adaptar las explicaciones

Es fundamental que las explicaciones que se den a los pacientes se **adapten** a **su nivel de comprensión** y a su estado de salud. Utilizar términos médicos complejos o explicaciones demasiado técnicas puede aumentar la confusión y la ansiedad del paciente. El cuidador debe esforzarse por traducir la información médica a un lenguaje sencillo y claro, respetando la inteligencia del paciente y su capacidad para comprender su situación.

- Por ejemplo, en lugar de decir "Va a recibir antibioterapia intravenosa para tratar su infección nosocomial", es más apropiado explicar "Vamos a administrarle una infusión para combatir la infección".

2. Explicar cada etapa del tratamiento

Una de las causas más comunes de ansiedad en los pacientes es la incertidumbre sobre lo que les va a ocurrir. Por eso es esencial **explicar cada etapa de** los cuidados, aunque al cuidador le parezca simple o trivial. Describir lo que va a ocurrir, por qué se hace y qué puede esperar el paciente ayuda a **disipar temores** y a que el paciente se sienta más tranquilo.

- Antes de un análisis de sangre, por ejemplo, es útil explicar: "Voy a utilizar esta pequeña aguja para sacarte un poco de sangre. Sentirás un pequeño pinchazo, pero sólo durará unos segundos".

3. Utilizar ayudas visuales para reforzar la comprensión

Para los pacientes que tienen dificultades para seguir explicaciones puramente verbales, **ayudas visuales** como diagramas, imágenes o vídeos educativos pueden ayudar a **clarificar la atención**. Estas ayudas visuales facilitan la comprensión, sobre todo de conceptos abstractos o procedimientos complejos, como la cirugía o el funcionamiento de un tratamiento.

- Mostrar una **imagen** del órgano afectado o utilizar un **diagrama simplificado** para explicar una operación ayuda a los pacientes a comprender mejor lo que ocurre en su cuerpo.

Ayudar a los pacientes a gestionar su enfermedad

Además de explicar los cuidados, es esencial apoyar a los pacientes en la gestión de su enfermedad, especialmente en el caso de enfermedades crónicas o degenerativas. Este apoyo tiene por objeto ayudar a los pacientes a **convivir con su enfermedad** en el día a día, gestionar sus síntomas y mantener la mejor calidad de vida posible a pesar de las limitaciones impuestas por su dolencia.

1. Promover la autonomía del paciente

Un aspecto fundamental del apoyo es **animar a** los pacientes **a** gestionar su enfermedad **de forma independiente**. Esto significa animarles a participar activamente en sus cuidados, a tomar decisiones con conocimiento de causa y a adoptar estrategias que les permitan gestionar su salud día a día.

- Para los pacientes **diabéticos**, por ejemplo, esto significa aprender a controlar sus niveles de azúcar en sangre, adaptar su dieta y tomar su medicación de forma independiente.
- En el caso de enfermedades neurológicas como la esclerosis múltiple, el objetivo es enseñar a los pacientes a reconocer los signos de un ataque y darles herramientas para gestionar la fatiga y el dolor.

2. Ofrecer apoyo emocional y psicológico

La gestión de una enfermedad crónica o grave no sólo implica al cuerpo, sino también a **la mente** y **las emociones**. El cuidador debe estar atento a los aspectos psicológicos de la enfermedad y ofrecer el **apoyo emocional** adecuado. Esto puede incluir reconocer los miedos y ansiedades del paciente, tener en cuenta los cambios en su vida cotidiana y ayudarle a superar emociones negativas como la frustración, la ira o la depresión.

- Dedicar tiempo a **escuchar a** los pacientes, oír sus preocupaciones y validarlas puede suponer una enorme diferencia en su atención.
- Si es necesario, remitir al paciente a un **psicólogo** o a un **grupo de apoyo** puede proporcionarle herramientas adicionales para gestionar el impacto emocional de la enfermedad.

3. Adaptación de los cuidados a la progresión de la enfermedad

Las enfermedades evolucionan y las necesidades de los pacientes cambian con el tiempo. Es importante que el apoyo sea **flexible** y que la atención se adapte a cada fase de la enfermedad. En **las primeras** fases de la enfermedad, los pacientes pueden necesitar más información y formación para comprender su diagnóstico y los tratamientos. En fases más avanzadas, la atención puede centrarse en controlar los síntomas, aliviar el dolor o adaptarse a la pérdida de independencia.

- Por ejemplo, un paciente con enfermedad de Alzheimer puede necesitar educación inicial sobre los **cambios de memoria** y apoyo para adaptar su entorno, mientras que en una fase avanzada, los cuidados se centrarán más en la **seguridad**, la **comunicación adaptada** y la gestión de los síntomas conductuales.

4. Establecer un seguimiento periódico

La continuidad asistencial es crucial en el tratamiento de enfermedades crónicas o graves. Un seguimiento regular no sólo permite controlar la evolución de la enfermedad, sino también ajustar los tratamientos y responder a cualquier nueva preocupación que pueda tener el paciente. El seguimiento debe incluir citas médicas y revisiones periódicas, así como un **diálogo abierto** para que los pacientes puedan comunicar cualquier dificultad que experimenten.

- El cuidador debe permanecer disponible para responder a las preguntas del paciente, ajustar los tratamientos o sugerir nuevas estrategias para hacer frente a los síntomas. Un seguimiento regular fomenta **la confianza** y tranquiliza a los pacientes, que saben que se les está apoyando durante todo el tratamiento.

Apoyo a los familiares en el cuidado de los pacientes

El papel de **los familiares** en el apoyo a los pacientes suele ser crucial, especialmente en el caso de personas con enfermedades graves o degenerativas. Es importante que los familiares estén incluidos en el proceso de apoyo, que reciban información clara sobre los cuidados y que ellos mismos reciban apoyo.

1. Educar a familiares y amigos sobre la enfermedad y los cuidados

Los familiares pueden ser **unos aliados inestimables** en la gestión de la enfermedad, pero para ello deben comprender la situación del paciente y saber cómo ayudarle. Por ello, el cuidador debe dedicar tiempo a **explicarles la enfermedad**, los tratamientos y las necesidades específicas del paciente, al tiempo que les forma en determinadas tareas de cuidado si es necesario.

- Por ejemplo, en el caso de un paciente que padezca la enfermedad de Parkinson, los familiares pueden aprender a reconocer los signos de rigidez o discinesia y cómo ayudar al paciente a mantenerse en movimiento de forma segura.

2. Apoyar a los familiares en su papel de cuidadores

Ser cuidador puede ser emocional y físicamente agotador. Por eso es esencial que los cuidadores profesionales ofrezcan también **apoyo** a los familiares, proporcionándoles recursos, asesoramiento y, si es necesario, **un respiro**. Este apoyo puede incluir el acceso a grupos de autoayuda o información sobre servicios de asistencia a domicilio.

- ° Educar a las familias y los cuidadores: su papel para garantizar la continuidad de la asistencia a domicilio

Educar a las familias y los cuidadores es una parte esencial de la atención al paciente, sobre todo en el caso de los que padecen enfermedades crónicas o neurodegenerativas, o en la fase posterior a la hospitalización. El papel de las familias y los cuidadores es crucial para garantizar **la continuidad de los cuidados en el domicilio**, donde los pacientes se encuentran a menudo en un entorno familiar, pero que puede llegar a ser exigente en términos de atención. Las familias y los cuidadores desempeñan un papel no sólo en la atención de las necesidades físicas y médicas del paciente, sino también en la prestación de apoyo emocional y psicológico. Con **la educación** y el apoyo adecuados, pueden comprender mejor las necesidades del paciente, prevenir complicaciones y mantener su **calidad de vida** en un entorno doméstico.

La importancia de educar a las familias y los cuidadores

Educar a familiares y cuidadores es esencial para garantizar que los cuidados prestados en el domicilio sean **eficaces**, **seguros** y **adaptados** a las necesidades específicas del paciente. Cuando los familiares están bien informados, no sólo pueden garantizar una mejor atención, sino también intervenir de forma proactiva reconociendo los primeros signos de complicaciones, aplicando las técnicas de atención adecuadas y gestionando los aspectos emocionales de la enfermedad.

1. Mejorar la comprensión de la asistencia

Uno de los principales objetivos de la educación de las familias es garantizar que comprendan plenamente los cuidados que requiere el paciente. Esto incluye aspectos técnicos, como el manejo de la medicación, la higiene, la monitorización de las constantes vitales y el manejo de dispositivos médicos (catéteres, infusiones, etc.). Pero también implica una buena comprensión de la propia enfermedad: cómo se desarrolla, sus síntomas y las necesidades del paciente a corto, medio y largo plazo.

- Para los **pacientes con diabetes**, por ejemplo, es esencial que los cuidadores sepan controlar los niveles de azúcar en sangre, administrar insulina y reconocer los signos de hipoglucemia o hiperglucemia.
- En el caso de enfermedades neurodegenerativas como el Alzheimer, es importante enseñar a las familias a gestionar **los problemas de comportamiento**, la **agitación** o la **desorientación**, al tiempo que se fomenta un entorno tranquilo y seguro.

2. Proporcionar conocimientos prácticos y técnicos

La educación de las familias no debe limitarse a una explicación teórica de la enfermedad y los cuidados. Es crucial proporcionarles **conocimientos prácticos** y **habilidades técnicas** para llevar a cabo los cuidados correctamente. Esto puede incluir formación sobre el manejo de equipos médicos, la administración de medicación o la prevención de complicaciones comunes como las úlceras por presión en pacientes encamados.

- Por ejemplo, en el caso de un paciente que necesite **un catéter urinario** o **alimentación por sonda**, los cuidadores deben recibir formación sobre las técnicas de mantenimiento de los dispositivos, la higiene necesaria para prevenir infecciones y los signos que indican un problema.

- Hay que explicar a las familias la importancia de **la movilización** para prevenir las úlceras por presión o las embolias, mostrándoles cómo cambiar regularmente de posición a un paciente encamado y cómo detectar los primeros signos de enrojecimiento o lesiones cutáneas.

3. Promover la anticipación y la gestión de las complicaciones

Una buena educación permite a los cuidadores **anticiparse a** los problemas o complicaciones de salud antes de que se agraven. Esto significa aprender qué señales de alarma hay que tener en cuenta y qué hacer en caso de emergencia. Por ejemplo, un cuidador informado será capaz de reconocer los síntomas de un ictus, un ataque epiléptico o una dificultad respiratoria, y podrá intervenir rápidamente para pedir ayuda o prestar primeros auxilios.

- En cuidados paliativos, las familias también deben estar preparadas para gestionar **episodios de dolor agudo**, administrar analgésicos o utilizar técnicas no farmacológicas para aliviar el malestar.
- Cuando un paciente está en **tratamiento anticoagulante**, los cuidadores deben recibir formación para estar atentos a los signos de hemorragia anormal y reaccionar inmediatamente poniéndose en contacto con un profesional sanitario.

El papel de las familias en la continuidad de los cuidados a domicilio

Cuando un paciente abandona el hospital o un centro asistencial para regresar a su domicilio, la familia y los cuidadores se convierten en los **interlocutores clave** de los cuidados cotidianos. Su papel en la **continuidad de los cuidados** es esencial para evitar hospitalizaciones repetidas, garantizar que el estado del paciente permanezca estable y mantener una buena calidad de vida.

1. Seguimiento de los tratamientos

Las familias y los cuidadores deben asegurarse de que **los tratamientos** prescritos **se administran** correctamente, sobre todo en el caso de enfermedades crónicas. Esto implica organizar las dosis de medicación, asegurarse de que el paciente sigue las recomendaciones médicas y vigilar la aparición de cualquier efecto secundario.

• Por ejemplo, en el caso de la enfermedad de Parkinson, el **cumplimiento del tratamiento** es crucial para mantener la estabilidad de los síntomas. Por lo tanto, los cuidadores deben asegurarse de que la medicación se toma a las horas prescritas y adaptar las rutinas diarias en torno a estos tratamientos.

• En el caso de la **polimedicación**, frecuente entre los pacientes de edad avanzada, los cuidadores deben organizar los medicamentos y conocer sus posibles efectos, sobre todo las interacciones entre tratamientos.

2. Ayudar a gestionar la enfermedad en el día a día

Los cuidadores también desempeñan un papel fundamental en la gestión de las **actividades de la vida diaria** de los pacientes, sobre todo en caso de pérdida parcial o total de independencia. Esto incluye la ayuda para lavarse, vestirse, comer y desplazarse. También deben velar por que el entorno del paciente se adapte a sus necesidades: adaptar el hogar para evitar caídas, instalar barras de sujeción, gestionar los movimientos dentro y fuera del hogar.

• Para un paciente con **demencia**, por ejemplo, es importante mantener una rutina estable, reducir los estímulos que puedan causar agitación y proporcionar un entorno familiar que fomente la seguridad.

- Los cuidadores también pueden desempeñar un papel esencial **fomentando la actividad física**, incluso moderada, para mantener la movilidad y la fuerza muscular del paciente, como paseos regulares o ejercicios adaptados.

3. Ofrecer apoyo emocional y psicológico

La gestión de la enfermedad en casa no se limita a los cuidados físicos. Los familiares y cuidadores también deben ofrecer **apoyo emocional** para ayudar al paciente a afrontar los retos psicológicos y emocionales asociados a su enfermedad. Esto puede incluir escuchar activamente, tranquilizar y animar a mantener actividades sociales o recreativas adaptadas a las capacidades del paciente.

- Los pacientes con enfermedades crónicas o graves pueden sufrir **depresión**, ansiedad o sensación de pérdida de autonomía. Los cuidadores deben ser capaces de reconocer estos signos y saber cuándo buscar apoyo psicológico o psiquiátrico.
- Para los pacientes al final de la vida o en cuidados paliativos, las familias también necesitan apoyo para afrontar el **dolor emocional**, la incertidumbre y gestionar los últimos momentos de la vida en un entorno tranquilizador.

Apoyo y formación continua para los cuidadores

Los cuidadores, aunque a menudo dedicados e implicados, pueden encontrarse ante **situaciones difíciles** y agotadoras, tanto física como psicológicamente. Por ello, es esencial que los cuidadores profesionales ofrezcan **un apoyo continuo** a los cuidadores, con el fin de prevenir el agotamiento y ayudarles a mantener un equilibrio entre su función de cuidadores y su propia vida personal.

1. Acceso a formación periódica

Las familias y los cuidadores deben tener acceso a **una formación periódica** para actualizar sus conocimientos y aprender a gestionar situaciones nuevas o complejas. Esta formación puede ser impartida por enfermeras de atención domiciliaria, centros de atención o asociaciones de pacientes, y debe abarcar no solo los aspectos técnicos de la atención, sino también las dimensiones emocionales y relacionales del apoyo.

- **La formación práctica** ayuda a los cuidadores a sentirse más seguros y competentes, tanto si manejan dispositivos médicos como si responden a una emergencia en casa.
- **Compartir experiencias** con otros cuidadores también puede ser una valiosa fuente de información y apoyo moral.

2. Acceso a servicios de respiro

Los servicios de respiro son esenciales para que los cuidadores puedan descansar y recuperar fuerzas, al tiempo que se garantiza que el paciente sigue recibiendo una atención de calidad. Pueden incluir asistencia temporal a domicilio, estancias en centros de respiro o ayuda adicional en las tareas cotidianas.

- **El respiro** permite a los cuidadores tomarse un respiro y evitar el agotamiento, al tiempo que se mantiene un entorno de cuidados seguro para el paciente.

3. Apoyo psicológico a los cuidadores

Ser cuidador puede ser emocional y mentalmente agotador, sobre todo cuando el paciente padece una enfermedad grave o degenerativa. Es crucial ofrecer **recursos psicológicos** para ayudar a los cuidadores a superar sus propios retos emocionales, ya sea ofreciéndoles un lugar donde hablar con un psicólogo o derivándoles a grupos de apoyo.

- **Los grupos de autoayuda** permiten a los cuidadores compartir sus experiencias, recibir apoyo y sentirse menos aislados en su papel.
- Puede ofrecerse **apoyo psicológico** individual cuando el cuidador se sienta abrumado o desbordado por sus responsabilidades.

  ◦ Preparar a los pacientes para la rehabilitación y recuperación tras una lesión neurológica (consejos prácticos y actitudes a adoptar)

Preparar a **los pacientes** para la **rehabilitación** y **recuperación** tras una lesión neurológica es un paso fundamental para maximizar su recuperación y permitirles recuperar la mayor independencia posible. Los daños neurológicos, ya sean causados por un derrame cerebral, un traumatismo craneoencefálico, esclerosis múltiple u otra patología, suelen tener un impacto significativo en **la movilidad**, la **función motora** y, a veces, incluso en **las capacidades cognitivas**. La rehabilitación es un proceso que requiere tiempo, perseverancia y un enfoque holístico, en el que la **preparación psicológica**, la **motivación** y la **colaboración** del paciente son tan importantes como los aspectos técnicos de los cuidados.

Los cuidados de rehabilitación deben adaptarse a las capacidades y necesidades de cada paciente, y es esencial que los pacientes comprendan la importancia de su participación activa en este proceso. Además de darles herramientas prácticas para la recuperación, es igualmente crucial animarles, tranquilizarles y apoyarles a lo largo de este proceso a menudo difícil.

Preparación mental: clave del éxito de la rehabilitación

La **preparación mental** suele subestimarse en el proceso de rehabilitación, pero desempeña un papel esencial en la **motivación** y el **compromiso** del paciente. La rehabilitación neurológica es a veces un largo camino, marcado por lentos progresos y periodos de estancamiento, que pueden resultar frustrantes para el paciente. Por lo tanto, es esencial **preparar psicológicamente** a los pacientes para estos retos, de modo que puedan mantenerse centrados y motivados en sus objetivos de recuperación.

1. Aceptar el progreso gradual

Una de las primeras cosas que hay que explicar al paciente es que la rehabilitación tras un daño neurológico suele ser un proceso **gradual**. Los progresos, aunque significativos a largo plazo, pueden parecer lentos en el día a día. Es importante que el paciente sea consciente de que cada pequeño avance -ya sea mover mejor una extremidad, recuperar una función cognitiva o ganar resistencia- es un **paso positivo** hacia la recuperación total.

- La idea es no compararse con los demás ni con el estado anterior inmediato, sino **centrarse en cada pequeña victoria**, que representa un paso adelante.

2. Establecer objetivos realistas

Es esencial ayudar a los pacientes a fijar **objetivos realistas** para evitar la frustración. Estos objetivos pueden ser a corto, medio o largo plazo. Por ejemplo, un objetivo a corto plazo puede ser aprender a ponerse de pie con apoyo, mientras que un objetivo a largo plazo puede ser recuperar la marcha independiente.

- Los objetivos deben ser **alcanzables**, a la vez que suficientemente estimulantes para animar al paciente a perseverar. El papel del cuidador es apoyar al paciente en el establecimiento de estos objetivos, teniendo en cuenta sus capacidades y progresos.

3. Cultivar la paciencia y la resistencia

La rehabilitación neurológica requiere mucha **paciencia** y **resistencia**. Los periodos de estancamiento o contratiempos son normales y no deben verse como fracasos. Por lo tanto, es crucial animar a los pacientes a perseverar incluso en los momentos difíciles, recordándoles que el proceso de recuperación puede ser irregular y estar lleno de retos.

- Los cuidadores deben estar a mano para **tranquilizar a los pacientes** si se sienten inseguros o desanimados, recordándoles que incluso las pequeñas mejoras cuentan.

Consejos prácticos para optimizar la rehabilitación física

Los pacientes con trastornos neurológicos suelen padecer **debilidad muscular**, **espasticidad**, **problemas de equilibrio** o **trastornos de coordinación**. Los programas de rehabilitación están diseñados para tratar estos déficits, ayudándoles a recuperar la movilidad y la funcionalidad. Sin embargo, es importante acompañar esta rehabilitación con consejos prácticos que ayuden a optimizar el proceso y prevenir complicaciones.

1. Participar activamente en las sesiones de rehabilitación

La rehabilitación neurológica, ya sea dirigida por un fisioterapeuta, un terapeuta ocupacional o un logopeda, requiere la **participación activa** del paciente. El éxito de la rehabilitación depende en gran medida de la **regularidad** y la **motivación** del paciente para realizar los ejercicios recomendados. Por lo tanto, es fundamental animar a los pacientes a implicarse plenamente en cada sesión, repitiendo los movimientos y las técnicas, incluso fuera de las sesiones supervisadas.

- La práctica regular en casa de los ejercicios recomendados ayuda a fortalecer los músculos, recuperar la coordinación y mantener los logros de la rehabilitación. El cuidador puede proporcionar al paciente un programa de ejercicios sencillos para realizar a diario.

2. Cuidar la higiene postural

La higiene postural es especialmente importante para los pacientes en rehabilitación, sobre todo los que han sufrido accidentes cerebrovasculares o traumatismos que afectan a la movilidad. Una mala postura puede provocar **complicaciones secundarias como** dolores articulares, escaras o empeoramiento de la espasticidad. Por ello, hay que informar a los pacientes de las **posturas correctas** que deben adoptar al sentarse, tumbarse o desplazarse.

- Es aconsejable utilizar cojines o dispositivos de apoyo para mantener una postura correcta y evitar **deformaciones articulares** o **rigidez muscular**.
- Los cuidadores deben enseñar a los pacientes a **cambiar de posición** con regularidad para evitar los puntos de presión que pueden provocar úlceras por presión.

3. Adaptar el entorno para una mayor seguridad

En el hogar, es esencial que el entorno esté **adaptado para** facilitar la movilidad del paciente y evitar caídas, que son uno de los riesgos más comunes tras un daño neurológico. Un entorno seguro permite a los pacientes sentirse más seguros a la hora de realizar ejercicios de rehabilitación o actividades cotidianas.

- **Elimine obstáculos** en el hogar (como alfombras resbaladizas, muebles bajos o voluminosos).
- **Instale barras de sujeción** en lugares estratégicos, como el cuarto de baño o las escaleras, para facilitar la estabilidad.
- Fomentar el uso de **ayudas a la movilidad**, como bastones, andadores o sillas de ruedas, cuando sea necesario, para evitar caídas y promover una movilidad segura.

4. Gestionar la fatiga y respetar los ritmos corporales

Los pacientes sometidos a rehabilitación neurológica pueden experimentar **una intensa fatiga** debido a los esfuerzos físicos y cognitivos. Es crucial enseñar a los pacientes a **escuchar a su cuerpo** y respetar sus límites, sin dejar de estar motivados. Alternar periodos de actividad con periodos de descanso ayuda a evitar el agotamiento y a mejorar la eficacia de las sesiones de rehabilitación.

- Es importante no forzar al paciente más allá de sus límites, sino animarle a practicar con regularidad, aunque esto signifique realizar sesiones de ejercicio más cortas.
- Los cuidadores deben ayudar a los pacientes a **organizar sus días** para equilibrar el esfuerzo físico y el tiempo de recuperación, para evitar que la fatiga afecte negativamente al proceso de recuperación.

Fomentar la adaptación emocional y psicológica

La **dimensión emocional** es tan importante como la rehabilitación física en el proceso de recuperación de un daño neurológico. Los pacientes pueden experimentar sentimientos de **frustración**, **miedo** o **depresión**, sobre todo si se enfrentan a una pérdida de autonomía. Es esencial ofrecerles un apoyo que tenga en cuenta estos aspectos y proporcionarles las herramientas necesarias para gestionar mejor los retos psicológicos de su rehabilitación.

1. Reconoce y acepta tus emociones

Es normal que los pacientes se sientan **ansiosos**, **enfadados** o **tristes** por las limitaciones que les impone su enfermedad. Es importante animarles a **reconocer y aceptar** estas emociones, en lugar de reprimirlas. Al hablar abiertamente de sus miedos y frustraciones con sus cuidadores, terapeutas o familiares, los pacientes pueden gestionar mejor estos sentimientos y seguir participando en su rehabilitación.

- Puede ser útil sugerir el seguimiento con un **psicólogo** o participar en grupos de apoyo para compartir experiencias con otras personas que atraviesan situaciones similares.

2. Mantener una actitud positiva y centrarse en el progreso

Los cuidadores deben animar constantemente a los pacientes a **mantener una actitud positiva** y centrarse en los progresos que están haciendo, por pequeños que sean. El apoyo moral y los ánimos de los seres queridos desempeñan un papel fundamental en este proceso. Un entorno de apoyo, en el que se celebren los esfuerzos y las pequeñas victorias, ayuda a mantener la motivación y a superar los obstáculos emocionales.

3. Date tiempo para adaptarte

Es esencial que el paciente comprenda que **la recuperación** lleva tiempo y que cada paso en el proceso de rehabilitación es un avance, aunque los resultados no sean inmediatos. Cultivar **la paciencia** y la **aceptación del** ritmo del individuo es esencial para evitar la frustración y el desánimo.

- **Fomentar la independencia y la calidad de vida**

  ◦ Animar a los pacientes a participar activamente en su propio cuidado: técnicas para fomentar la autonomía

Animar **a los pacientes a participar activamente en su asistencia** es un aspecto fundamental de la asistencia sanitaria moderna. Este concepto, a menudo denominado "**paciente como actor**" o "paciente como socio", hace hincapié en el papel activo del paciente en su asistencia. Promover **la autonomía** del paciente implica no sólo prestarle asistencia, sino también implicarle en las decisiones sobre su salud, ayudarle a entender sus tratamientos y desarrollar su capacidad para gestionar su propia enfermedad en el día a día. Al participar activamente, los pacientes recuperan la sensación de control sobre su salud, lo que puede mejorar los resultados clínicos, reducir la ansiedad y aumentar la satisfacción.

Ventajas de la participación activa

La participación activa de los pacientes en sus cuidados ofrece muchos beneficios, tanto físicos como psicológicos. Cuando los pacientes participan plenamente, se **comprometen más con** su recuperación y son más conscientes de la importancia de sus esfuerzos por mantener o mejorar su salud.

1. Mejores resultados clínicos

Los estudios demuestran que los pacientes que participan activamente en su atención suelen tener mejores **resultados sanitarios**. Cumplen con mayor rigor los tratamientos prescritos, vigilan más de cerca los síntomas y es más probable que informen de los primeros signos de complicaciones. Al estar **informados e implicados**, los pacientes se convierten en verdaderos socios de los profesionales sanitarios, contribuyendo a una mejor gestión de su enfermedad.

2. Reducir la ansiedad y aumentar la confianza

Cuando los pacientes participan activamente en su atención, comprenden mejor lo que les ocurre, lo que reduce considerablemente la **ansiedad** asociada a la incertidumbre y la pérdida de control. Esta implicación también aumenta su **confianza** en su capacidad para gestionar la enfermedad, lo que puede motivarles a seguir el tratamiento y adoptar conductas beneficiosas para la salud.

Técnicas para fomentar la autonomía del paciente

Fomentar la autonomía del paciente implica un enfoque global, en el que el cuidador se convierte no sólo en proveedor de cuidados, sino también en **guía** y **facilitador** para ayudar al paciente a hacerse cargo de su propia salud. Esto significa utilizar técnicas pedagógicas, crear un entorno que fomente la participación del paciente y darle las herramientas que necesita para desarrollar su propia autonomía.

1. Educar a los pacientes sobre su enfermedad y su tratamiento

La educación del paciente es el primer paso para que éste tome las riendas de su propio cuidado. Es esencial que los pacientes comprendan no sólo su enfermedad, sino también las razones por las que se someten a un tratamiento concreto, los beneficios esperados y los riesgos potenciales.

- **Simplifique las explicaciones**: Utilizar un lenguaje sencillo y evitar la jerga médica es crucial para la comprensión del paciente. El uso de ayudas visuales como diagramas, vídeos o folletos educativos también puede ayudar a reforzar esta comprensión.
- **Implicar al paciente en las conversaciones**: En lugar de limitarse a facilitar información, el cuidador debe fomentar el **diálogo**. Hacer preguntas para comprobar que el paciente entiende y animarle a expresar sus dudas o preocupaciones contribuye a crear un intercambio constructivo. También ayuda a identificar las expectativas del paciente y a personalizar los cuidados.

2. Desarrollo de habilidades prácticas

Para fomentar la autonomía, es importante que los pacientes desarrollen **habilidades prácticas** que les permitan gestionar determinados aspectos de su asistencia diaria. Esto puede incluir la administración de su medicación, el control de determinados parámetros de salud o la gestión de los síntomas de su enfermedad.

- Por ejemplo, un paciente diabético necesita aprender a controlar los niveles de azúcar en sangre y ajustar las dosis de insulina. Un paciente sometido a tratamiento anticoagulante necesita saber reconocer los signos de complicaciones. Estas habilidades deben enseñarse con demostraciones prácticas y repeticiones, para que el paciente se **sienta seguro** al realizarlas.
- **Fomentar el autocontrol**: En el caso de enfermedades crónicas como la hipertensión o la diabetes, es esencial que los pacientes sepan cómo **controlar** sus propios parámetros de salud. Esto incluye medir la tensión arterial, los niveles de azúcar en sangre o vigilar síntomas específicos, como el dolor o la fatiga. Proporcionar a los pacientes las **herramientas necesarias**, como un tensiómetro o un medidor de glucosa, y enseñarles a interpretar los datos es una forma de capacitarlos.

3. Implicar al paciente en la toma de decisiones compartida

La toma de decisiones compartida es un método que permite al paciente participar activamente en la elección de su tratamiento. En lugar de imponer un tratamiento, el cuidador presenta las distintas opciones disponibles, con sus ventajas e inconvenientes, y las discute con el paciente para ayudarle a elegir la opción que mejor se adapte a sus **valores, preferencias** y estilo de vida.

- **Aclarar las opciones de tratamiento**: Es importante discutir las posibles alternativas, explicar los riesgos y beneficios de cada opción y dejar que el paciente exprese sus **prioridades**. Por ejemplo, en el caso del tratamiento de una enfermedad crónica, algunos pacientes pueden preferir un tratamiento más restrictivo pero eficaz, mientras que otros pueden preferir una opción que ofrezca más flexibilidad aunque sea ligeramente menos eficaz.
- **Fomentar la colaboración**: Los cuidadores deben adoptar la posición de **colaborador** en lugar de la de responsable de la toma de decisiones. La idea es guiar al paciente respetando su punto de vista y sus elecciones. Esto

significa aceptar que los pacientes puedan a veces rechazar un tratamiento o preferir otro, siempre que esta decisión sea informada.

4. Fomentar la automotivación y el refuerzo positivo

La automotivación es crucial para que los pacientes sigan comprometidos con sus cuidados, especialmente cuando el control de su enfermedad requiere un esfuerzo a largo plazo. Los cuidadores pueden desempeñar un papel clave **animando a** los pacientes, recompensando sus progresos y destacando los efectos positivos de su participación activa.

- **Reforzar los éxitos**: Incluso los pequeños éxitos deben ser reconocidos. Si un paciente consigue mantener una buena gestión de su tratamiento, avanzar en la rehabilitación o cambiar comportamientos perjudiciales para su salud (como dejar de fumar o cambiar de dieta), **hay que celebrar** estos **esfuerzos**. Esto aumenta la autoestima y la motivación para seguir trabajando.
- **Fomentar un seguimiento regular**: Un paciente autónomo no significa que se le deje solo. El seguimiento regular con profesionales sanitarios (enfermeras, fisioterapeutas, etc.) permite al paciente seguir **acompañado**, al tiempo que se ajustan sus cuidados en función de sus necesidades. Las citas periódicas también ayudan a evaluar los progresos y a motivar al paciente para que continúe en la dirección correcta.

5. Utilizar herramientas tecnológicas para fomentar la autonomía

La tecnología puede ser una excelente palanca para empoderar a los pacientes. Las aplicaciones móviles, las plataformas de telemedicina y los dispositivos conectados permiten a los pacientes controlar sus parámetros de salud en tiempo real, gestionar su tratamiento y mantenerse en contacto con sus cuidadores.

- **Aplicaciones de salud**: Muchas aplicaciones permiten a los pacientes hacer un seguimiento de su medicación, síntomas u objetivos de salud. Por ejemplo, un paciente con diabetes puede utilizar una app para registrar sus niveles de azúcar en sangre y hacer un seguimiento de su dieta y ejercicio. Estas herramientas ofrecen un seguimiento personalizado y permiten a los pacientes visualizar sus progresos.
- **Telemedicina**: la telemedicina permite a los pacientes mantener un contacto regular con sus cuidadores sin tener que desplazarse. Esto permite controlar los datos sanitarios a distancia, ajustar los tratamientos si es necesario y mantener un **vínculo continuo** entre el paciente y su equipo médico, reforzando así la confianza y el compromiso del paciente.

   ○ Adaptar el entorno para facilitar las actividades cotidianas (ayudas técnicas)

Adaptar el entorno para facilitar la vida diaria es un paso esencial para mejorar la calidad de vida de las personas que están perdiendo su independencia, ya padezcan enfermedades crónicas, trastornos neurológicos o sean ancianos. Adaptar el entorno vital a sus necesidades ayuda a preservar su **independencia, al tiempo que** reduce el riesgo de caídas, lesiones o fatiga excesiva. También contribuye a reforzar su **autoestima** y a promover su **seguridad** física y emocional.

Las ayudas técnicas y las adaptaciones específicas pueden desempeñar un papel fundamental en este proceso. Ya sea en casa, en una residencia de ancianos o en un centro asistencial, estos dispositivos están diseñados para **facilitar las tareas cotidianas**, mejorar la movilidad y hacer más accesible el entorno. Esto permite a los pacientes seguir realizando ciertas tareas **de forma independiente**, o con un mínimo de ayuda, manteniendo su dignidad.

Importancia de la planificación medioambiental

El entorno físico de una persona influye directamente en su capacidad para **moverse** y realizar actividades cotidianas de forma independiente. Si este entorno no está adaptado, incluso tareas sencillas como levantarse, desplazarse o comer pueden convertirse en **fuentes de frustración** e incomodidad. Optimizando la distribución del espacio e integrando ayudas técnicas adaptadas a las necesidades individuales, es posible reducir estos obstáculos, facilitar las actividades cotidianas y mejorar **la independencia funcional**.

1. Prevenir el riesgo de caídas y accidentes

Uno de los principales objetivos del diseño ambiental es **prevenir caídas** y otros accidentes en el hogar, especialmente frecuentes entre personas mayores o pacientes con trastornos neurológicos. Las caídas no sólo pueden causar lesiones graves, sino que también pueden provocar una pérdida de confianza y una **reducción de la movilidad** por miedo a nuevos accidentes.

- **Elimine obstáculos**: es importante eliminar todo aquello que pueda provocar una caída, como alfombras resbaladizas, cables en el suelo o muebles voluminosos. Una circulación fluida en las habitaciones ayudará a evitar el riesgo de tropezar.
- **Mejorar la iluminación**: una buena iluminación, especialmente en pasillos y escaleras, reduce el riesgo de caídas al mejorar la visibilidad.

2. Facilitar la independencia en las tareas cotidianas

La planificación del espacio y el uso de ayudas técnicas pueden ayudar a los pacientes **a mantener su independencia en** actividades básicas como levantarse de la cama, vestirse, preparar la comida o lavarse. Esto ayuda a evitar una dependencia excesiva de los cuidadores y a preservar la dignidad del paciente.

- Las **ayudas técnicas**, como pasamanos, asientos de ducha y salvaescaleras, permiten a las personas con movilidad reducida seguir realizando estas tareas esenciales sin ayuda constante.

Ayudas técnicas para facilitar la vida cotidiana

Hay muchas **ayudas técnicas** diseñadas para facilitar la vida cotidiana, ya sea para mejorar la **movilidad**, hacer más accesibles objetos y equipos o facilitar tareas específicas. Estos dispositivos pueden integrarse en distintos espacios vitales, como el baño, la cocina o el dormitorio, en función de las necesidades individuales del paciente.

1. Ayudas para la movilidad y la marcha

Los dispositivos de ayuda a la movilidad son esenciales para las personas que tienen dificultades para caminar o desplazarse. Hacen que desplazarse sea más seguro, alivian la fatiga y reducen el riesgo de caídas.

- **Bastones y andadores**: estos dispositivos proporcionan un apoyo adicional al caminar. Son especialmente útiles para pacientes con **debilidad muscular**, **desequilibrio** o **espasticidad** relacionados con trastornos neurológicos.
- **Sillas de ruedas**: Para los pacientes que no pueden andar, una silla de ruedas manual o eléctrica les permite conservar cierto grado de independencia al facilitarles los desplazamientos. Estos dispositivos pueden utilizarse tanto en interiores como en exteriores.
- **Sillas salvaescaleras**: para los pacientes que viven en viviendas de varias plantas, una silla salvaescaleras es una solución eficaz para mantener el acceso a todas las zonas de la casa sin riesgo de caerse por las escaleras.

2. Accesorios de baño y aseo

El cuarto de baño es uno de los lugares donde los accidentes domésticos son más frecuentes, debido a los suelos resbaladizos y los movimientos que requieren equilibrio. Se pueden tomar medidas específicas para **hacer más segura esta zona** y dar a los pacientes mayor autonomía en su higiene personal.

- **Barras de sujeción**: estas barras, colocadas cerca del inodoro, en la ducha o cerca de la bañera, proporcionan apoyo para levantarse y sentarse sin riesgo de resbalar. También ayudan a estabilizar los movimientos al lavarse o vestirse.
- **Asientos de ducha**: Estos asientos permiten al paciente ducharse sentado, lo que reduce el riesgo de pérdida de equilibrio. Son especialmente útiles para las personas que sufren **debilidad muscular** o **fatiga**.
- **Inodoros elevados** : Los inodoros elevados facilitan sentarse y levantarse sin excesivo esfuerzo. Esto es especialmente útil para personas con **dolor** o **rigidez articular**.

3. Ayudas técnicas para comer y tareas domésticas

Tareas como preparar la comida, comer o incluso las tareas domésticas pueden resultar muy difíciles para las personas con deficiencias motoras o cognitivas. Las ayudas técnicas en estos ámbitos pueden contribuir a paliar estas dificultades.

- **Utensilios ergonómicos**: Los utensilios de cocina con mangos antideslizantes y ergonómicos, los vasos con asas o los cuchillos con hojas redondeadas facilitan su sujeción a las personas con **manos débiles** o problemas de coordinación.
- **Taburetes de cocina**: un taburete de altura regulable permite preparar las comidas sentado, lo que reduce la fatiga asociada a permanecer mucho tiempo de pie.

- **Ayudas para comer**: platos con bordes elevados, cubiertos adaptados o vasos antiderrame permiten a los pacientes comer con mayor independencia, incluso con movilidad reducida de manos o brazos.

4. Ayudas para vestirse y levantarse

Vestirse o levantarse de la cama puede ser muy exigente para las personas con limitaciones físicas. Ciertas ayudas técnicas permiten realizar estas tareas **con** mayor **independencia**.

- **Enhebradores de calcetines y medias**: Estos dispositivos facilitan la colocación de calcetines o medias sin tener que agacharse, lo que suele ser difícil para pacientes con dolor de espalda o articulaciones.
- **Barras de transferencia y palancas de cama**: estos dispositivos fijados a la cama ayudan a las personas a levantarse o recolocarse proporcionándoles un punto de apoyo. Son útiles para las personas que tienen dificultades para sentarse sin ayuda.
- **Elevadores** de pacientes: para personas con movilidad muy limitada, los elevadores de pacientes les permiten levantarse de la cama o sentarse en una silla sin necesidad de la ayuda constante de un cuidador.

5. Mejoras de la accesibilidad general

Por último, es importante pensar en **adaptaciones generales** para que toda la casa sea más accesible. Esto implica adaptar puertas, muebles y equipamiento cotidiano.

- **Puertas anchas** : Para los pacientes en silla de ruedas, las puertas anchas les permiten pasar fácilmente de una habitación a otra sin limitaciones.
- **Muebles adaptados**: la instalación de muebles a una altura más baja o accesible (como los armarios de la cocina) permite a los pacientes alcanzar fácilmente lo que necesitan sin excesivo esfuerzo ni riesgo de caídas.

- **Domótica**: las tecnologías permiten domóticas automatizar determinadas tareas, como abrir las persianas, encender las luces o regular la temperatura, lo que resulta especialmente útil para las personas con movilidad reducida.

Fomentar la apropiación del medio ambiente

Para que el nuevo entorno sea realmente eficaz, es esencial animar a los pacientes a que **hagan suyo** el espacio y se familiaricen con las ayudas técnicas disponibles. Esto puede requerir un periodo de adaptación, pero apoyando al paciente en esta transición es posible aumentar su **independencia** y confianza en sí mismo.

1. Formar a los pacientes en el uso de ayudas técnicas

No basta con un buen diseño: también hay que **formar a** los pacientes para que utilicen las ayudas técnicas de la mejor manera posible. El cuidador o el terapeuta ocupacional deben dedicar tiempo a mostrar cómo utilizar cada dispositivo de forma segura y eficaz, al tiempo que responden a cualquier pregunta o temor que pueda tener el paciente.

- Por ejemplo, aprender a **utilizar** correctamente **una barra de sujeción** o una silla de ruedas requiere práctica y explicaciones claras. Los pacientes deben sentirse cómodos con estas ayudas y entender cómo funcionan si quieren aprovechar al máximo sus ventajas.

2. Adaptar el apoyo a la evolución de las necesidades

Las necesidades de los pacientes pueden cambiar con el tiempo, a medida que progresa su enfermedad o su estado de salud. Por eso es importante **reevaluar periódicamente** el diseño del entorno y adaptarlo a esas necesidades. Un paciente en rehabilitación tras un ictus, por ejemplo, puede necesitar ayudas diferentes a medida que mejora su movilidad.

3. Participación de familiares y cuidadores

Por último, la participación de **familiares** y **cuidadores** en la adaptación del entorno es esencial. Tienen que entender cómo funcionan estas ayudas y cómo pueden utilizarse para facilitar los cuidados cotidianos. Esto aumenta la **seguridad** y garantiza que los pacientes reciban el apoyo que necesitan, preservando al mismo tiempo su independencia.

○ Enfoques personalizados en función del estado neurológico: importancia de respetar el ritmo del paciente

Un **enfoque personalizado** de la atención a los pacientes con afecciones neurológicas es crucial si queremos ofrecer una asistencia adaptada a cada individuo. Ya se trate de un ictus, esclerosis múltiple, enfermedad de Parkinson o traumatismo craneoencefálico, estas afecciones afectan a los pacientes de formas muy distintas, tanto física como cognitiva y emocionalmente. En consecuencia, cada paciente tiene su propio ritmo de recuperación y capacidad de progresar. Respctar este **ritmo individual** es fundamental para prestar una asistencia de calidad, garantizando al mismo tiempo el bienestar y la dignidad del paciente.

La importancia de un enfoque personalizado

Las enfermedades neurológicas afectan al sistema nervioso central y pueden afectar a diversas funciones: **motricidad**, **habla**, **memoria**, **comportamiento** y **emociones**. Un enfoque personalizado implica adaptar los cuidados a las capacidades y necesidades específicas del paciente, en lugar de aplicar protocolos estandarizados. Este enfoque personalizado maximiza las posibilidades de recuperación, al tiempo que tiene en cuenta las limitaciones y restricciones impuestas por la enfermedad.

1. Adaptar los cuidados a las características específicas de cada enfermedad

Cada patología neurológica tiene sus propias particularidades y retos. Por ejemplo, los pacientes con **enfermedad de Parkinson** sufren temblores, rigidez muscular y dificultad para iniciar el movimiento, mientras que los que han sufrido un **ictus** pueden perder el uso de un lado del cuerpo o tener dificultades de lenguaje (afasia). Estas diferencias requieren planteamientos asistenciales específicos, y es importante modular las intervenciones en función de los síntomas observados.

* En el caso de un enfermo **de** Alzheimer, los cuidados deben adaptarse a la evolución progresiva de los trastornos cognitivos. Es necesario crear un entorno estable y tranquilizador y simplificar las instrucciones para no sobrecargar al paciente.
* En el caso de un paciente que haya sufrido un **traumatismo craneoencefálico**, los cuidados pueden requerir una reeducación más intensiva de las funciones motoras y cognitivas, con ejercicios adaptados para mejorar la memoria o la concentración.

2. Tener en cuenta el estado emocional y cognitivo

Los trastornos neurológicos no sólo afectan al cuerpo, sino también a la mente y las emociones. La **fatiga**, la **frustración** y la **depresión** son frecuentes entre los pacientes neurológicos, ya que estas enfermedades pueden provocar una pérdida de autonomía, una incapacidad para realizar tareas cotidianas sencillas y una mayor dependencia de los demás. Por lo tanto, es esencial adoptar un enfoque que también sea **emocionalmente cuidadoso**, teniendo en cuenta el estado psicológico del paciente.

- Un paciente con **esclerosis múltiple** puede pasar por fases de remisión y recaídas repentinas. Esto puede ser muy frustrante, ya que las capacidades físicas y cognitivas pueden variar de un día para otro. Por tanto, el enfoque de los cuidados debe ser flexible, con apoyo psicológico para ayudar a gestionar los altibajos emocionales.
- Para los pacientes con **demencia**, la paciencia y la adaptación constante son esenciales, ya que la confusión y la desorientación pueden causar ansiedad. El personal asistencial debe estar formado para **comunicarse con simpatía**, utilizando frases cortas y gestos tranquilizadores, y evitando meter prisa al paciente.

Respetar el ritmo del paciente: clave para una atención eficaz

Uno de los principios esenciales de un enfoque personalizado de la atención neurológica es el respeto del **ritmo individual** del paciente. Cada persona progresa a su propio ritmo, en función de su estado neurológico, la gravedad de su patología, su edad y su estado físico general. Forzar a los pacientes a progresar demasiado rápido no sólo puede ser contraproducente, sino que también puede generar estrés, fatiga y desmotivación.

1. Evitar presiones y prisas

Uno de los principales peligros de la rehabilitación o los cuidados neurológicos es intentar acelerar el proceso de recuperación. Ciertas patologías, como los accidentes cerebrovasculares o los traumatismos craneoencefálicos, requieren tiempo para que el cerebro se adapte y recupere sus funciones. Por ello, es fundamental no imponer al paciente **un ritmo** demasiado rápido, ya que puede provocar agotamiento y, a veces, un empeoramiento de los síntomas.

- Cuando se rehabilita a un paciente que ha sufrido un ictus, por ejemplo, es importante respetar el tiempo necesario para reaprender determinados movimientos o habilidades cognitivas, aunque los progresos sean lentos. Las sesiones de reeducación deben diseñarse respetando la capacidad de resistencia del paciente, alternando **periodos de esfuerzo** con **periodos de descanso**.

- Del mismo modo, para un paciente con **esclerosis** múltiple es esencial reconocer los periodos de fatiga extrema que suelen acompañar a esta enfermedad. Presionar a los pacientes para que realicen esfuerzos físicos o mentales cuando están agotados no hará sino aumentar su estrés y su fatiga.

2. Aceptar las fases de estancamiento y regresión

La recuperación de un daño neurológico no es lineal. Los pacientes suelen pasar por fases de **estancamiento** o incluso de regresión temporal, sobre todo en casos de fatiga, estrés o nuevas complicaciones médicas. Es importante que los cuidadores y familiares acepten estos periodos como parte integrante del proceso de recuperación.

- En lugar de ver estas fases como fracasos, deben abordarse con **paciencia** y comprensión. Los pacientes necesitan tiempo para recuperarse de los esfuerzos realizados, y forzar una vuelta rápida a la actividad intensa puede causar retrocesos aún mayores.
- Animar a los pacientes destacando los **progresos que han hecho**, por pequeños que sean, ayuda a mantenerlos **motivados y a** reducir la sensación de fracaso durante los periodos de estancamiento.

3. Adaptación de los cuidados en el día a día

Cada día puede ser diferente para un paciente con una enfermedad neurológica. Puede haber días en los que el paciente se sienta relativamente bien, con más energía y habilidades motoras, y otros en los que **la fatiga** o los **síntomas de** la enfermedad sean más abrumadores. Por lo tanto, es esencial poder **ajustar los**

cuidados en función del estado del paciente en cada momento, sin ceñirse a un programa rígido.

- Por ejemplo, durante una sesión de rehabilitación, si el paciente muestra signos de fatiga o malestar, es importante adaptar la intensidad de los ejercicios o acortar la duración de la sesión. Por otra parte, los días en que el paciente está más en forma, puede ser beneficioso intensificar ligeramente los esfuerzos para aprovechar esta mejora temporal.
- En la asistencia domiciliaria, la adaptación puede hacerse en términos de **rutinas diarias**. Si el paciente se siente más cansado un día determinado, es preferible reducir el número de actividades previstas o espaciarlas para no sobrecargar el día.

Fomentar la colaboración entre el paciente y el cuidador

Para que el enfoque personalizado sea plenamente eficaz, es importante establecer una **relación de colaboración entre** el paciente, sus cuidadores y su familia. Este enfoque colaborativo permite a los pacientes expresar mejor sus necesidades, sentimientos y limitaciones, al tiempo que refuerza su sensación dc control sobre su recuperación.

1. Escuchar e implicar al paciente

Es esencial escuchar al paciente, tener en cuenta sus **sentimientos** y permitirle participar activamente en su propio cuidado. Los pacientes son los más indicados para describir sus sensaciones, dolores y niveles de energía. Tener en cuenta esta información ayuda a adaptar los cuidados con mayor precisión y a evitar esfuerzos innecesarios o excesivos.

- Por ejemplo, preguntar al paciente cómo se siente antes de una sesión de rehabilitación permite calibrar los ejercicios en función de cómo se sienta ese día.
- Animar a los pacientes a expresar sus frustraciones, miedos y esperanzas ayuda a establecer un clima de confianza que fomenta la **motivación** y la **cooperación**.

2. Implicar a los familiares en el apoyo

Los familiares desempeñan un papel clave en el apoyo a los pacientes con trastornos neurológicos. Es importante **implicarlos** en el proceso asistencial para que comprendan la importancia del ritmo individual del paciente y puedan prestar apoyo en el momento adecuado, sin imponer presión.

- Los familiares deben recibir formación para **reconocer los signos de fatiga** o estrés en el paciente y adaptar su ayuda a las necesidades inmediatas. También hay que animarles a que apoyen **los progresos**, por pequeños que sean, y a que no se centren únicamente en el rendimiento físico.

Capítulo 7

El final de la vida en neurología: cuidados paliativos y apoyo en la fase terminal

- **Atención a pacientes al final de su vida neurológica**

  ◦ Enfermedades neurológicas degenerativas y su progresión hacia el final de la vida

Las enfermedades neurológicas degenerativas representan un grupo de patologías complejas que afectan progresivamente al sistema nervioso, provocando un deterioro irreversible de las funciones motoras, cognitivas y, en ocasiones, conductuales. Estas enfermedades, como **la esclerosis lateral amiotrófica (ELA)**, **la enfermedad de Alzheimer**, **la enfermedad de Parkinson** y la **esclerosis múltiple**, evolucionan a lo largo de varios años, con fases de estabilización, remisión parcial y empeoramiento. La progresión hacia el **final de la vida** es una realidad difícil para los pacientes y sus familias, marcada por una pérdida progresiva de autonomía y capacidad funcional, sufrimiento emocional y decisiones médicas complejas.

Comprender esta progresión es esencial si queremos ofrecer una atención adecuada, apoyar a las personas en esta delicada etapa y preservar su dignidad hasta el final de su vida.

Enfermedades neurológicas degenerativas

Las enfermedades neurológicas degenerativas se caracterizan por la **degeneración progresiva de** las células nerviosas del cerebro o la médula espinal, lo que provoca una pérdida de funciones que afecta a muchos aspectos de la vida cotidiana. Estas enfermedades no tienen cura, y el objetivo principal del tratamiento es ralentizar la progresión de los síntomas, aliviar el sufrimiento y preservar la calidad de vida del paciente el mayor tiempo posible.

1. 1. Enfermedad de Alzheimer

La enfermedad de Alzheimer es la forma más común de demencia. Afecta principalmente a la memoria, pero a medida que avanza también deteriora otras funciones cognitivas como el lenguaje, el razonamiento y la coordinación motora. La progresión de la enfermedad está marcada por distintas etapas que van desde el deterioro leve de la memoria a la dependencia total, pasando por la incapacidad para reconocer a los seres queridos o comunicarse.

- En la fase avanzada, el paciente puede perder la capacidad de **hablar**, **comer** o **caminar**, por lo que requiere cuidados cada vez más intensivos. Con un sistema inmunitario debilitado, estos pacientes también son más propensos a desarrollar infecciones como la neumonía, que pueden acelerar el final de la vida.

2. Esclerosis lateral amiotrófica (ELA)

La esclerosis lateral amiotrófica (ELA), también conocida como enfermedad de Charcot, afecta a las motoneuronas, las células nerviosas encargadas de controlar los músculos. Progresivamente, los músculos se debilitan y atrofian, provocando pérdida de movilidad y dificultad para hablar, tragar y respirar. A diferencia de la enfermedad de Alzheimer, la ELA no afecta directamente a las funciones cognitivas, dejando a menudo intactas las facultades intelectuales, lo que hace aún más difícil vivir con la enfermedad.

- La progresión de la ELA conduce generalmente a la **insuficiencia respiratoria**, que es la principal causa de muerte en estos pacientes. El apoyo al final de la vida se centra entonces en **aliviar el dolor** y los síntomas respiratorios, así como en ayudar a los pacientes a tomar decisiones éticas sobre el uso de dispositivos de ventilación asistida.

3. Enfermedad de Parkinson

La enfermedad de Parkinson es una enfermedad degenerativa que afecta principalmente al sistema motor debido a la degeneración de las neuronas productoras de dopamina en una región específica del cerebro. Los síntomas incluyen temblores, rigidez muscular, lentitud de movimientos y problemas de equilibrio. Con el tiempo, estos síntomas empeoran, dificultando cada vez más las actividades cotidianas.

- En una fase avanzada, los enfermos de Parkinson pueden sufrir problemas cognitivos y de comportamiento similares a los de la demencia, así como **dificultades para tragar**, lo que aumenta el riesgo de desnutrición e infecciones pulmonares. Al final de la vida, los cuidados se centran en el control del dolor, la prevención de complicaciones y la comodidad general del paciente.

4. Esclerosis múltiple (EM)

La esclerosis múltiple (EM) es una enfermedad autoinmune en la que el sistema inmunitario ataca la vaina de mielina que rodea las fibras nerviosas, causando daños que interrumpen la comunicación entre el cerebro y el resto del cuerpo. La progresión de la EM varía de un paciente a otro: algunos sufren ataques intermitentes seguidos de remisiones, mientras que otros experimentan un deterioro continuo de la movilidad, la visión, el habla y la función cognitiva.

- A medida que la enfermedad avanza, el paciente puede llegar a ser **totalmente dependiente**, incapaz de caminar o incluso de alimentarse por sí mismo. Al final de la vida, la esclerosis múltiple puede provocar complicaciones como infecciones urinarias, úlceras de decúbito o neumonía, que pueden acelerar la muerte.

Progresión hacia el final de la vida: síntomas y retos

La progresión hacia el final de la vida en las enfermedades neurológicas degenerativas suele estar marcada por un **empeoramiento progresivo de** los síntomas, una creciente pérdida de autonomía y la aparición de complicaciones médicas graves. En esta fase, los objetivos de los cuidados cambian para centrarse más en la **comodidad**, el **alivio del dolor** y el **respeto de las decisiones del paciente al final de su vida**.

1. Pérdida gradual de la capacidad física

A medida que la enfermedad avanza, los pacientes pierden cada vez más capacidades físicas. Tareas cotidianas como caminar, levantarse, comer e incluso respirar se vuelven extremadamente difíciles o imposibles sin ayuda.

- Los enfermos **de ELA**, por ejemplo, pueden perder el uso de sus extremidades y depender totalmente de otras personas para cuidados básicos como lavarse, vestirse y alimentarse.
- En las fases avanzadas de **la enfermedad de Parkinson**, la rigidez muscular y los temblores pueden hacer que los movimientos sean extremadamente lentos, y los problemas de equilibrio pueden provocar caídas frecuentes.

2. Deterioro cognitivo y conductual

En enfermedades como **el Alzheimer** o ciertas formas de **demencia asociadas a la enfermedad de Parkinson**, el deterioro cognitivo es un aspecto fundamental. Los pacientes pueden perder la memoria, la capacidad de reconocer a sus seres queridos o incluso la capacidad de expresar sus necesidades o emociones. Estos problemas no sólo afectan a la calidad de vida del paciente, sino también a **la dinámica familiar**, ya que los parientes tienen que hacer frente a situaciones emocionalmente difíciles.

- La confusión, la agitación y los problemas de comportamiento, habituales en las fases avanzadas de la demencia, requieren un enfoque especialmente paciente y atento de los cuidados.

3. Aparición de complicaciones médicas graves

A medida que avanzan las enfermedades degenerativas, los pacientes se vuelven más vulnerables a **complicaciones médicas** como infecciones, escaras, desnutrición e insuficiencia respiratoria. Estas complicaciones son a menudo la causa directa de la muerte de estos pacientes.

- **Las infecciones respiratorias**, como la neumonía, son especialmente frecuentes al final de la vida en pacientes con **ELA** o **enfermedad de Parkinson**, debido a la dificultad para tragar y a la falta de tono muscular para proteger las vías respiratorias.
- Los pacientes encamados o con movilidad reducida, como los que padecen **EM** avanzada, corren el riesgo de sufrir **escaras** e infecciones urinarias.

Enfoques paliativos al final de la vida

Dada la inevitabilidad de la progresión hacia el final de la vida en las enfermedades neurológicas degenerativas, el enfoque de los cuidados paliativos se está volviendo crucial. El objetivo de los cuidados paliativos es aliviar **el dolor**, reducir **los síntomas molestos** y mantener la **dignidad** del paciente. También implica tener en cuenta los aspectos psicológicos y emocionales de la enfermedad, tanto para el paciente como para su familia.

1. Alivio del dolor y los síntomas

Controlar **el dolor** y otros síntomas angustiosos es el núcleo de los cuidados paliativos. Pueden administrarse medicamentos para controlar el dolor, pero también para aliviar síntomas específicos como espasmos musculares, dificultades respiratorias o trastornos del sueño.

- Para un paciente **con ELA**, el tratamiento de las dificultades respiratorias es esencial. El uso de **ventilación no invasiva** puede ayudar a mejorar el confort al final de la vida.
- En los pacientes con **enfermedad de Parkinson**, es prioritario controlar el dolor y la rigidez musculares.

2. Asesoramiento y apoyo a familiares y amigos

Las enfermedades neurológicas degenerativas tienen un profundo efecto en el bienestar emocional de los pacientes, que pueden experimentar **frustración**, **miedo** o **depresión** ante la pérdida progresiva de sus capacidades. El apoyo psicológico desempeña un papel crucial para ayudar a los pacientes a afrontar estos retos, ofreciéndoles un espacio en el que expresar sus emociones y preocupaciones.

- Los **grupos de apoyo** o las consultas con un **psicólogo** pueden ser beneficiosos para los pacientes y sus familias.
- Para las familias, los cuidados al final de la vida pueden ser un momento emocionalmente duro. El apoyo de los cuidadores, así como el acceso a **servicios de respiro**, pueden ayudar a aliviar la carga emocional.

3. Respetar las decisiones al final de la vida

Las enfermedades degenerativas suelen plantear **dilemas éticos** y decisiones difíciles, sobre todo en lo que respecta al uso de tratamientos invasivos como la ventilación mecánica o la alimentación artificial. Es importante que los pacientes, si aún son capaces de hacerlo, expresen sus **deseos** respecto a los cuidados al final de la vida.

- **Las voluntades anticipadas** permiten a los pacientes expresar sus deseos sobre las intervenciones que desean o no recibir al final de la vida. Así se garantiza que los cuidados respeten sus valores y preferencias.

  ○ Adaptar los cuidados paliativos a las necesidades de los pacientes neurológicos

Los cuidados paliativos para pacientes con enfermedades neurológicas degenerativas requieren un enfoque especial, debido a la complejidad de los síntomas físicos, cognitivos y emocionales asociados a estas enfermedades. A diferencia de los cuidados paliativos tradicionales, que suelen centrarse en el tratamiento del dolor al final de la vida, los cuidados paliativos neurológicos deben tener en cuenta un **curso progresivo**, en el que los síntomas pueden ser variados y cambiar de forma impredecible. El deterioro de las funciones físicas y cognitivas suele ir acompañado de una mayor necesidad de **apoyo psicológico**, mientras que el tratamiento del dolor, los trastornos respiratorios y el fallo de las funciones corporales se vuelve cada vez más crítico.

La adaptación de los cuidados paliativos a las necesidades específicas de los pacientes neurológicos**,** ya padezcan **la enfermedad de Parkinson**, **esclerosis múltiple**, **esclerosis lateral amiotrófica (ELA)** o **enfermedad de Alzheimer**, implica un **enfoque global** que no se limita al tratamiento de los síntomas físicos, sino que incorpora también dimensiones emocionales, sociales y éticas.

Las especificidades de los cuidados paliativos neurológicos

Las enfermedades neurológicas degenerativas progresan gradualmente y sus efectos sobre el cuerpo y la mente varían en función del paciente y de la patología de que se trate. Por ello, los cuidados paliativos deben ser lo suficientemente flexibles para responder a las necesidades cambiantes del paciente. Enfermedades como la ELA o el Parkinson provocan pérdida de movilidad y dificultades respiratorias, mientras que enfermedades como el Alzheimer causan un deterioro cognitivo importante y una pérdida de reconocimiento por parte de los seres queridos. Estas diferencias exigen una atención personalizada y multidimensional.

1. Control de los síntomas físicos

Uno de los principales objetivos de los cuidados paliativos para pacientes neurológicos es **gestionar los síntomas físicos, a menudo** complejos, que varían según la enfermedad y su estadio. **El dolor**, las **dificultades para tragar**, los **problemas respiratorios** y los **espasmos musculares** son frecuentes y requieren intervenciones adecuadas.

- **Dolor**: En contra de la creencia popular, muchos pacientes con enfermedades neurológicas degenerativas sufren dolor crónico, ya sea debido a la **espasticidad** (tensión muscular) o a otras complicaciones asociadas a la inmovilidad. Por lo tanto, es crucial adoptar un enfoque proactivo para aliviar el dolor, con tratamientos farmacológicos adecuados (analgésicos, opiáceos, relajantes musculares), así como **enfoques no farmacológicos** como la fisioterapia, el calor o la relajación.

- **Dificultades respiratorias**: en enfermedades como **la ELA** o la enfermedad de Parkinson avanzada, las dificultades respiratorias suelen convertirse en una fuente importante de malestar. El uso de dispositivos **de ventilación no invasivos**, como las máscaras de ventilación, puede ayudar a aliviar las dificultades respiratorias, especialmente por la noche, y mejorar la calidad del sueño.

- **Trastornos de la deglución**: muchas enfermedades neurológicas provocan **disfagia** (dificultad para tragar), lo que aumenta el riesgo de aspiración pulmonar y neumonía. A menudo hay que adaptar las comidas, con alimentos más blandos o líquidos, y se requiere ayuda para comer. En algunos casos, puede considerarse la **alimentación por sonda**, aunque esto debe discutirse a la luz de los deseos del paciente respecto a los cuidados al final de la vida.

2. Apoyo emocional y psicológico

Los pacientes que padecen enfermedades neurológicas degenerativas suelen pasar por fases de **ansiedad**, **depresión** y **miedo** ante la pérdida gradual de sus capacidades. El apoyo psicológico es parte integrante de los cuidados paliativos, ya que ayuda a aligerar la carga emocional de la enfermedad.

- **Apoyo psicológico**: El seguimiento psicológico regular por parte de un psicólogo o psiquiatra puede ayudar a los pacientes a **expresar sus temores** y hacer frente al deterioro de sus capacidades. Enfermedades como la ELA, en las que el paciente conserva la lucidez al tiempo que pierde la motricidad, son especialmente duras en el aspecto psicológico, ya que conllevan una **mayor** conciencia de la pérdida de autonomía.

- **Tratamiento de la ansiedad**: los pacientes que padecen enfermedades como la esclerosis múltiple o la enfermedad de Parkinson pueden sufrir ataques de ansiedad relacionados con la imprevisible progresión de la enfermedad. Se pueden ofrecer terapias cognitivo-conductuales, técnicas de relajación o incluso tratamientos ansiolíticos para aliviar estos sentimientos.

3. Apoyo a los trastornos cognitivos

En enfermedades como el Alzheimer o ciertas formas de demencia, **el deterioro cognitivo** se convierte en uno de los principales retos de los cuidados paliativos. La **pérdida de memoria**, los **problemas de comportamiento** (agitación, agresividad) y la **desorientación** afectan no sólo a la calidad de vida del paciente, sino también a la de sus seres queridos.

- **Enfoques no farmacológicos**: Es importante favorecer los métodos no farmacológicos para gestionar los trastornos cognitivos y conductuales. Por ejemplo, el uso de **rutinas estructuradas**, la creación de un entorno tranquilizador y el fomento de actividades sencillas y familiares pueden ayudar a limitar la agitación y la ansiedad en los pacientes con demencia.

- **Medicación específica**: En caso necesario, pueden utilizarse tratamientos para **estabilizar el estado de ánimo** o reducir la agitación, pero deben prescribirse con cuidado para evitar sobremedicar al paciente.

4. Cuidado de familiares

Apoyar a **los familiares** es una parte esencial de los cuidados paliativos neurológicos. Estas enfermedades imponen una pesada carga emocional y física a las familias, que a veces tienen que hacer frente a una pérdida progresiva durante largos periodos, lo que puede provocar fatiga, estrés y **agotamiento psicológico**.

- **Apoyo a los cuidadores**: Los cuidadores deben asegurarse de ofrecer **apoyo continuo** a los cuidadores familiares, ya sea mediante consejos prácticos sobre los cuidados cotidianos o mediante la oferta de servicios de respiro. Los grupos de apoyo para cuidadores también pueden ser beneficiosos para compartir experiencias y sentirse menos aislados en esta dura prueba.

- **Preparar los cuidados al final de la vida**: apoyar a las familias en la toma de decisiones al final de la vida es un momento especialmente delicado. Es esencial darles información clara sobre el curso de la enfermedad, las opciones asistenciales disponibles y los deseos del paciente, para que puedan tomar decisiones informadas y respetar los deseos de su ser querido.

5. Decisiones éticas y cuidados al final de la vida

Los cuidados paliativos neurológicos plantean a menudo cuestiones éticas, sobre todo en lo que respecta a **intervenciones médicas** como la alimentación por sonda o el uso de respiradores.

Estas decisiones deben tomarse teniendo en cuenta los **valores** y **deseos** del paciente, expresados directamente o a través de las voluntades anticipadas.

- **Respetar los deseos del paciente**: Es esencial que se respeten los deseos del paciente respecto a los cuidados al final de la vida. Algunas personas pueden rechazar intervenciones invasivas o prolongadas que consideran que no mejorarán su calidad de vida. Estas decisiones deben discutirse en una fase temprana del proceso asistencial para evitar intervenciones no deseadas.

- **Apoyo al final de la vida**: a medida que se acerca el final de la vida, los cuidados paliativos pretenden garantizar que el paciente esté lo más **cómodo** posible, sin sufrimientos innecesarios. Los profesionales deben centrarse en aliviar los síntomas y proporcionar un entorno tranquilizador que respete la **dignidad** del paciente.

Un enfoque multidisciplinar

La adaptación de los cuidados paliativos a los pacientes neurológicos requiere un **enfoque multidisciplinar**, en el que participen distintos profesionales sanitarios como neurólogos, enfermeros, fisioterapeutas, psicólogos y trabajadores sociales. Esta colaboración permite ofrecer una atención integral que satisfaga no sólo las necesidades físicas del paciente, sino también sus necesidades emocionales, psicológicas y sociales.

- El auxiliar de enfermería como persona de apoyo durante esta delicada fase

Los auxiliares sanitarios desempeñan un papel crucial en el apoyo a los pacientes al final de su vida, sobre todo a los que padecen **enfermedades neurológicas degenerativas**. Hacen mucho más que proporcionar cuidados técnicos: son una fuente de **apoyo diario**, un **punto de referencia humano** y un **compañero** durante una fase de gran vulnerabilidad para el paciente y su familia. En esta fase delicada, cuando la enfermedad avanza inexorablemente hacia el final de la vida, el cuidador es la persona que, con su **presencia constante**, su **escucha comprensiva** y su **experiencia en cuidados paliativos**, ayuda a mantener una **calidad de vida** y **una dignidad** esenciales, al tiempo que proporciona consuelo.

El papel central del cuidador en la prestación de apoyo

Los auxiliares sanitarios suelen estar en contacto directo y diario con los pacientes, por lo que desempeñan un papel **fundamental en el** cuidado de las personas al final de su vida. Además de proporcionar cuidados básicos (aseo, movilización, ayuda para comer), también son quienes crean un vínculo **emocional** y **humano** con el paciente, y quienes pueden captar necesidades no verbales.

1. Proximidad y apoyo emocional

Como persona local, el asistente asistencial se convierte en un contacto privilegiado para el paciente. A **medida** que sus capacidades físicas y cognitivas **se deterioran**, el paciente puede sentirse aislado, incomprendido o angustiado por la posibilidad de perder su independencia. La presencia regular y tranquilizadora del cuidador se convierte en un **ancla**.

- **Escuchar y comprender las emociones**: Durante esta delicada fase, los pacientes pueden experimentar emociones complejas, que van desde el miedo a la muerte hasta la tristeza por perder su independencia. El auxiliar de enfermería, a menudo en estrecho contacto con el paciente, puede actuar como **receptáculo de** estas emociones. **Escuchando activamente** y sin juzgar, permiten a los pacientes expresar sus angustias, su dolor o simplemente su necesidad de hablar, aunque esto no esté directamente relacionado con la enfermedad.

- **Aportar consuelo**: Con gestos sencillos -una mano en el hombro, una sonrisa, una palabra amable- el auxiliar de enfermería contribuye al **bienestar emocional** del paciente. Estos pequeños gestos ayudan a los pacientes a sentirse apoyados y cuidados, incluso en los momentos más difíciles. El tacto, como parte de los cuidados corporales, también puede ser una forma de reconfortar a los pacientes que a veces se sienten desconectados de su cuerpo a causa de su enfermedad.

2. Adaptación de los cuidados a la evolución de las necesidades

Las necesidades de los pacientes al final de la vida cambian constantemente, especialmente en el caso de las enfermedades neurológicas degenerativas. Estas enfermedades se caracterizan por fases de empeoramiento progresivo de los síntomas, y el auxiliar asistencial debe ser capaz de **adaptar sus cuidados** en consecuencia.

- **Aliviar el malestar físico**: ya sea **movilizando a los pacientes** para evitar úlceras por presión, ayudándoles a **respirar más cómodamente** o **tratando problemas de deglución**, los asistentes sanitarios ajustan sus acciones para **mejorar la comodidad** del paciente. Por ejemplo, utilizando cojines para cambiar de posición a un paciente encamado u ofreciendo cuidados higiénicos adaptados a las capacidades motoras actuales del paciente, el asistente sanitario ayuda a **aliviar el dolor** y las molestias físicas.

- **Estar alerta a los signos de angustia**: Mediante la observación regular, el auxiliar de enfermería puede detectar rápidamente **signos de deterioro** del estado del paciente, como cambios de comportamiento, dificultades respiratorias o signos de dolor que no pueden expresarse verbalmente. Esta vigilancia permite alertar a enfermeros o médicos para que puedan ajustarse los tratamientos paliativos o el tratamiento del dolor.

3. Mantener la dignidad del paciente

Una de las principales tareas del cuidador es preservar la
dignidad del paciente, incluso en momentos en que la
enfermedad le ha privado de muchas capacidades físicas o
cognitivas. En situaciones en las que el paciente puede perder el
control sobre su cuerpo o su capacidad para expresar sus
necesidades, el cuidador debe asegurarse de proporcionarle una
atención que respete esta dignidad.

- **Cuidados corporales respetuosos**: El auxiliar de
  enfermería proporciona cuidados **íntimos de aseo** e
  higiene, respetando siempre el pudor y la sensibilidad del
  paciente. Incluso cuando se convierten en dependientes,
  los pacientes deben ser tratados con **respeto** y **delicadeza**,
  para que no queden reducidos a meros objetos de cuidado.

- **Fomentar la autonomía** siempre que sea posible: Incluso
  al final de la vida, es importante valorar la autonomía que
  le queda al paciente. Si el paciente es capaz de realizar
  ciertas tareas de forma independiente (como alimentarse
  parcialmente, cepillarse los dientes o moverse un poco), el
  cuidador debe animarle y darle tiempo para que lo haga.
  Esto ayuda a mantener la sensación de control, tan valiosa
  en esta etapa de la vida.

Apoyo a las familias: otro aspecto crucial

El apoyo al final de la vida no sólo concierne al paciente, sino
también a **sus allegados**. A menudo, las familias se ven
impotentes para hacer frente al deterioro gradual del estado de su
ser querido, y también ellas necesitan apoyo en estos momentos
difíciles. Los cuidadores pueden desempeñar un papel clave en el
apoyo a las familias, proporcionándoles tanto **información
práctica** como apoyo emocional.

1. Informar y tranquilizar a las familias

Las familias suelen tener muchas preguntas sobre la evolución de la enfermedad, los cuidados que hay que dispensar y los signos a los que hay que estar atentos. Al estar cerca del paciente, los auxiliares sanitarios pueden actuar como **interfaz**, proporcionando información clara sobre el estado del paciente.

- **Explicaciones sencillas**: Hablar en términos accesibles sobre los cuidados prestados, explicar los cambios observados en el paciente y las razones de determinadas intervenciones ayuda a familiares y amigos a entender mejor lo que ocurre y a sentirse menos impotentes.

- **Aliviar las preocupaciones**: La presencia regular del asistente de cuidados también proporciona **apoyo moral** a los familiares, demostrándoles que no están solos en el cuidado de su ser querido. A veces, una simple charla sobre cómo va el día o la seguridad de que se está haciendo todo lo posible para garantizar la comodidad del paciente pueden aliviar la carga emocional de las familias.

2. Crear un vínculo entre cuidadores y familiares

En momentos tan delicados, la **comunicación entre las familias y el equipo asistencial** es vital. Al estar en el centro de los cuidados cotidianos, el auxiliar de enfermería puede facilitar esta comunicación transmitiendo información a los médicos o enfermeros, o transmitiendo las preocupaciones o expectativas de los familiares.

- **Mediación y diálogo**: cuando hay que tomar decisiones médicas difíciles (como interrumpir un tratamiento invasivo), el asistente sanitario puede facilitar el diálogo ayudando a aclarar situaciones o a expresar los deseos del paciente o sus familiares. Su papel también es **servir de** puente entre las distintas partes implicadas en el proceso asistencial.

Apoyo al final de la vida: una cuestión de bondad y humanidad

En esta fase final de la vida, en la que confluyen lo médico y lo humano, el auxiliar de enfermería encarna la **compasión** y la **cercanía**. Sus gestos sencillos, sus palabras tranquilizadoras y su **presencia solícita** aportan un inmenso consuelo tanto al paciente como a sus seres queridos.

1. Apoyar los momentos finales

Al final de la vida, la presencia de una persona atenta y compasiva es más importante que nunca. El cuidador es a menudo quien, con gestos sencillos, ofrece **apoyo humano** a medida que el paciente se acerca a sus últimos momentos. Se asegura de que el paciente **esté cómodo**, de que el dolor esté bien controlado y de que no se sienta **solo**.

- **Una presencia tranquilizadora**: A veces, la simple presencia silenciosa de un auxiliar de enfermería, de pie junto a la cama del paciente, basta para aportar serenidad. Se trata de cuidados **al final de la vida con un toque humano**, que no pretende luchar contra la enfermedad, sino acompañar al paciente con dignidad y respeto.

2. Apoyo tras el fallecimiento

Incluso después de la muerte del paciente, el auxiliar de enfermería desempeña un papel en la **gestión de las fases iniciales del** duelo de sus seres queridos. Pueden guiarles a lo largo del proceso, **consolarles** con palabras tranquilizadoras o simplemente estar ahí para compartir este momento tan emotivo. Este apoyo, aunque discreto, ayuda a poner en marcha el proceso de duelo ofreciendo una transición suave tras el fallecimiento.

- **Apoyo a las familias de enfermos terminales**

  ○ Apoyo a los seres queridos al final de la vida

Apoyar a los seres queridos durante el proceso del final de la vida es un aspecto esencial de los cuidados paliativos. A medida que se acerca el final, las familias y los cuidadores desempeñan un papel fundamental en el apoyo al paciente, pero a menudo se enfrentan a **una** gran **angustia emocional**, decisiones difíciles y una profunda **sensación de impotencia**. El proceso del final de la vida es un momento en el que los seres queridos no sólo se sienten desolados por la pérdida inminente de un ser querido, sino también abrumados por las responsabilidades de los cuidados. Como cuidadores, nuestro papel es **apoyarles** en esta prueba, **escucharles**, **informarles** y acompañarles para que no sólo puedan superar este periodo con mayor serenidad, sino también estar en condiciones de ofrecer a su ser querido un acompañamiento digno y tranquilo.

Comprender el dolor emocional de los seres queridos

Cuando el final de la vida se hace ineludible, las personas cercanas experimentan un **tsunami de emociones**. Se enfrentan a la tristeza de perder a un ser querido, al miedo a la muerte, a la incertidumbre sobre las fases finales de la enfermedad y, a veces, a un **sentimiento de culpa** por la imposibilidad de revertir el curso de los acontecimientos.

1. Luto anticipado

El duelo anticipado es un fenómeno frecuente entre los familiares de pacientes al final de la vida. Se trata del proceso de duelo que comienza incluso antes de la muerte, a medida que disminuyen las capacidades del paciente y se deteriora su estado. Los familiares pueden empezar a llorar la pérdida gradual de la persona que conocían, sobre todo si la enfermedad provoca cambios cognitivos o de comportamiento, como en el caso de **la enfermedad de Alzheimer**.

- Este duelo puede ir acompañado de un **gran sufrimiento**, pues los seres queridos ya sienten la pérdida de una persona que, aunque sigue viva, parece haber perdido ciertos aspectos de su identidad. A la hora de apoyar a las familias, es esencial reconocer este duelo anticipado y ofrecerles un **espacio para expresar sus sentimientos** sin juzgarlos.

2. Culpabilidad y agotamiento

Los familiares, especialmente cuando son los cuidadores principales, pueden verse abrumados por **sentimientos de culpa** si se sienten incapaces de ofrecer a su ser querido todos los cuidados o la atención que consideran necesarios. Este agotamiento moral y físico puede verse exacerbado por la sensación de que no hacen lo suficiente o de que no gestionan adecuadamente determinadas situaciones.

- Como cuidadores, no sólo debemos reconocer este **agotamiento** y ofrecerles momentos de **respiro**, sino también asegurarles que sus esfuerzos son suficientes y que ciertas situaciones escapan a su control. Se trata de demostrarles que no están solos en este proceso y que pueden contar con un equipo de cuidados que les apoyará en todo momento.

3. Miedo a lo desconocido

El final de la vida suele estar rodeado de una gran **incertidumbre** para los seres queridos. Pueden temer los síntomas que puede experimentar su ser querido, temer el sufrimiento físico o preocuparse por los aspectos logísticos y médicos de los últimos momentos. Este miedo a lo desconocido puede aumentar su ansiedad, haciéndoles aún más vulnerables emocionalmente.

- Es importante proporcionarles **información clara** sobre el proceso del final de la vida, prepararles para lo que pueda ocurrir y asegurarles que se está haciendo todo lo posible para garantizar la **comodidad** y la **dignidad** del paciente. Una explicación sencilla de los síntomas que pueden aparecer y la seguridad de que se está haciendo todo lo posible para aliviar el dolor ayudan a **disipar** estos temores.

Ofrecer una presencia y un oído comprensivo

Uno de los primeros pasos para apoyar a los seres queridos es ofrecerles una **presencia constante**, un **oído atento** y un **apoyo** sin prejuicios. Al final de la vida, los seres queridos a menudo necesitan hablar de sus ansiedades, sus dudas e incluso su dolor al ver a su ser querido en ese estado. Necesitan un espacio para expresar su tristeza y a veces su rabia.

1. Simplemente estar presente

La presencia de cuidadores, por discreta que sea, suele ser un **gran consuelo** para los familiares. Saber que hay alguien ahí, disponible para responder a sus preguntas o simplemente para escuchar, ayuda a **reducir su sentimiento de soledad** ante el calvario que están viviendo.

• Los cuidadores pueden ofrecerse a estar con ellos en los momentos más críticos, como cuando el paciente siente un gran dolor, o en momentos más tranquilos, cuando la necesidad es sobre todo que se le **escuche**. Esta presencia no debe ser intrusiva, sino tranquilizadora, un apoyo silencioso en un momento de intensa emoción.

2. Fomentar la expresión emocional

A veces, los allegados pueden reprimir sus emociones por miedo a no estar "a la altura" o porque no saben cómo gestionar su propio sufrimiento mientras apoyan a su ser querido. Es esencial animarles a expresar libremente **sus emociones**, ya sea tristeza, miedo o ira.

- Los cuidadores deben ser conscientes de estas **palabras no dichas** y ofrecerles un espacio para expresarse haciéndoles preguntas abiertas: "¿Cómo te sientes?", "¿Hay algo que te preocupe en este momento?". Expresar sus emociones con palabras puede aliviar la presión y ayudar a sus seres queridos a encontrar algo de paz.

Proporcionar información clara y precisa

La incertidumbre y el desconocimiento de lo que ocurre al final de la vida pueden ser fuente de ansiedad para los seres queridos. Por eso es esencial proporcionarles **información clara** y accesible sobre la situación médica de su ser querido y lo que pueden esperar en los próximos días u horas.

1. Explicar las etapas del proceso del final de la vida

A menudo, las familias se sienten desorientadas ante el deterioro de su ser querido. Explicar el significado de los cambios observados, como la respiración lenta, el aumento de la inactividad o las señales de alarma de la muerte, puede ayudar a reducir la **ansiedad** de los seres queridos.

- Es importante hablar con **empatía** y ofrecer explicaciones sencillas y comprensibles. Por ejemplo, explicar que un paciente al final de la vida puede entrar en una fase de **somnolencia prolongada** o que una reducción del apetito es normal puede tranquilizar a los seres queridos y ayudarles a entender mejor lo que está ocurriendo.

2. Preparar a las familias para lo que pueda ocurrir

Además de explicar las medidas médicas, las familias deben estar preparadas para ciertos síntomas que puede experimentar su ser querido, como **dificultad respiratoria**, **confusión** o **espasmos musculares**. Estos síntomas pueden asustar si no se prevén, pero

313

cuando se explican y los familiares comprenden que pueden controlarse, ayudan a **reducir el miedo**.

- Hablar de las opciones de **alivio del dolor** o de las medidas puestas en marcha para que el paciente esté lo más cómodo posible alivia la preocupación de las familias por el sufrimiento de su ser querido.

Ayudar a los pacientes a tomar decisiones y respetar sus deseos

Uno de los momentos más difíciles para los familiares suele ser la necesidad de tomar **decisiones médicas importantes**, especialmente cuando el paciente ya no puede expresar sus deseos. Es crucial apoyarles en la toma de estas decisiones, ayudándoles a comprender las opciones disponibles, respetando al mismo tiempo los deseos expresados por el paciente.

1. Ayudar a las personas a comprender sus opciones asistenciales

Cuando hay que tomar decisiones complejas, como suspender tratamientos invasivos o elegir cuidados paliativos específicos, los familiares pueden sentirse abrumados por la carga emocional y la responsabilidad. Por eso es importante proporcionarles información **objetiva**, sin dejar de tener en cuenta los aspectos **éticos** y **humanos**.

- Los cuidadores pueden aclarar las consecuencias de las distintas opciones, como el uso de **ventilación asistida** o el impacto de interrumpir la alimentación por sonda. La idea es ayudar a los familiares a tomar decisiones con conocimiento de causa, insistiendo en la importancia **de anteponer la comodidad y la dignidad del** paciente.

2. Respetar los deseos del paciente

Si el paciente ha expresado **voluntades anticipadas** o deseos en relación con el final de la vida, es esencial respetarlos y comunicarlos a los familiares más próximos. Esto puede aliviar parte de la carga de la toma de decisiones y garantizar que las decisiones tomadas sean coherentes con los deseos del paciente. Al ayudar a mantener esta coherencia entre los deseos del paciente y las decisiones tomadas, los cuidadores desempeñan un papel crucial en la **preservación de** la **dignidad del** paciente.

Ayuda tras la muerte

El apoyo de los seres queridos no cesa en el momento de la muerte. Las primeras horas tras la pérdida suelen estar marcadas por el **choque emocional** y una gran tristeza. El apoyo inmediato a las familias en esta fase es tan importante como en los días previos al fallecimiento.

1. Proporcionar una presencia tranquilizadora tras la muerte

Tras un fallecimiento, es esencial estar ahí para sus seres queridos. Puede que necesiten **consuelo**, palabras tranquilizadoras o simplemente alguien que les guíe en los primeros pasos prácticos.

- La presencia de un cuidador, que puede **explicar lo que está ocurriendo**, responder a las preguntas iniciales u ofrecer apoyo con los trámites administrativos, ayuda a que este momento sea un poco menos estresante.

2. Ofrecer recursos para el duelo

El **duelo** es un proceso largo y doloroso. Además del apoyo inmediato, los cuidadores pueden ofrecer a sus seres queridos recursos como **grupos de apoyo**, **servicios de asesoramiento** o información sobre las etapas del duelo.

- **Cuidados post mortem**

  ◦ Gestos y rituales tras la muerte de un paciente

Los **gestos y rituales** que se realizan **tras la muerte de** un paciente son momentos profundamente significativos tanto para los cuidadores como para los familiares. Estos gestos transmiten **significado, respeto** y **dignidad** hacia el fallecido, pero también son una forma de acompañar a las familias en sus primeros momentos de duelo. Los rituales que siguen a la muerte de un paciente, ya sean médicos o espirituales, ayudan a marcar esta transición entre la vida y la muerte de una forma tranquila y respetuosa. Para los cuidadores, estos gestos son a la vez técnicos y humanos, ya que contribuyen a honrar la memoria del difunto al tiempo que ofrecen a sus seres queridos un marco afectuoso en este momento de gran vulnerabilidad.

Los primeros pasos médicos tras la muerte

Cuando fallece un paciente, los **procedimientos médicos** y administrativos iniciales son esenciales para oficializar la muerte, pero se llevan a cabo con profundo respeto por la persona. No se trata de meros trámites técnicos: representan el inicio de un proceso en el que priman la humanidad y la dignidad del fallecido.

1. Notificación y declaración de fallecimiento

El primer paso tras la muerte de un paciente es la **declaración oficial de defunción** por parte de un médico. Este momento, aunque administrativo, está marcado por una gran solemnidad, ya que es el punto de partida de los pasos siguientes. El médico comprueba los signos clínicos de la muerte, como la parada cardiaca y respiratoria, antes de emitir un **certificado de defunción**.

- Es esencial **respetar la solemnidad de** este momento. Los cuidadores se aseguran de que el entorno que rodea al

316

difunto sea tranquilo y digno, permitiendo a los seres queridos vivir este momento final en paz.

- El **diálogo con las familias** en esta fase también es esencial. Una vez declarada la defunción, hay que informar a los familiares de los pasos a seguir, dándoles tiempo para asimilar la pérdida.

2. El aseo: un acto de respeto y cuidado

La limpieza del cuerpo es un gesto altamente simbólico, realizado con gran delicadeza por el personal sanitario. Consiste en lavar y preparar el cuerpo del difunto antes de presentarlo a la familia o de que se hagan cargo de él los servicios funerarios. Es un momento en el que se sigue tratando al difunto con **dignidad** y **respeto**, como si aún estuviera vivo, mientras se cuida de su cuerpo.

- **Lavar el cuerpo del** paciente, peinarlo, vestirlo o, a veces, cubrirlo con una sábana limpia son gestos destinados a **preservar la dignidad** del difunto. El respeto del cuerpo es esencial, ya que representa la integridad del individuo.

- Este ritual también permite a los seres queridos reflexionar en un **entorno tranquilo** y limpio. Para algunos, participar en el lavado o estar presentes mientras se realiza puede ser una forma de despedirse de una manera más íntima y personal.

3. Colocación del cuerpo en la cámara

Tras la limpieza mortuoria, el cuerpo se suele **volver a colocar en la habitación** o en un lugar reservado a tal efecto, para que los familiares puedan acercarse a presentar sus respetos. El asistente o la enfermera se aseguran de que el paciente esté colocado de forma respetuosa: los ojos cerrados, las manos colocadas suavemente sobre el estómago y el cuerpo cubierto con una sábana blanca o ropa limpia. Este gesto simbólico pretende dar al paciente un aspecto más tranquilo, para que los familiares puedan despedirse en un ambiente de serenidad.

- Es importante prestar atención a los **detalles de** este entorno: asegúrese de que la habitación sea tranquila, con una iluminación tenue, y que los objetos personales del fallecido estén cuidadosamente dispuestos a su alrededor, si los tenía.

- Los cuidadores también pueden sugerir a los familiares que dejen un **objeto personal** cerca del fallecido, como una foto o una carta, para añadir un poco de **consuelo simbólico** a este último homenaje.

Rituales de apoyo a los seres queridos

La muerte de un paciente marca el inicio del proceso de **duelo** para sus seres queridos. En esos primeros momentos tras el fallecimiento, es esencial proporcionar a las familias un entorno afectuoso y respetuoso, que les permita afrontar la pérdida en las mejores condiciones posibles. Estos gestos y rituales son a menudo una forma de **tranquilizar**, **reconfortar** y **orientar a** las familias en un momento en el que se sienten especialmente vulnerables.

1. Acogida de las familias y tiempo de reflexión

Uno de los momentos más importantes tras la muerte es ofrecer a los seres queridos un **lugar para reflexionar**. Esto les permite estar con el fallecido, despedirse y empezar a darse cuenta de la irreversibilidad de la pérdida. El cuidador se asegura de que este tiempo sea **personal** e **íntimo**, sin prisas.

- El auxiliar de cuidados o la enfermera pueden permanecer **a mano** para responder preguntas, ofrecer una presencia tranquilizadora o simplemente permitir que los familiares estén a solas con el fallecido durante un rato. Es importante **respetar el ritmo** de las familias, sin meterles prisa.

- Es posible que los familiares deseen realizar **rituales personales** o religiosos durante este tiempo de contemplación. Ya sea una oración, una canción o un gesto simbólico, estas prácticas añaden una dimensión espiritual a la partida del paciente y ayudan a las familias a superar más fácilmente este difícil momento.

2. Sugerir rituales simbólicos

Algunas familias, aunque no sean especialmente religiosas, pueden desear realizar **gestos simbólicos** para marcar el paso de la vida a la muerte. Estos gestos pueden variar según las creencias y tradiciones, pero todos comparten un objetivo común: **honrar al difunto** y aliviar el sufrimiento de los seres queridos.

- Los cuidadores pueden, por ejemplo, sugerir que se **deje una vela** encendida junto al difunto, como símbolo de luz y paz, o permitir que los familiares coloquen una flor o un mensaje junto al cuerpo. Estos gestos sencillos pero simbólicos crean un entorno propicio para la expresión emocional y la contemplación.

- **Los rituales religiosos** también son muy importantes para algunas familias. En estos casos, es esencial respetar las creencias del paciente y su familia. Esto puede incluir llamar a un sacerdote, imán, rabino u otro representante espiritual, en función de los deseos expresados por el fallecido o sus seres queridos.

El papel del asistente tras el fallecimiento

Más allá de los gestos y rituales técnicos, el papel del asistente tras la muerte del paciente es, ante todo, el de ser una **presencia afectuosa** y un **apoyo** para los familiares. Este es un momento de especial angustia emocional, y las familias a menudo necesitan un apoyo discreto pero atento.

1. Proporcionar información y apoyo práctico

La muerte de un ser querido suele ir acompañada de una gran confusión para las familias, que pueden sentirse impotentes ante los pasos administrativos y prácticos que siguen inmediatamente al fallecimiento. Como su punto de contacto directo, los asistentes asistenciales pueden guiarles en estas etapas iniciales, explicándoles los pasos a seguir.

- Es importante proporcionar información clara y **práctica**, explicando los pasos a seguir (como hacerse cargo del cuerpo en la funeraria o declarar el fallecimiento en el ayuntamiento), al tiempo que se permanece disponible para responder a las preguntas y disipar las preocupaciones.

- El cuidador también puede remitir a los familiares a **recursos de apoyo**, como grupos de discusión o asociaciones de duelo, para que puedan encontrar apoyo psicológico en este difícil momento.

2. Estar disponible y ofrecer apoyo emocional

Incluso después del fallecimiento, el auxiliar de enfermería sigue desempeñando un papel de **apoyo moral** para la familia. Ya sea con palabras tranquilizadoras o simplemente con su presencia, contribuyen a crear un entorno seguro y reconfortante en un momento en que los seres queridos suelen sentirse desamparados.

- Una simple palabra de **consuelo**, un gesto de empatía o incluso una escucha silenciosa pueden ayudar a las familias a sentirse comprendidas y apoyadas. Debido a su estrecha relación con los pacientes y sus familias, los cuidadores se convierten a menudo en una figura central en estas primeras etapas del duelo.

La dimensión espiritual y simbólica del pasaje

Los gestos y rituales después de la muerte no son meras formalidades médicas o administrativas: tienen una fuerte dimensión **espiritual** y **simbólica**, tanto para los familiares como para los cuidadores. Marcar el paso de la vida a la muerte mediante estos gestos es una forma de rendir homenaje a la vida del difunto y acompañar su partida con dignidad **y respeto**.

1. Acompañar el alma del difunto según las creencias

Para muchas familias, la muerte no es sólo un final físico, sino el paso a otra dimensión, ya sea espiritual o religiosa. Por eso es esencial respetar las creencias del difunto y de su familia apoyándoles en los rituales que les permitan acompañar **el alma del fallecido**.

* Ya sean oraciones, canciones o gestos específicos, estos rituales permiten a las familias dar sentido a este difícil momento y despedirse de acuerdo con sus creencias. Los cuidadores deben **tener una mentalidad abierta** y **sensibilidad cultural** para respetar y fomentar estas prácticas.

2. Aportar una sensación de paz

Por último, el objetivo de todos estos gestos y rituales es aportar una **sensación de paz** a las familias. Al permitir que los seres queridos marquen la partida del difunto con respeto, los cuidadores contribuyen a calmar las emociones y a hacer que esta transición sea más suave y llevadera. No es sólo un momento de dolor, sino también de **reconciliación** y **celebración** de la vida del paciente, lo que puede ayudar a las familias a iniciar su proceso de duelo.

○ Gestión emocional e información al equipo tras un fallecimiento

La **gestión emocional** y el **debriefing del equipo** tras un fallecimiento son pasos fundamentales en la atención a los cuidadores, que, al igual que las familias, se ven profundamente afectados por la pérdida de un paciente. La muerte, especialmente en un contexto médico, puede tener un intenso impacto emocional, sobre todo cuando los cuidadores han estado con el paciente durante toda su atención. Los cuidadores suelen invertir un gran capital humano, y su relación con la muerte de un paciente puede despertar **fatiga emocional**, **profunda tristeza** e incluso sentimientos de **impotencia** o **culpabilidad**. Por eso es esencial cuidar al equipo de cuidados tras un fallecimiento, mediante momentos de **compartir**, **reflexión colectiva** y **apoyo emocional**.

El impacto emocional de la muerte en los cuidadores

Los cuidadores, ya sean auxiliares asistenciales, enfermeros, médicos u otros miembros del equipo sanitario, **mantienen relaciones intensas** con los pacientes, sobre todo en los servicios de cuidados paliativos o cuando trabajan con enfermos crónicos o moribundos. Acompañar a un paciente hasta el final de su vida suele crear un vínculo profundo, que hace que la pérdida sea especialmente difícil de afrontar emocionalmente.

1. Tristeza y duelo profesional

Aunque los cuidadores están formados para acompañar a los pacientes en sus últimos momentos, la **tristeza** asociada a la pérdida de un paciente es una realidad de la que es imposible escapar. Cada muerte, por esperada que sea, representa el final de una relación humana única. Los cuidadores pueden experimentar una forma de **duelo profesional**, que incluye emociones similares a las que siente la familia del paciente: tristeza, pesar y, a veces, incluso una sensación de vacío.

- Especialmente en los casos en que el cuidador ha establecido una sólida relación con el paciente, la pérdida puede suponer un **choque emocional**. Ver a un paciente decaer y luego morir puede despertar sentimientos de **impotencia**, porque a pesar de todos los esfuerzos y cuidados prestados, la muerte es inevitable.

- El apego a los pacientes en cuidados paliativos, donde a menudo se acompaña a la persona durante varias semanas o meses, acentúa este **duelo profesional**, ya que el cuidador no sólo es testigo de las últimas etapas de la vida, sino que también proporciona apoyo constante al paciente y a su familia.

2. Agotamiento moral y fatiga por compasión

Las muertes sucesivas, o la repetición de situaciones emocionalmente duras, pueden provocar **fatiga por compasión** en los cuidadores. Esta forma de **desgaste emocional** se manifiesta como agotamiento debido a la constante demanda de empatía y a la repetición de situaciones difíciles.

- Los cuidadores que se enfrentan regularmente a la muerte pueden sentirse **agotados**, tanto física como psicológicamente. La sobrecarga emocional, combinada con intensas jornadas de trabajo, puede conducir a una forma de distanciamiento emocional o, por el contrario, a un **exceso de sensibilidad**.

- Si esta fatiga no se reconoce y trata, puede tener graves consecuencias, tanto personales como profesionales. Puede afectar a la calidad de los cuidados prestados y a la salud mental de los cuidadores.

La importancia de la sesión informativa tras un fallecimiento

Ante estos retos emocionales, **la reunión informativa del** equipo tras un fallecimiento es esencial. Es el momento de que el equipo asistencial se reúna para compartir sus sentimientos, analizar la situación y expresar sus emociones. Este proceso de **verbalización** y **puesta en común** no sólo permite al equipo dar un paso atrás, sino también **liberar las tensiones emocionales** acumuladas.

1. Un lugar para expresar emociones

El debriefing proporciona un espacio seguro en el que los cuidadores pueden expresar su **tristeza, frustración, ira** o incluso **culpabilidad**. Estas emociones, que a menudo se reprimen durante los cuidados para no interferir en ellos, necesitan ser **escuchadas** y **validadas** tras la muerte de un paciente.

- Permitir que cada uno exprese sus **experiencias emocionales** ayuda a aligerar la carga individual. A veces, el simple hecho de **expresar con palabras** lo que se siente puede aliviar parte de la tensión. Este intercambio también fomenta la **empatía mutua** dentro del equipo, ya que cada miembro se da cuenta de que sus compañeros están pasando por emociones similares.

- El debriefing también ayuda a normalizar estas emociones. En el entorno médico, puede ser difícil admitir la **vulnerabilidad emocional** o mostrar que uno está afectado por la muerte de un paciente. El debriefing nos recuerda que estas emociones son humanas y legítimas, y que no hay que avergonzarse por sentirlas.

2. Analizar los aspectos técnicos y organizativos

El debriefing no es sólo un momento de expresión emocional; es también un momento de **reflexión colectiva** sobre la atención al paciente, con vistas a mejorar las prácticas en el futuro. Ofrece la oportunidad de revisar los aspectos técnicos y organizativos de la asistencia, analizar las decisiones tomadas y debatir lo que ha funcionado y lo que no.

- **Revisión del curso de los acontecimientos**: Esta retrospectiva permite al equipo comprender cómo evolucionó la situación y poner de relieve los momentos clave de la vía asistencial. Es importante saber si las intervenciones fueron adecuadas, si las decisiones se ajustaron a los deseos del paciente y si se siguieron los protocolos. Esto ayuda a construir una **reflexión colectiva** para mejorar la atención de futuros pacientes.

- **Identificar las dificultades encontradas**: El debriefing es también una oportunidad para poner de relieve las **dificultades** o **tensiones** encontradas durante la asistencia. Estos obstáculos, ya sean logísticos, organizativos o humanos, deben analizarse para comprender qué podría mejorarse en el futuro. Esta reflexión colectiva permite al equipo crecer juntos, aprendiendo de cada situación.

3. Reforzar la cohesión y el apoyo entre los miembros del equipo

El debriefing también tiene una importante función social: refuerza **la cohesión del equipo**. Al compartir sus emociones, sus dificultades, pero también sus éxitos, los miembros del equipo forjan vínculos más fuertes y se apoyan mutuamente. Se crea así un ambiente de **solidaridad** en el que todos se sienten apoyados por sus colegas.

- El apoyo **mutuo** es esencial para gestionar el impacto emocional de trabajar en cuidados paliativos o al final de la vida. Saber que puedes contar con tus compañeros, que comprenden cómo te sientes y que comparten las mismas experiencias, te ayuda a superar los momentos difíciles con mayor serenidad.

• Este momento de compartir también ayuda a crear **confianza dentro del equipo**, al demostrar que todos son capaces de afrontar juntos los retos y las emociones difíciles. Esta confianza favorece una dinámica de trabajo más armoniosa y sostenida.

Herramientas para la gestión emocional a largo plazo

Más allá del debriefing inmediato tras un fallecimiento, es importante poner en marcha estrategias de **gestión** emocional a largo plazo para los cuidadores. El afrontamiento repetido de la muerte, sobre todo en las unidades de cuidados paliativos o de cuidados intensivos, puede afectar gravemente a la salud mental de los profesionales sanitarios.

1. Supervisión y apoyo psicológico

Puede ser útil ofrecer **una supervisión periódica** o **grupos de debate** que permitan a los cuidadores compartir sus experiencias y encontrar un lugar donde expresarse fuera del contexto inmediato del equipo. Estos momentos les permiten **alejarse de** sus experiencias y abordar cuestiones más profundas sobre el significado de su trabajo y su relación con la muerte.

• Los **grupos de debate** o las sesiones de **mediación en grupo** pueden estar dirigidos por un psicólogo o un facilitador externo, para ofrecer una perspectiva externa y permitir a los pacientes distanciarse emocionalmente. Estas herramientas ayudan a desarrollar **la resiliencia** ante las repetidas pruebas de la pérdida de pacientes.

- También debe fomentarse el **apoyo individual**. Ofrecer consultas con psicólogos a los cuidadores puede darles un espacio seguro para trabajar las emociones que sienten, el agotamiento emocional o la gestión del estrés.

2. Cuidarse para evitar el agotamiento

Prevenir el agotamiento también implica cuidarse a uno mismo. Hay que animar a los cuidadores a encontrar un **equilibrio entre su vida profesional y personal**, y a identificar los momentos en que necesitan un descanso o un respiro.

- **Aprender a desconectar** después de un día difícil es esencial para evitar la acumulación de estrés y fatiga emocional. Tomarse un tiempo, practicar actividades relajantes (como la meditación, el deporte o simplemente pasar tiempo con los seres queridos) ayuda a **recargar las pilas** y evitar el agotamiento.

- También puede ofrecerse a los cuidadores **formación en gestión del estrés** o resiliencia emocional para equiparles para afrontar los retos emocionales de su trabajo. Estos cursos ofrecen técnicas prácticas para gestionar mejor las situaciones de estrés intenso y prevenir la fatiga por compasión.

  ◦ Respetar la dignidad de los pacientes y sus familias hasta el último momento

Respetar **la dignidad de los pacientes** y sus familias hasta el último momento es la esencia misma de los cuidados paliativos y la atención al final de la vida. La dignidad es mucho más que un simple concepto: se manifiesta en la forma en que se **escucha**, **atiende** y **apoya a** los pacientes a lo largo de su recorrido, pero también en las acciones cotidianas que, incluso al final de la vida, deben demostrar el respeto fundamental que se debe a todo ser humano. Es un principio ético que sitúa a los pacientes y sus familias en el centro de las decisiones y los cuidados, teniendo en cuenta sus valores, deseos e intimidad, incluso en los momentos más difíciles. En cada etapa de este viaje, hasta el último suspiro del paciente, preservar esta dignidad es una prioridad absoluta para los cuidadores.

Dignidad del paciente: respeto fundamental por el ser humano

La **dignidad** de un paciente se basa en varios elementos clave: el reconocimiento de su **autonomía**, el respeto de su **integridad física y psicológica** y la consideración de sus **deseos**. Incluso en los momentos en que la enfermedad priva al paciente de sus capacidades físicas, su lucidez o su autonomía, es imperativo no perder nunca de vista que sigue siendo un ser humano de pleno derecho, con derechos, sentimientos y valores que merecen ser respetados.

1. Respetar la autonomía y los deseos del paciente

Uno de los aspectos más importantes de la dignidad al final de la vida es el respeto a la **autonomía del paciente**. Esto significa que, mientras los pacientes puedan expresar sus deseos, sus decisiones sobre su atención deben ser escuchadas y respetadas. Ya se trate de la elección de un tratamiento, la aceptación o el rechazo de una intervención médica o la organización de los cuidados cotidianos, es esencial respetar lo que los pacientes quieren para sí mismos.

- **Escuchar y respetar los deseos**: si un paciente expresa el deseo de limitar determinados tratamientos, como la ventilación artificial o la reanimación, estas decisiones deben tomarse muy en serio. Es vital que los cuidadores se aseguren de que se respetan estas elecciones, aunque ello implique tomar decisiones médicas difíciles.

- **Apoyar sin imponer**: Los cuidadores deben estar atentos a las mínimas señales del paciente, sobre todo cuando éste ya no puede expresar claramente sus deseos. Respetar el ritmo del paciente, no forzar los cuidados intrusivos y dar prioridad a su comodidad son formas de proteger su dignidad. El acompañamiento es un proceso que debe realizarse con delicadeza, respetando los límites impuestos por el paciente.

2. Mantener la integridad física del paciente

El respeto de la **dignidad física** de un paciente depende de la forma en que se cuida su cuerpo, incluidas las acciones más sencillas y rutinarias. Incluso cuando el paciente está débil, postrado en cama o al final de su vida, cada procedimiento asistencial debe llevarse a cabo prestando especial atención a su bienestar físico, pero también a su **pudor** e **intimidad**.

- **Cuidados corporales respetuosos**: A la hora de lavarse, cambiarse de ropa o realizar los cuidados higiénicos, es fundamental preservar al máximo el pudor del paciente. Utilizar sábanas para cubrirlo, no exponer su cuerpo innecesariamente y explicarle los procedimientos antes de llevarlos a cabo son gestos sencillos que ayudan a mantener el respeto por su integridad.

- **Evitar el sufrimiento innecesario**: en los cuidados paliativos, el tratamiento del dolor y la comodidad del paciente son primordiales. El respeto a la dignidad incluye la obligación de no prolongar tratamientos dolorosos o invasivos que no contribuyan a mejorar la calidad de vida del paciente. **Escuchar** los signos de sufrimiento, reevaluar constantemente el dolor y ajustar los cuidados en consecuencia forman parte de la preservación de la dignidad del paciente.

3. Proteger la integridad psicológica y emocional

La dignidad no se limita al aspecto físico. También incluye preservar la **integridad psicológica** y emocional del paciente, incluso cuando pierde gradualmente sus capacidades cognitivas.

Es esencial considerar al paciente como **un todo**, respetando sus emociones, ansiedades y necesidades psicológicas, incluso en los últimos momentos de su vida.

- **Afrontar la ansiedad y el miedo**: el final de la vida suele ir acompañado de **miedos**, ya sea al dolor, al abandono o a lo desconocido. Los cuidadores deben estar atentos a estas emociones y dedicar tiempo a calmarlas con palabras, gestos tranquilizadores y una **presencia constante**. Es importante responder a las necesidades emocionales del paciente, ofreciéndole un oído comprensivo y apoyo.

- **Respetar la identidad y la personalidad del paciente**: Incluso cuando la enfermedad altera las capacidades cognitivas, como en el caso de la demencia o de ciertas enfermedades neurológicas degenerativas, es esencial seguir **tratando al paciente con el mismo respeto** que antes. Hablar con el paciente, aunque ya no responda, mantener los rituales que aprecia y respetar sus costumbres son formas de preservar su dignidad hasta el final.

Apoyar a la familia respetando la dignidad del paciente

La dignidad de los pacientes al final de su vida está estrechamente ligada al apoyo y la asistencia que reciben de sus **seres queridos**. Las familias, que a menudo atraviesan un periodo de gran sufrimiento emocional, deben participar en el proceso del final de la vida de su ser querido. Su **papel** es esencial, y es importante apoyarles, tranquilizarles y respetar sus deseos, teniendo en cuenta al mismo tiempo los deseos del paciente.

1. Incluir a las familias en el proceso asistencial

El respeto de la dignidad significa también **incluir a** los familiares en los cuidados prestados, especialmente en las decisiones relativas al final de la vida. Las familias deben ser informadas del estado de salud del paciente, de la evolución de su enfermedad y de las opciones asistenciales disponibles. Es importante que los cuidadores ofrezcan un marco de escucha y diálogo, en el que los familiares puedan hacer preguntas, expresar sus preocupaciones y participar en la toma de decisiones, respetando los deseos del paciente.

- **Fomentar la transparencia**: es fundamental facilitar a las familias información clara y accesible sobre las opciones de atención, respetando al mismo tiempo la confidencialidad y privacidad del paciente. Esta transparencia ayuda a los seres queridos a comprender la situación y a prepararse para la inminente partida de su ser querido.

- **Respetar las necesidades emocionales de las familias**: Las familias pasan a menudo por momentos de gran angustia y tristeza, y es importante respetar sus necesidades emocionales. Los cuidadores pueden ofrecerles apoyo moral, pero también permitirles que permanezcan con el paciente el mayor tiempo posible, que participen en los cuidados si lo desean o que respeten determinados rituales o tradiciones que les son muy queridos.

2. Crear un entorno propicio para la meditación

Respetar la dignidad de los pacientes al final de su vida incluye crear un **entorno tranquilo y relajante** que permita a sus seres queridos reflexionar y acompañar al paciente hasta el final. Este entorno debe ofrecer a las familias un **espacio íntimo** donde puedan pasar tiempo con el paciente, despedirse y vivir sus últimos momentos con él en serenidad.

- **Amueblar la habitación del paciente**: Crear un ambiente relajante, con luz tenue, música suave si al paciente le gusta, y la posibilidad de que las familias traigan objetos personales que recuerden la vida del paciente (como fotos, libros o flores) ayuda a humanizar este espacio. Todo ello contribuye a ofrecer un final de vida respetuoso y digno.

- **Permitir momentos íntimos**: Hay que animar a las familias a pasar tiempo a solas con su ser querido, si así lo desean. Ya sea para un último momento de reflexión, una despedida privada o simplemente para estar con el paciente en sus últimos momentos, es importante ofrecerles esta intimidad. Los cuidadores deben estar disponibles pero discretos, para permitir que estos momentos se desarrollen con naturalidad.

3. Respetar las creencias y los rituales

Por último, respetar la dignidad de los pacientes y sus familias significa tener en cuenta las **creencias religiosas** o **espirituales que** rodean el final de la vida. Cada cultura y cada familia tiene sus propios rituales para honrar al difunto y facilitar el proceso de duelo. Como cuidadores, es esencial respetar estas tradiciones, ya sean rituales religiosos, oraciones o gestos simbólicos.

- **Fomentar los rituales espirituales**: Si la familia o el paciente desean realizar rituales religiosos o espirituales, es importante ofrecerles un espacio para hacerlo. Esto puede incluir llamar a un sacerdote, imán, rabino u otro representante espiritual para que ofrezca bendiciones, oraciones o sacramentos, en función de los deseos del paciente.

- **Adaptar los cuidados a las creencias del paciente**: Ciertas creencias pueden implicar prácticas específicas al final de la vida, como no tocar el cuerpo después de la muerte o respetar determinadas posiciones del cuerpo. Como cuidadores, es esencial estar abiertos a estas prácticas e incorporarlas a los cuidados, para respetar plenamente la dignidad del paciente y de sus seres queridos.

Dignidad después de la muerte: respeto hasta el último detalle

El respeto a la dignidad del paciente no termina en el momento de la muerte. Incluso después de la muerte, el cuerpo del paciente debe ser tratado con el máximo cuidado y respeto. Los procedimientos técnicos, como la limpieza mortuoria o la preparación del cuerpo para la familia, deben llevarse a cabo con la misma atención que los cuidados prestados en vida del paciente.

1. El aseo: un último gesto de respeto

La **limpieza mortuoria**, realizada después de la muerte, es un gesto altamente simbólico. Consiste en lavar, vestir y preparar el cuerpo del paciente para que sus seres queridos puedan despedirse de él en un entorno limpio y reconfortante. Este gesto se lleva a cabo con gran delicadeza, cuidando de respetar la integridad y el pudor del difunto.

- **Mantener el respeto por el cuerpo**: Durante la limpieza mortuoria, el cuerpo del paciente debe manipularse con cuidado, cubierto en la medida de lo posible para preservar su pudor. Cada gesto está marcado por el respeto, como un último homenaje a la vida de la persona.

2. Permitir que las familias presenten sus respetos

Tras la limpieza mortuoria, es esencial ofrecer a los seres queridos un momento de **contemplación** con el difunto. Este último adiós suele ser crucial en el proceso de duelo. Los cuidadores deben procurar ofrecer un entorno tranquilo y respetuoso para estos momentos de intimidad.

- **Una última despedida tranquila**: Las familias necesitan poder despedirse de su ser querido en un entorno tranquilo, donde puedan expresar sus emociones libremente. Los cuidadores pueden permanecer a mano para ofrecer un apoyo discreto, pero sobre todo deben velar por preservar la intimidad de estos momentos.

Capítulo 8

Tecnologías y herramientas innovadoras en neurología: implicaciones para el auxiliar asistencial

- **Nuevas tecnologías de monitorización en neurología**

  ◦ Dispositivos para la monitorización de parámetros vitales y neurológicos (monitorización EEG, PIC)

Los dispositivos de control de los parámetros vitales y neurológicos son esenciales en la asistencia a los pacientes, sobre todo en las unidades de cuidados intensivos o en el marco del seguimiento de patologías neurológicas graves. Estos dispositivos permiten a los cuidadores **controlar en tiempo real** las funciones vitales del paciente, anticiparse a las complicaciones y ajustar los tratamientos en función de los datos fisiológicos observados. Entre las herramientas de monitorización, **la monitorización del EEG** (electroencefalograma) y la PIC (**monitorización de la presión intracraneal**) desempeñan un papel crucial en la monitorización neurológica de pacientes con lesiones cerebrales, traumatismos craneoencefálicos o patologías neurológicas graves como tumores cerebrales o accidentes cerebrovasculares.

La importancia de la monitorización en neurología

Los pacientes que sufren trastornos neurológicos graves requieren una vigilancia constante, ya que su estado puede evolucionar rápidamente, con un alto riesgo de complicaciones potencialmente mortales. La **monitorización de** los parámetros vitales y neurológicos permite detectar precozmente las anomalías, prevenir el empeoramiento y adaptar los cuidados en tiempo real para proteger el cerebro de nuevos daños.

1. Monitorización de la función cerebral: el papel de la monitorización EEG

La monitorización EEG es un dispositivo de monitorización no invasivo que registra la actividad eléctrica del cerebro en tiempo real, mediante electrodos colocados en el cuero cabelludo del paciente. Esta tecnología es esencial para observar **cambios en la actividad cerebral**, diagnosticar anomalías como **ataques epilépticos** y monitorizar a pacientes en estado crítico, como en coma o tras una neurocirugía.

- **Epilepsia y actividad cerebral anormal**: en los pacientes que sufren crisis epilépticas, la monitorización del EEG es esencial para identificar las crisis, incluso cuando no se manifiestan con síntomas visibles (crisis subclínicas). Este dispositivo también puede utilizarse para localizar la zona del cerebro en la que se originan las crisis, con el fin de adaptar el tratamiento o preparar una intervención quirúrgica.

- **Monitorización de comas y estados alterados de conciencia**: La monitorización EEG también se utiliza para seguir a pacientes en coma o con estados alterados de conciencia. Los cambios en la actividad cerebral, como la aparición de enlentecimiento difuso o signos de isquemia cerebral, son indicadores valiosos para evaluar la evolución neurológica del paciente. Esto ayuda a orientar las decisiones terapéuticas, sobre todo en caso de cuidados intensivos prolongados.

- **Monitorización postoperatoria en neurocirugía**: tras una intervención quirúrgica cerebral, la monitorización EEG se utiliza para comprobar que no hay anomalías, como crisis epilépticas o signos de sufrimiento cerebral. También es útil para monitorizar a los pacientes tras una intervención quirúrgica por tumores cerebrales o hemorragia intracraneal.

2. Control de la presión intracraneal (PIC)

La presión intracraneal (PIC) es un parámetro vital en neurología, ya que un aumento excesivo de esta presión puede provocar daños cerebrales irreversibles o incluso la muerte. **La monitorización de la PIC** es especialmente útil en pacientes que sufren traumatismos craneoencefálicos graves, ictus hemorrágicos o edema cerebral. Este dispositivo de monitorización mide la presión en el interior del cráneo y permite intervenir rápidamente en caso de aumento anormal.

- **Traumatismos craneoencefálicos**: En los pacientes con traumatismo craneoencefálico grave, el aumento de la presión intracraneal puede deberse a **un hematoma**, un **edema cerebral** o **una hemorragia intracraneal**. La monitorización de la ICP es esencial para vigilar a estos pacientes y adaptar el tratamiento en consecuencia, ya sea administrando medicación o realizando una intervención quirúrgica para evacuar el hematoma o descomprimir el cerebro.

- **Accidente cerebrovascular hemorrágico y edema cerebral**: Tras un accidente cerebrovascular hemorrágico o un edema cerebral, el aumento de la presión intracraneal puede provocar una **afectación cerebral**, es decir, un desplazamiento del tejido cerebral hacia las estructuras vecinas, que puede ser mortal. La monitorización de la PIC permite detectar rápidamente este fenómeno y tomar las medidas necesarias para reducir la presión, como la administración de diuréticos, la ventilación asistida o la cirugía.

- **Postoperatorio en neurocirugía**: tras una intervención neuroquirúrgica, como una craneotomía o la extirpación de un tumor cerebral, suele utilizarse la monitorización de la ICP para garantizar que la presión intracraneal se mantiene dentro de los límites normales y prevenir cualquier complicación postoperatoria, como edemas o hemorragias.

Funcionamiento de los dispositivos de vigilancia

Los dispositivos de monitorización del EEG y la PIC funcionan de forma diferente, pero su objetivo común es proporcionar **valiosa** información **en tiempo real** sobre el estado neurológico del paciente, lo que permite a los cuidadores actuar con rapidez si se produce algún cambio en estos parámetros.

1. Monitorización EEG: vigilancia continua de la actividad cerebral

La monitorización EEG se basa en la captación de la actividad eléctrica del cerebro mediante electrodos colocados en la superficie del cuero cabelludo. Estos electrodos registran las señales eléctricas producidas por las neuronas y las transmiten a un dispositivo que las transforma en curvas visibles en una pantalla.

- **Colocación de los electrodos**: Para obtener un registro fiable, los electrodos se colocan en una disposición estándar (sistema 10-20), que cubre todas las regiones del cerebro. Es esencial que los electrodos estén correctamente colocados y sujetos para garantizar la calidad de la señal.

- **Interpretación de los trazados del EEG**: los trazados del EEG reflejan las ondas cerebrales, que pueden variar en función del estado del paciente: despierto, dormido, con un ataque epiléptico o en coma. El análisis de estas ondas permite detectar anomalías como descargas epileptiformes, enlentecimiento difuso o signos de sufrimiento cerebral, que pueden requerir una intervención inmediata.

2. Control de la presión intracraneal (PIC)

La monitorización de la PIC consiste en medir la presión dentro del cráneo mediante un sensor insertado en el tejido cerebral, en un ventrículo o entre las meninges. Esta monitorización es especialmente útil en casos de lesión cerebral aguda, para prevenir los efectos devastadores de un aumento de la presión intracraneal.

- **Inserción del sensor**: El sensor de presión intracraneal se inserta quirúrgicamente en el parénquima cerebral o en un ventrículo cerebral, donde puede medir directamente la presión. Este procedimiento lo lleva a cabo un neurocirujano en un entorno estéril y requiere precauciones estrictas para evitar infecciones.

- **Control de los cambios de presión**: Una vez colocado el sensor, la presión intracraneal se controla continuamente. Los valores normales de la PIC suelen estar entre 5 y 15 mmHg. Si la presión sube por encima de 20 mmHg, se requiere una intervención inmediata, ya que existe riesgo de afectación cerebral, comprometiendo las funciones vitales del paciente.

La importancia de un seguimiento continuo y multidisciplinar

La monitorización del EEG y la PIC nunca funciona de forma aislada. Forma parte de un enfoque de gestión global, en el que la monitorización de otros parámetros vitales, como **la tensión arterial**, la **frecuencia respiratoria**, la **saturación de oxígeno** y la **frecuencia cardiaca**, es igual de crucial. Un **enfoque multidisciplinar** en el que participen neurólogos, neurocirujanos, anestesistas, enfermeras y auxiliares de cuidados garantiza una gestión óptima de los pacientes neurológicos críticos.

- **Monitorización integrada**: los datos de monitorización del EEG y la PIC se combinan a menudo con otros parámetros, como la saturación de oxígeno cerebral o la presión arterial cerebral, para ofrecer una imagen global del estado del paciente. Esto facilita el ajuste de los tratamientos, como la ventilación asistida o la infusión de fármacos, en función de las necesidades inmediatas del cerebro.

- **Intervención rápida**: gracias a esta monitorización continua, los cuidadores pueden intervenir inmediatamente si se detecta alguna anomalía. Por ejemplo, si la monitorización de la PIC revela un rápido aumento de la presión intracraneal, los equipos médicos pueden administrar diuréticos, ajustar la ventilación o plantearse una intervención neuroquirúrgica urgente para descomprimir el cerebro.

○ Cómo mejoran estas tecnologías la calidad de la asistencia

Las tecnologías de monitorización de parámetros vitales y neurológicos, como **la monitorización del electroencefalograma (EEG)** y **de la presión intracraneal (PIC)**, han revolucionado la forma de atender a los pacientes con patologías neurológicas graves o en situaciones críticas. Estas tecnologías permiten vigilar el estado de los pacientes en tiempo real, lo que permite anticiparse a las complicaciones y adaptar los tratamientos de forma precoz y selectiva. Contribuyen así a una mejora significativa de **la calidad de la asistencia**, al aumentar la seguridad de los pacientes, la eficacia de las intervenciones médicas y la capacidad de los equipos sanitarios para responder rápidamente a cualquier deterioro del estado clínico.

Control en tiempo real para una intervención más temprana

Las tecnologías de monitorización, como el EEG y la PIC, permiten **vigilar continuamente** las funciones vitales y neurológicas de un paciente, proporcionando datos en tiempo real que son cruciales para evaluar el estado de salud de un enfermo grave. Mediante la observación constante de parámetros como la actividad cerebral o la presión intracraneal, los cuidadores pueden **detectar rápidamente cambios sutiles** que indican un deterioro del estado del paciente. Esta vigilancia proactiva permite intervenir antes de que las complicaciones sean irreversibles.

1. Prevención de complicaciones neurológicas

Una de las principales mejoras que aportan estas tecnologías es la capacidad de **prevenir complicaciones** ligadas a patologías neurológicas. Por ejemplo, la monitorización del EEG puede detectar crisis epilépticas no visibles, como las **subclínicas**, que pueden pasar desapercibidas si no van acompañadas de síntomas físicos evidentes. Estas crisis pueden provocar daños cerebrales mayores si no se tratan rápidamente. Gracias al EEG, los médicos pueden ajustar el tratamiento antiepiléptico en tiempo real para evitar que estas crisis empeoren el estado del paciente.

- La vigilancia de la presión intracraneal (PIC) es igualmente crucial para prevenir complicaciones graves. Un aumento de la presión intracraneal, si no se controla, puede provocar una **afectación cerebral**, en la que el tejido cerebral se comprime y daña, amenazando directamente la vida del paciente. Mediante la monitorización continua de la PIC, los cuidadores pueden intervenir rápidamente para reducir la presión, mediante medicación o cirugía, antes de que se produzcan daños irreversibles.

2. Anticipar el deterioro de la salud

Estas tecnologías también permiten **predecir** el **deterioro** del estado de salud de un paciente antes de que se manifieste clínicamente. Los datos recogidos por los dispositivos de monitorización ofrecen a los equipos asistenciales una visión global del estado del paciente en tiempo real, lo que les permite anticiparse a los riesgos y reaccionar con rapidez a las señales de alerta temprana.

- Por ejemplo, un ligero aumento de la presión intracraneal o un cambio en las ondas cerebrales registradas por un electroencefalograma pueden indicar una **crisis inminente** o un **edema cerebral incipiente**, antes de que estas afecciones produzcan síntomas visibles. Al identificar estos signos tempranos, los cuidadores pueden ajustar los cuidados y aumentar así las posibilidades de prevenir una crisis o limitar el daño neurológico.

Optimización de los tratamientos en función de las necesidades del paciente

Las tecnologías de monitorización permiten **individualizar** y **optimizar los tratamientos** en función de los datos específicos de cada paciente. En lugar de administrar los tratamientos de forma estandarizada, los cuidadores pueden ajustar las intervenciones en tiempo real, según las necesidades específicas del paciente, lo que aumenta la eficacia de los cuidados y reduce el riesgo de complicaciones.

1. Ajuste preciso de los tratamientos farmacológicos

La monitorización EEG, por ejemplo, se utiliza a menudo para ajustar el tratamiento antiepiléptico de los pacientes. Cuando un paciente está bajo monitorización EEG, los médicos pueden observar directamente el impacto de los fármacos en la actividad cerebral y ajustar las dosis para controlar las convulsiones minimizando los efectos secundarios.

- Esta monitorización continua permite adaptar rápidamente el tratamiento a las **reacciones individuales** del paciente, garantizando un mejor control de los síntomas y evitando crisis epilépticas que podrían pasar desapercibidas. Del mismo modo, los cuidadores pueden controlar los efectos de los fármacos utilizados para tratar el edema cerebral o reducir la presión intracraneal, ajustando las dosis para lograr el mejor efecto posible sin sobremedicación.

2. Cirugía selectiva

Como parte de la **monitorización de la presión intracraneal**, los datos proporcionados por la PCI permiten a los neurocirujanos tomar decisiones precisas sobre la necesidad y urgencia de una intervención quirúrgica. Si la PCI muestra que la presión intracraneal sigue aumentando a pesar del tratamiento con medicación, esto puede indicar la necesidad de una **craniectomía**

descompresiva para aliviar la presión y evitar daños en el cerebro.

- Los datos de la ICP también pueden utilizarse para **supervisar la evolución postoperatoria** de un paciente sometido a cirugía cerebral, detectando cualquier reaparición de edema o hematoma. De este modo, los cuidados pueden ajustarse rápidamente para evitar la necesidad de una nueva intervención quirúrgica.

Mayor seguridad del paciente y reducción de riesgos

La monitorización en tiempo real de los parámetros vitales y neurológicos mejora **la seguridad del paciente**, reduciendo el riesgo de que su estado empeore y proporcionando una respuesta rápida ante situaciones de emergencia. Al proporcionar a los equipos asistenciales información continua y detallada sobre el estado del paciente, estas tecnologías les permiten intervenir de inmediato en caso de problema, reduciendo así el riesgo de complicaciones graves.

1. Reducir los efectos adversos

Al detectar precozmente anomalías como crisis epilépticas, signos de edema cerebral o variaciones de la presión intracraneal, la monitorización puede **reducir los acontecimientos adversos** que podrían comprometer la evolución del paciente. Gracias a estas tecnologías, los cuidadores pueden evitar retrasos en el tratamiento o la aparición de complicaciones secundarias, como nuevos daños cerebrales o insuficiencia respiratoria.

- La monitorización del electroencefalograma, por ejemplo, reduce el riesgo de convulsiones no detectadas que, a la larga, podrían empeorar el estado del paciente. Del mismo modo, la ICP nos permite reaccionar antes de que el aumento de la presión intracraneal alcance niveles peligrosos, minimizando el riesgo de daños irreversibles.

2. Asegurar los cuidados intensivos

En las unidades de cuidados intensivos, donde los pacientes suelen encontrarse en estado crítico, **la seguridad de los cuidados** es primordial. La monitorización continua de los parámetros vitales y neurológicos ayuda a mantener un alto nivel de seguridad para estos pacientes. La capacidad de monitorizar en tiempo real parámetros vitales como la presión intracraneal y la actividad cerebral garantiza unos cuidados óptimos y reduce el riesgo de descompensación.

- Los cuidados intensivos dependen de decisiones rápidas basadas en datos precisos e inmediatos. Gracias a estas tecnologías, los equipos asistenciales están mejor equipados para responder a las emergencias médicas y garantizar la seguridad del paciente las 24 horas del día.

Mejora de la comunicación y la colaboración multidisciplinar

Los datos proporcionados por la monitorización del EEG y la PIC también facilitan la **comunicación** y la **colaboración** entre los distintos miembros del equipo sanitario. En contextos complejos, como la gestión de pacientes en cuidados intensivos, es esencial un enfoque multidisciplinar si se quiere proporcionar la mejor atención posible. La información recopilada por los dispositivos de monitorización ofrece a todos -neurólogos, neurocirujanos, enfermeras y auxiliares- una base común para adaptar los cuidados.

1. Datos objetivos y compartidos

Gracias a los datos continuos que proporcionan los dispositivos de monitorización, todos los miembros del equipo tienen acceso a la misma información, lo que garantiza una **visión compartida** del estado del paciente. Esto facilita la toma colectiva de decisiones, ya sea para ajustar el tratamiento, planificar la cirugía o modificar el tratamiento postoperatorio.

- El acceso a datos objetivos en tiempo real también permite **seguir la evolución del paciente** y debatir las mejores estrategias de tratamiento, basándose en elementos fácticos y no en observaciones subjetivas.

2. Toma de decisiones informada y concertada

En situaciones críticas, como la gestión de un rápido aumento de la presión intracraneal, estos datos permiten **tomar decisiones** rápidas y **fundamentadas**. Los médicos pueden, por ejemplo, tomar una decisión conjunta sobre si administrar medicación adicional, modificar la ventilación o indicar una cirugía descompresiva basándose en los resultados de la monitorización.

- La monitorización del EEG permite a los neurólogos comprender mejor las causas subyacentes del deterioro neurológico, como la aparición de crisis epilépticas, y discutir con el equipo las opciones de tratamiento más adecuadas.

  ◦ Formación y adaptación de los asistentes a estas tecnologías

La **formación y adaptación de los auxiliares asistenciales** a las tecnologías de monitorización de parámetros vitales y neurológicos, como **la monitorización del electroencefalograma (EEG) y de la presión intracraneal (PIC)**, se han hecho imprescindibles en entornos asistenciales complejos, como las unidades de cuidados intensivos, las de reanimación o los servicios de neurología. Estos dispositivos, que permiten monitorizar el estado de los pacientes en tiempo real, exigen un conocimiento profundo de su funcionamiento y su repercusión en los cuidados. Para los auxiliares de cuidados, que están en primera línea de los cuidados cotidianos, es vital adquirir las competencias técnicas e interpersonales necesarias **para**

346

integrarse armoniosamente en este contexto tecnológico sin dejar de centrarse en el bienestar de los pacientes. Su papel está evolucionando para combinar **cuidados técnicos** y **humanidad**, garantizando al mismo tiempo un seguimiento eficaz junto al equipo asistencial.

La importancia de la formación continua en un entorno tecnológico

Los auxiliares sanitarios trabajan en un entorno médico cada vez más **tecnologizado**, en el que los dispositivos de monitorización de parámetros vitales y neurológicos desempeñan un papel crucial. Aunque los auxiliares de cuidados no son directamente responsables de instalar o interpretar los datos proporcionados por estos dispositivos, su **implicación en el seguimiento diario de** los pacientes y su papel central en la prestación de apoyo humano exigen que **reciban formación** para comprender y trabajar con estas tecnologías. Esta formación les permite adaptarse mejor a las necesidades de los pacientes, reaccionar con rapidez a los cambios de su estado y participar activamente en el seguimiento de sus cuidados.

1. Comprender el funcionamiento básico de los dispositivos

Uno de los primeros aspectos de la formación de los auxiliares sanitarios es el **conocimiento general de** los dispositivos de monitorización, como el EEG y la monitorización de la PIC. Aunque los auxiliares sanitarios no son directamente responsables del manejo técnico de estas herramientas, es esencial que conozcan su **funcionamiento** y su **finalidad**, para que puedan participar eficazmente en la monitorización general de los pacientes.

- **Monitorización EEG**: los cuidadores deben entender que este dispositivo registra la actividad eléctrica del cerebro, lo que les permite detectar anomalías como ataques epilépticos o signos de sufrimiento cerebral. Saber reconocer las alarmas del aparato, comprender su significado básico y saber cuándo alertar a enfermeros o médicos son habilidades esenciales.

- **Monitorización de la PIC**: En el caso de la monitorización de la presión intracraneal, el auxiliar asistencial debe conocer las implicaciones de un aumento de esta presión y saber monitorizar los síntomas físicos que podrían asociarse a un deterioro (como cefaleas intensas, náuseas o alteraciones del estado de conciencia). También debe ser capaz de vigilar los valores de ICP que se muestran, aunque no sea responsable de ajustar los tratamientos.

2. Controlar los signos clínicos e interpretar los datos en colaboración con el equipo.

Aunque los auxiliares asistenciales no son responsables de interpretar directamente los datos técnicos que proporcionan estos dispositivos, desempeñan un papel clave en el **seguimiento clínico** del paciente. A menudo son los primeros en detectar **signos físicos** o **cambios sutiles** en el estado del paciente, que pueden preceder o acompañar a las alertas de los dispositivos de monitorización. Con la formación adecuada, los auxiliares asistenciales pueden aportar una valiosa contribución a la gestión de los pacientes sometidos a monitorización tecnológica.

- **Identificar los síntomas asociados**: por ejemplo, en caso de aumento de la presión intracraneal (PIC), los auxiliares deben saber detectar los signos clínicos asociados, como vómitos, confusión, pupilas desiguales o alteraciones de la conciencia. Del mismo modo, en caso de crisis epiléptica, aunque sea silenciosa, la observación atenta de la expresión facial, la respiración o los movimientos involuntarios puede proporcionar pistas importantes.

- **Reaccionar rápidamente ante las alarmas**: aunque no son directamente responsables de la gestión de los equipos, los auxiliares sanitarios deben saber cómo reaccionar ante las alarmas de monitorización. Es importante saber **distinguir entre alarmas críticas** que requieren la intervención inmediata de enfermeros o médicos, y alarmas menos urgentes, para garantizar la seguridad del paciente sin causar alarmas innecesarias.

3. Participar activamente en el trabajo en equipo

Los auxiliares sanitarios desempeñan un papel clave en la **comunicación dentro del equipo médico**. En un entorno altamente tecnológico como los cuidados intensivos o la neurología, su función no es sólo asistir a enfermeros y médicos, sino también **transmitir la información importante** que observan en el paciente. Una formación adecuada les permite comprender cómo interpretar los signos físicos en relación con los datos técnicos proporcionados por los dispositivos de monitorización, y comunicarlos eficazmente.

- **Observaciones precisas**: los auxiliares de cuidados suelen pasar más tiempo con el paciente que otros miembros del equipo. Esto les permite observar detalles sutiles, como cambios de comportamiento, reacciones emocionales o malestar, que pueden indicar deterioro o la necesidad de ajustar los cuidados. Esta información es inestimable para el seguimiento de los datos y permite a los equipos asistenciales tomar decisiones con conocimiento de causa.

- **Colaboración fluida**: Al comunicarse eficazmente con otros miembros del equipo, los auxiliares asistenciales pueden participar en debates multidisciplinares, compartir sus observaciones y ayudar a perfeccionar los cuidados. De este modo, pueden desempeñar un papel activo en el ajuste de los cuidados a las necesidades del paciente, reforzando la coordinación de la asistencia.

Adaptarse a las nuevas tecnologías: afrontar los retos del cambio

La integración de la tecnología en los cuidados médicos supone para los auxiliares de cuidados ciertos **retos de adaptación**. Esta transición a entornos de trabajo tecnológicamente más avanzados puede dar lugar a resistencias o dificultades para familiarizarse con dispositivos complejos. Por eso, la adaptación de los auxiliares de cuidados requiere **una formación progresiva** y un **acompañamiento personalizado**, para que puedan apropiarse de estas herramientas sin perder su papel fundamental de apoyo humano a los pacientes.

1. Gestionar el estrés relacionado con la tecnología

La introducción de tecnologías avanzadas, como la monitorización del EEG y la PIC, puede generar cierto **estrés** en los auxiliares sanitarios, sobre todo en los que no están acostumbrados a trabajar con dispositivos complejos o temen cometer errores. Este estrés puede verse agravado por la presión de trabajar en entornos críticos, donde una intervención rápida puede ser crucial para salvar la vida de un paciente.

- **Formación práctica**: Para superar esta aprensión, es esencial ofrecer a los cuidadores **una formación práctica**, en la que puedan manejar los dispositivos de forma supervisada, comprender su funcionamiento en profundidad y aprender a reaccionar adecuadamente ante alarmas o cambios en el estado del paciente. Ensayar estas acciones y simular situaciones clínicas críticas ayuda a desarrollar la confianza de los cuidadores en la tecnología.

- **Apoyo psicológico**: Al mismo tiempo, es importante proporcionar a los auxiliares de cuidados apoyo psicológico para ayudarles a **gestionar el estrés** asociado

350

a la tecnología. Esto puede incluir grupos de conversación o debates en equipo para compartir dificultades y encontrar soluciones colectivas.

2. Integrar las competencias tecnológicas sin perder de vista la necesidad de una atención humana

Otro reto para los auxiliares asistenciales es **mantener un enfoque humano** de la asistencia, integrando al mismo tiempo las competencias técnicas. La tecnología nunca debe primar sobre la estrecha relación que mantienen con los pacientes. Por tanto, la adquisición de competencias técnicas debe ir de la mano de un enfoque centrado en mantener el **contacto humano**, la empatía y la atención holística al paciente.

- **Atención personalizada al paciente**: Incluso en un entorno altamente tecnológico, los auxiliares asistenciales deben seguir prestando una atención personalizada, dedicando tiempo a escuchar a los pacientes, responder a sus necesidades emocionales y psicológicas y tranquilizarles sobre el uso de los dispositivos médicos. Pueden, por ejemplo, explicar a los pacientes la importancia de la monitorización del EEG o la PIC, responder a sus preguntas y darles una sensación de **seguridad** sobre estas impresionantes herramientas.

- **Proteger la intimidad del paciente**: En el contexto de la monitorización neurológica, en la que los pacientes pueden ser sometidos a numerosos exámenes y manipulaciones, es esencial garantizar **la preservación de su intimidad** y comodidad. Los enfermeros desempeñan un papel fundamental a la hora de garantizar que los pacientes se sientan respetados y seguros, incluso cuando se utilizan tecnologías complejas.

El futuro de la formación de auxiliares de cuidados en un entorno cambiante

Con el rápido desarrollo de las tecnologías médicas, es imprescindible que los auxiliares sanitarios reciban **formación continua** para mantenerse al día de las nuevas prácticas y dispositivos. Esta formación debe ser accesible, adaptarse a las necesidades específicas de los asistentes sanitarios e integrarse en sus responsabilidades cotidianas.

1. Formación continua y progresiva

Las tecnologías médicas evolucionan constantemente, lo que significa que la formación de los auxiliares de enfermería debe ser **continua** y adaptarse a los nuevos avances. Las sesiones de formación periódicas que ofrecen los hospitales o las instituciones asistenciales permiten a los auxiliares de enfermería adquirir nuevas competencias y familiarizarse con los últimos dispositivos.

- Talleres de simulación: Los talleres de simulación son una excelente forma de aprender reproduciendo situaciones clínicas reales. Esto permite a los auxiliares de cuidados practicar el uso de dispositivos de monitorización, practicar la gestión de alarmas y simular situaciones de emergencia en un entorno controlado.

- **Aprendizaje electrónico**: con los avances tecnológicos, los auxiliares asistenciales también pueden beneficiarse de la **formación en línea**, a través de módulos interactivos que les permiten aprender a su propio ritmo. Estas plataformas pueden incluir vídeos explicativos, estudios de casos o ejercicios prácticos para profundizar en su comprensión de las tecnologías de monitorización.

2. Apoyo y supervisión del equipo médico

Por último, para que **los** auxiliares asistenciales **se integren sin** problemas en el uso de la tecnología, es importante que cuenten con el apoyo de otros miembros del equipo médico. La colaboración con enfermeros, médicos y neurocirujanos, así como la posibilidad de recibir formación y supervisión, refuerza su sentido de la competencia y su capacidad para intervenir con eficacia.

- **Supervisión de apoyo**: Hay que animar a los auxiliares de cuidados a que hagan preguntas y aprendan directamente en el trabajo, bajo la supervisión de enfermeras o médicos. Esta supervisión permite corregir rápidamente posibles errores y proporciona un aprendizaje práctico en un entorno seguro.

- **Robots y ayudas a la movilidad**

  ○ Uso de exoesqueletos y otros dispositivos robóticos en rehabilitación

El **uso de exoesqueletos y otras ayudas robóticas** en rehabilitación representa un gran avance en el campo de **la rehabilitación funcional**, ya que ofrece a los pacientes nuevas perspectivas de recuperación tras una lesión neurológica, un traumatismo o un trastorno motor crónico. Estos dispositivos tecnológicos, que combinan robótica e inteligencia artificial, apoyan y amplifican los movimientos de los pacientes, facilitando su **rehabilitación física** y su **autonomía funcional**. Tanto si se trata de ayudar a personas con parálisis a volver a caminar como de apoyar la reeducación de extremidades tras un ictus o mejorar la coordinación motora, los exoesqueletos y otros dispositivos robóticos están transformando la forma en que cuidadores y terapeutas abordan el proceso de recuperación.

Exoesqueletos: una tecnología revolucionaria para la rehabilitación motora

Los exoesqueletos son estructuras robóticas portátiles que amplifican o asisten los movimientos de las extremidades inferiores o superiores, según las necesidades del paciente. En rehabilitación, se utilizan principalmente para ayudar a los pacientes a recuperar o mejorar su movilidad tras **lesiones neurológicas** como accidentes cerebrovasculares, lesiones medulares o enfermedades neurodegenerativas como la esclerosis múltiple. Estos dispositivos se adaptan a las capacidades residuales del paciente, permitiéndole realizar movimientos que no podría hacer por sí mismo, respetando los principios de la neuroplasticidad.

1. Exoesqueletos para la rehabilitación de la marcha

Uno de los campos de aplicación más prometedores de los exoesqueletos es **la rehabilitación de la marcha**. Estos dispositivos suelen utilizarse en pacientes con parálisis parcial o total de las extremidades inferiores, ya sea como consecuencia de un ictus, una lesión medular u otras patologías motoras.

- **Apoyar el proceso de recuperación**: los exoesqueletos permiten a los pacientes reproducir repetidamente **los movimientos al caminar**, simulando la marcha natural. Esta repetición de movimientos es esencial en la rehabilitación, ya que estimula **la neuroplasticidad**, es decir, la capacidad del cerebro para reorganizarse y restablecer nuevas conexiones nerviosas tras una lesión. Gracias a esta estimulación repetida, algunos pacientes pueden recuperar **parcial** o totalmente **la autonomía de** sus movimientos.

- **Mejora de la postura y la coordinación**: Además de caminar, los exoesqueletos también ayudan a mejorar la **postura** y **la coordinación de movimientos**. Los pacientes aprenden a realinear su cuerpo correctamente, a controlar su equilibrio y a utilizar las cadenas musculares adecuadas para realizar movimientos funcionales. Esto es especialmente beneficioso para las personas con problemas de coordinación o debilidad muscular importante.

- **Exoesqueletos adaptativos**: algunos modelos de exoesqueleto son capaces de adaptarse en tiempo real a las capacidades del paciente. Pueden ajustar la asistencia prestada en función del esfuerzo que el paciente es capaz de realizar, aumentando así gradualmente su implicación en la realización del movimiento. Esto permite una rehabilitación progresiva y personalizada.

2. Exoesqueletos para extremidades superiores

Además de la rehabilitación de las extremidades inferiores, los exoesqueletos también se utilizan para **las extremidades superiores**, sobre todo para pacientes con dificultades para mover los brazos tras un ictus o una lesión neurológica. Estos dispositivos mejoran la **movilidad de hombros**, codos y muñecas, al tiempo que fortalecen los músculos y facilitan la coordinación de los movimientos.

- **Ayudar a recuperar las funciones motoras finas**: El exoesqueleto puede acompañar los movimientos del brazo y la mano, facilitando la rehabilitación de **gestos precisos** como agarrar objetos, girar la muñeca o realizar movimientos repetitivos que mejoran la destreza. Esto es crucial para los pacientes que necesitan volver a aprender a realizar tareas cotidianas, como vestirse, comer o escribir.

- **Estimulación activa del brazo**: Los exoesqueletos también permiten ofrecer rehabilitación activa, en la que se anima al paciente a **participar activamente** en el movimiento. El dispositivo robótico adapta su asistencia

355

en función de la fuerza que el paciente es capaz de ejercer, lo que ayuda a fortalecer los músculos y mejorar la coordinación motora.

Ayudas robóticas en rehabilitación: apoyo preciso y personalizado

Las ayudas robóticas incluyen no sólo exoesqueletos, sino también dispositivos fijos o semifijos que ayudan al paciente a realizar **movimientos complejos**. Estas herramientas permiten mejorar la precisión de los ejercicios de rehabilitación y crear sesiones totalmente personalizadas basadas en las necesidades específicas de cada paciente. Gracias a sistemas de retroalimentación en tiempo real y sensores inteligentes, ofrecen una rehabilitación optimizada y **adaptativa**, garantizando un progreso constante.

1. Dispositivos de rehabilitación asistida por robot

Las ayudas robóticas estacionarias, como las que se utilizan para la rehabilitación de brazos o piernas, proporcionan una **asistencia** ultraprecisa con los **movimientos** del paciente. Estos dispositivos pueden programarse para seguir una serie específica de movimientos, reproduciendo los gestos que el paciente necesita volver a aprender. Son especialmente útiles para pacientes que se recuperan de un ictus o una lesión medular.

- **Repetición y precisión**: Una de las grandes ventajas de las ayudas robóticas es su capacidad para realizar movimientos con gran **precisión** y repetirlos tantas veces como sea necesario. La repetición es esencial para estimular el cerebro y los músculos, lo que permite una rehabilitación intensiva y específica. Por ejemplo, un paciente en rehabilitación tras un ictus puede practicar el levantamiento de un brazo o el agarre de un objeto cientos de veces en una sola sesión, lo que sería difícil de conseguir sin la ayuda de un dispositivo robótico.

- **Información sensorial y ajuste en tiempo real**: estos sistemas suelen incorporar sensores que **miden la fuerza**, la amplitud del movimiento y la calidad de la ejecución. A partir de estos datos, el aparato puede ajustarse en tiempo real para ofrecer una asistencia personalizada. Si el paciente progresa, la máquina reduce gradualmente su asistencia para estimular su esfuerzo. Por el contrario, si el paciente muestra signos de fatiga, el aparato aumenta su ayuda.

2. Cintas de correr y simuladores de marcha

Entre las ayudas robóticas, las **cintas de correr con arneses** y los simuladores de marcha asistida se utilizan habitualmente para ayudar a los pacientes **a recuperar la capacidad de andar**. Estos sistemas permiten a los pacientes practicar la marcha en un entorno seguro, con una asistencia adaptada a su nivel de recuperación. Se utilizan sobre todo para la rehabilitación de pacientes con parálisis parcial o trastornos de la marcha.

- **Simulación de la marcha en un entorno seguro**: estos dispositivos permiten a los pacientes practicar la marcha **apoyados en un arnés**, lo que reduce el riesgo de caídas. La cinta de correr se adapta a la velocidad y la resistencia del paciente, mientras que el arnés le quita parte del peso para reducir la presión sobre las piernas y las articulaciones. Esto permite a los pacientes caminar con seguridad, incluso cuando aún no han recuperado la plena independencia.

- **Fortalecimiento muscular y mejora del equilibrio**: este tipo de rehabilitación ayuda a fortalecer **los músculos de las piernas**, mejorar el **equilibrio** y corregir los trastornos posturales. La asistencia robótica permite trabajar con precisión la coordinación de los movimientos, sobre todo en pacientes que sufren trastornos neurológicos complejos.

El enfoque centrado en el paciente: personalización y motivación

Uno de los aspectos más importantes de los exoesqueletos y las ayudas robóticas en rehabilitación es su capacidad para **personalizar** las sesiones de trabajo en función de las necesidades y capacidades de cada paciente. Esta personalización es esencial para garantizar unos resultados óptimos y **mantener la motivación** del paciente durante todo el proceso de rehabilitación.

1. Programas de rehabilitación adaptados a cada paciente

Los exoesqueletos y las ayudas robóticas permiten crear **programas de rehabilitación a medida** que se adaptan a las capacidades motoras y los objetivos de cada paciente. Esto significa que cada paciente puede progresar a su propio ritmo, sin tener que enfrentarse a ejercicios demasiado fáciles o, por el contrario, demasiado difíciles. Este nivel de personalización mejora los resultados y reduce el riesgo de desánimo.

- **Seguimiento preciso del progreso**: Gracias a los sensores incorporados, los dispositivos robóticos pueden realizar un seguimiento preciso de los progresos a lo largo del tiempo. Esto permite a cuidadores y terapeutas ajustar periódicamente los objetivos y animar al paciente a seguir esforzándose. La visualización de los progresos, a menudo en forma de gráficos o estadísticas, también puede ser una fuente de **motivación** para los pacientes, que ven recompensados sus esfuerzos con mejoras concretas.

2. Reducir la fatiga y fomentar el compromiso

Una de las grandes ventajas de las ayudas robóticas es que permiten a los pacientes realizar **sesiones de rehabilitación más largas** sin cansarse en exceso. Al asumir parte del esfuerzo, estos dispositivos permiten al paciente concentrarse en la **calidad del** movimiento en lugar de en controlar la fatiga. Esto fomenta un compromiso más duradero con el proceso de rehabilitación.

• **Mayor motivación gracias a los resultados visibles**: cuando los pacientes ven que pueden realizar movimientos que antes eran incapaces de hacer, su **motivación** aumenta. Las ayudas robóticas proporcionan una sensación de logro y progreso, que es esencial para mantener a los pacientes comprometidos en un proceso a menudo largo y exigente.

◦ El papel del auxiliar de enfermería en la gestión y el apoyo a estas nuevas tecnologías

El **papel del cuidador** en el manejo y el apoyo de **las nuevas tecnologías de** rehabilitación, como los exoesqueletos y otras ayudas robóticas, se ha vuelto primordial a medida que estos dispositivos se han ido integrando en los cuidados cotidianos. Aunque la responsabilidad principal del manejo técnico de estas herramientas suele recaer en los fisioterapeutas e ingenieros de rehabilitación, el auxiliar de enfermería desempeña un papel crucial en la prestación de apoyo directo a los pacientes, acompañándoles en todas las etapas de su cuidado y facilitando su adaptación a estas tecnologías innovadoras. Al combinar **presencia humana**, **capacidad de escucha** y **conocimientos técnicos**, el auxiliar de enfermería se convierte en un actor clave en la aplicación de protocolos de rehabilitación asistida por robots.

Ayudar a los pacientes a adoptar tecnologías

Los exoesqueletos y otros dispositivos robóticos representan una **gran innovación** en el campo de la rehabilitación, pero para los pacientes estas tecnologías pueden parecer impresionantes, incluso intimidantes. Aquí es donde entra en juego el asistente sanitario como **mediador**, que ayuda a los pacientes a **acostumbrarse** a estas herramientas, les ofrece apoyo emocional y se asegura de que se sientan seguros durante todo el proceso.

1. Tranquilizar y apoyar a los pacientes en el uso de dispositivos

Para muchos pacientes, el simple hecho de ponerse un exoesqueleto o participar en una sesión de rehabilitación asistida por robots puede causarles ansiedad, sobre todo si no están familiarizados con la tecnología. Por su proximidad al paciente, los asistentes sanitarios suelen ser las primeras personas capaces de **tranquilizar** y **disipar** esos temores. Su presencia benévola ayuda a los pacientes a sentirse respaldados en una experiencia que puede parecer desestabilizadora al principio.

- **Explicar de forma sencilla**: El auxiliar de enfermería desempeña una función educativa explicando, en términos sencillos y tranquilizadores, cómo funciona el exoesqueleto o la ayuda robótica, por qué se utiliza y cómo contribuirá a la rehabilitación. Esta explicación, adaptada al nivel de comprensión del paciente, ayuda a reducir la ansiedad y a aumentar la confianza del paciente en la tecnología.

- **Aliviar los temores**: Al escuchar los temores y recelos del paciente, el cuidador ofrece **apoyo emocional**, lo que permite al paciente emprender su rehabilitación con más calma. Por ejemplo, puede quedarse con el paciente cuando utiliza el dispositivo por primera vez, tranquilizándole simplemente con su presencia.

2. Fomentar la motivación y la participación de los pacientes

La motivación del paciente es un factor clave para el éxito de cualquier rehabilitación, y esto es especialmente cierto en el contexto de la rehabilitación asistida por robot. Al proporcionar apoyo diario, el cuidador puede animar al paciente a **seguir motivado** e implicarse activamente en su rehabilitación, incluso cuando el esfuerzo requerido es considerable.

- **Aliento constante**: Al permanecer cerca del paciente durante las sesiones, el cuidador puede **darle ánimos** con regularidad, lo que resulta especialmente útil en momentos de cansancio o desánimo. Sus palabras y su apoyo físico pueden dar a los pacientes la energía que necesitan para perseverar.

- **Controlar los progresos y recompensar los éxitos**: Al trabajar a diario con los pacientes, los cuidadores suelen ser testigos directos de los progresos. Desempeñan un papel importante a la hora de recompensar estos éxitos, por pequeños que sean. Este reconocimiento de los esfuerzos de los pacientes es esencial para aumentar su **confianza en sí mismos** y animarles a continuar con su programa de rehabilitación.

Asistencia técnica

Aunque el manejo de los dispositivos robóticos y los exoesqueletos suele ser responsabilidad de los fisioterapeutas o los técnicos especializados, el asistente sanitario desempeña un papel activo en la preparación del paciente, su instalación en los dispositivos y el ajuste de los parámetros para garantizar su **comodidad** y **seguridad**. Estos gestos técnicos son esenciales para garantizar el buen desarrollo de la sesión de rehabilitación y una experiencia positiva para el paciente.

1. Prepare y coloque al paciente en el dispositivo

Una de las principales funciones del asistente sanitario es **preparar** al paciente antes de cada sesión de rehabilitación. Esto incluye pasos prácticos como vestir al paciente, ajustar los arneses o accesorios del exoesqueleto o comprobar que el paciente está colocado correctamente en el dispositivo.

- **Comprobación de la seguridad**: antes de comenzar la sesión, el asistente comprueba que el paciente está correctamente sentado y que todos los **dispositivos de**

seguridad están colocados (arnés, correas, protectores). Esto es especialmente importante cuando el paciente utiliza un exoesqueleto para caminar o un dispositivo de rehabilitación de las extremidades superiores, ya que una instalación incorrecta podría causar molestias o incluso lesiones.

- **Adaptación del equipo**: El asistente también puede ayudar a ajustar el equipo a las necesidades específicas del paciente, ya sea para **adaptar las correas**, ajustar el peso soportado por el arnés o asegurarse de que el exoesqueleto está correctamente colocado en el cuerpo. Esto garantiza que el equipo se adapte a las capacidades físicas del paciente, evitando cualquier incomodidad o riesgo de empeoramiento de su estado.

2. Controlar y ajustar los parámetros durante la sesión

Durante la sesión de rehabilitación, el auxiliar de enfermería suele permanecer cerca del paciente para vigilar su estado físico y emocional. Están ahí para **ajustar la comodidad del** paciente, asegurarse de que las correas no le causan irritación o incomodidad, y asegurarse de que el paciente no muestra signos de fatiga excesiva.

- **Control de los signos de fatiga**: aunque las ayudas robóticas asumen parte del esfuerzo físico, es esencial vigilar de cerca el **nivel de fatiga** del paciente. El cuidador suele ser el primero en notar signos de fatiga, como temblores, respiración irregular o quejas de dolor, y puede comunicárselos al fisioterapeuta para que ajuste la sesión en consecuencia.

- **Ajustar el dispositivo en función de las necesidades del paciente**: En colaboración con el resto del equipo, el auxiliar de cuidados puede tener que ajustar determinados aspectos del dispositivo para mejorar la comodidad o la seguridad del paciente. Esto puede incluir ajustar la posición del arnés o cambiar la altura o el ángulo de los soportes para sujetar mejor las extremidades del paciente.

Mantener el aspecto humano en un entorno tecnológico

En un entorno en el que la tecnología desempeña un papel central, es crucial que el cuidador siga encarnando la **dimensión humana** de los cuidados. Aunque los exoesqueletos y las ayudas robóticas pueden optimizar la rehabilitación, es la **presencia afectuosa** del cuidador lo que permite al paciente sentirse seguro y apoyado emocionalmente.

1. Mantener una relación de confianza con el paciente

A través de su contacto diario con los pacientes, los asistentes sanitarios son a menudo quienes establecen una **relación de confianza**. Incluso en un contexto en el que la tecnología está adquiriendo un papel predominante, esta relación humana sigue siendo esencial para que los pacientes se sientan valorados y respetados.

- **Escucha y diálogo**: El auxiliar de enfermería debe permanecer atento a las necesidades del paciente, ya sean físicas o emocionales. Actúan como **mediadores** entre la tecnología y el paciente, asegurándose de que este último no se sienta reducido a un mero sujeto de rehabilitación. Al entablar un diálogo regular con el paciente y permitirle expresar sus sentimientos, el auxiliar de enfermería contribuye a reforzar el compromiso del paciente con la rehabilitación.

- **Adaptación a las necesidades individuales**: cada paciente reacciona de forma diferente a la rehabilitación asistida por robot. El cuidador debe ser capaz de **adaptarse** a las necesidades individuales, ya sea ofreciendo ayuda extra, ralentizando el ritmo de la rehabilitación en función del cansancio del paciente o simplemente ofreciendo apoyo moral en los momentos difíciles.

2. Mantener la dimensión empática de la atención

En un entorno altamente tecnológico, es fácil perder de vista la importancia de la **empatía** y la **humanidad** en los cuidados. La presencia del auxiliar de enfermería garantiza que la rehabilitación no se reduzca a ejercicios técnicos. Su papel es **humanizar** la tecnología permaneciendo atentos a la experiencia emocional del paciente, a sus dudas y a sus necesidades de confort.

- **Garantizar el bienestar emocional**: la rehabilitación asistida por robot puede ser un proceso emocionalmente agotador para algunos pacientes, sobre todo cuando los progresos parecen lentos o difíciles. Permaneciendo atento a los signos de desánimo o ansiedad, el cuidador puede ofrecer palabras de consuelo, sugerir descansos o simplemente estar ahí para escuchar. Esta dimensión de **escucha activa** y empatía es esencial para ayudar al paciente a superar los momentos de duda.

Trabajo en equipo y formación continua

La integración de exoesqueletos y ayudas robóticas en la rehabilitación requiere **un trabajo en equipo multidisciplinar**, en el que el auxiliar de enfermería colabore estrechamente con fisioterapeutas, médicos rehabilitadores y técnicos para garantizar una atención óptima al paciente. Además, la creciente complejidad de los dispositivos hace que los auxiliares de enfermería necesiten **formación continua** para mantenerse al día de las nuevas tecnologías y los protocolos asociados.

1. Estrecha colaboración con el equipo de rehabilitación

El éxito de la rehabilitación robótica depende de **una comunicación fluida** entre todos los miembros del equipo asistencial. El asistente debe ser capaz de comunicarse regularmente con el resto de profesionales sobre el estado del paciente, los ajustes necesarios de los dispositivos y los objetivos de rehabilitación que deben alcanzarse.

- **Compartir observaciones**: A través de su contacto diario con el paciente, los asistentes sanitarios observan muchos elementos sutiles (nivel de dolor, progresión de los movimientos, reacción emocional) que tienen un valor incalculable para todo el equipo. Al compartir estas observaciones, los cuidados pueden ajustarse a las necesidades reales del paciente.

- **Coordinación de los cuidados**: la rehabilitación robótica suele integrarse en un plan de cuidados más amplio, que incluye atención física, médica y psicológica. El asistente asistencial, como enlace entre las distintas intervenciones, desempeña un papel de **coordinación** para garantizar que todos los componentes de la asistencia encajen armoniosamente.

2. Formación para adaptarse al cambio tecnológico

El rápido desarrollo de las tecnologías de rehabilitación exige **una formación continua** de los auxiliares asistenciales, para que sean capaces de prestar un apoyo eficaz a los pacientes y dominar los fundamentos de estas nuevas herramientas. Los auxiliares asistenciales deben recibir formación no sólo en el manejo práctico de los dispositivos, sino también en la integración de los datos tecnológicos en la atención general al paciente.

- **Talleres prácticos y formación en equipo**: Los centros sanitarios deben ofrecer **sesiones de formación** periódicas para familiarizar a los asistentes con los nuevos dispositivos y sus protocolos de uso. Esto incluye talleres prácticos para aprender a instalar y ajustar los exoesqueletos, y formación sobre cómo gestionar las alarmas y los posibles incidentes.

- **Simulaciones y retroalimentación**: **Las** sesiones **de simulación** también pueden ayudar a preparar a los auxiliares de cuidados para situaciones complejas, como el manejo de un paciente cansado o la necesidad de adaptar los cuidados a las capacidades fluctuantes de un paciente. El feedback compartido con fisioterapeutas y técnicos enriquece esta formación continua.

  ○ Límites y perspectivas de las innovaciones tecnológicas

Las innovaciones tecnológicas en la atención sanitaria, como los exoesqueletos, las ayudas robóticas, los dispositivos avanzados de monitorización y la inteligencia artificial, han transformado profundamente el panorama médico y la forma de tratar a los pacientes. Estos avances ofrecen perspectivas prometedoras para la **rehabilitación**, el **diagnóstico** y la **gestión de pacientes** que sufren patologías complejas. Sin embargo, como toda innovación, estas tecnologías tienen **limitaciones** que hay que tener en cuenta, desde el punto de vista técnico, ético, organizativo y humano. Su integración en los sistemas sanitarios también plantea interrogantes sobre la **accesibilidad**, la **formación de los profesionales** y los **costes** asociados. Al mismo tiempo, las perspectivas de futuro son amplias, con avances continuos que prometen hacer estas tecnologías aún más eficaces y accesibles, al tiempo que redefinen el lugar del ser humano en un entorno sanitario tecnologizado.

Los límites de la innovación tecnológica en sanidad

A pesar de sus innegables ventajas, las tecnologías punteras en rehabilitación y seguimiento médico tropiezan con ciertas limitaciones, tanto en su **implantación** como en su **uso** cotidiano. Estas limitaciones no sólo se refieren a aspectos técnicos, sino también a **factores humanos**, **desigualdades en el acceso** y **riesgos de deshumanización de** los cuidados.

1. Complejidad técnica y costes elevados

Una de las principales limitaciones de las innovaciones tecnológicas en la asistencia sanitaria es su **complejidad técnica** y su **coste**, a menudo muy elevado. Dispositivos como los exoesqueletos, los robots de asistencia o los sistemas avanzados de monitorización requieren infraestructuras específicas, equipos formados y un mantenimiento periódico, lo que puede suponer un freno a su uso generalizado en los centros sanitarios.

- **Costes financieros**: los exoesqueletos y otras ayudas robóticas suelen ser extremadamente caros de adquirir, mantener y adaptar a las necesidades específicas de los pacientes. Para los hospitales o centros de rehabilitación con presupuestos limitados, estos costes pueden ser un obstáculo importante para integrar estas tecnologías, lo que hace que su uso se limite a determinados establecimientos especializados o centros a la vanguardia de la tecnología.

- **Complejidad de la instalación y la gestión**: estos dispositivos suelen requerir un ajuste cuidadoso y un seguimiento continuo, lo que a su vez exige **conocimientos técnicos** por parte de los equipos sanitarios. Sin embargo, no todos los profesionales sanitarios están capacitados para manejar estos dispositivos, lo que puede complicar su uso cotidiano y retrasar su adopción generalizada. Además, la necesidad de formación continua de los equipos médicos para seguir el ritmo de los avances tecnológicos representa un importante reto organizativo.

2. Accesibilidad limitada y desigualdades en la asistencia sanitaria

Otra gran limitación de las tecnologías punteras es su desigual **accesibilidad**. A menudo, los dispositivos más innovadores sólo están disponibles en centros sanitarios especializados o en países con importantes recursos económicos. Esto crea **desigualdades en el acceso a la asistencia**, tanto entre las distintas regiones del mundo como incluso dentro de los países desarrollados.

- **Disparidades geográficas**: En muchos países, el acceso a tecnologías como los exoesqueletos o los sistemas de rehabilitación robótica se limita a unos pocos establecimientos especializados de las grandes ciudades. Los pacientes que viven en zonas rurales o remotas pueden tener dificultades para acceder a estas tecnologías, lo que crea desigualdades en los **cuidados de rehabilitación** y las posibilidades de recuperación.

- **Brechas entre los sistemas sanitarios**: en todo el mundo, los países más pobres están excluidos en gran medida del acceso a estas innovaciones tecnológicas, lo que refuerza las **desigualdades en materia de asistencia sanitaria** entre países desarrollados y en desarrollo. Así pues, la difusión de las tecnologías sanitarias de vanguardia se enfrenta a importantes retos económicos y logísticos, lo que dificulta su uso generalizado a corto plazo.

3. Riesgo de deshumanización de los cuidados

Una de las principales preocupaciones asociadas a la creciente adopción de la tecnología en la asistencia sanitaria es el **riesgo de deshumanización de los cuidados**. Aunque dispositivos como los exoesqueletos o los robots pueden mejorar los resultados clínicos, también pueden reducir la **interacción humana** si su uso se vuelve demasiado sistemático o está mal supervisado.

- **Reducción del contacto humano**: en los procesos de rehabilitación, por ejemplo, el uso de exoesqueletos o ayudas robóticas puede reducir a veces la **interacción directa** entre cuidador y paciente. Sin embargo, la relación humana, la escucha y el apoyo emocional son esenciales para la curación y el bienestar de los pacientes. Si se hace hincapié exclusivamente en la tecnología, se corre el riesgo de transformar la rehabilitación en un proceso puramente técnico, en detrimento del apoyo humano.

- **Pérdida de la dimensión holística de la asistencia**: si las tecnologías avanzadas no se integran en un enfoque global de la salud, pueden fomentar una asistencia muy específica, con el riesgo de olvidar las demás dimensiones de la asistencia, como el bienestar psicológico, emocional y social del paciente. Esto podría conducir a una medicina demasiado centrada en **los datos** y no en las personas.

Perspectivas de futuro de las innovaciones tecnológicas en sanidad

A pesar de estas limitaciones, las **perspectivas de futuro** de las innovaciones tecnológicas en la asistencia sanitaria son muy prometedoras. Los avances en robótica, inteligencia artificial y dispositivos conectados ofrecen la posibilidad de una asistencia aún más personalizada, eficaz y accesible. El reto consiste en eliminar los obstáculos técnicos y éticos a la integración armoniosa de estas tecnologías en beneficio de los pacientes, manteniendo al mismo tiempo un enfoque centrado en el ser humano.

1. Mejorar la inteligencia artificial y personalizar la asistencia

Los avances en el campo de la **inteligencia artificial (IA)** abren perspectivas considerables para la **atención personalizada**. Los dispositivos robóticos y otras tecnologías de rehabilitación podrían ser cada vez más autónomos, capaces de adaptarse en tiempo real a las necesidades específicas de cada paciente, en función de sus progresos y reacciones físicas.

- **IA y rehabilitación adaptativa**: Los dispositivos del futuro, equipados con algoritmos de inteligencia artificial, podrán analizar en tiempo real los datos fisiológicos de los pacientes, como la fuerza muscular, la amplitud de movimiento y la fatiga, para ajustar automáticamente la intensidad y el tipo de rehabilitación ofrecida. Así se optimizará el proceso de curación y se ofrecerán programas de rehabilitación **adaptados** a cada persona, con resultados más rápidos y eficaces.

- **Análisis predictivo y prevención**: la IA también podría utilizarse para **predecir** posibles complicaciones en pacientes en rehabilitación o con enfermedades crónicas, basándose en datos anteriores. Esto permitiría intervenir antes, antes de que empeoren los síntomas, mejorando así la calidad de vida y las posibilidades de recuperación.

2. Hacer la tecnología más accesible

Uno de los grandes retos de las próximas décadas será conseguir que estas tecnologías sean más **accesibles** a un mayor número de pacientes, independientemente de su lugar de residencia o de los recursos de su sistema sanitario. Para lograrlo, se necesitan avances tecnológicos e industriales que **reduzcan los costes** y faciliten la difusión de las innovaciones a mayor escala.

- **Democratización de los dispositivos**: A medida que las tecnologías evolucionen, es probable que el **coste de los dispositivos** disminuya, lo que hará que los exoesqueletos, los robots de asistencia y otros dispositivos conectados sean más asequibles para los establecimientos sanitarios pequeños y medianos. Esta democratización permitiría ampliar el acceso a los cuidados de rehabilitación asistidos por robots a un mayor número de pacientes, incluso en las regiones menos favorecidas.

- **Desarrollo de dispositivos portátiles**: El desarrollo de **dispositivos** más ligeros y **portátiles** adecuados para uso

370

ambulatorio también podría ampliar el acceso a las tecnologías. Unos exoesqueletos más compactos, por ejemplo, podrían utilizarse directamente en los domicilios de los pacientes, bajo la supervisión de un equipo de rehabilitación a distancia, lo que abriría nuevas posibilidades de atención remota a personas que viven en zonas rurales o alejadas.

3. Integración de la tecnología en un enfoque holístico de la asistencia

El futuro de las innovaciones tecnológicas en la asistencia sanitaria también pasa por su **integración** en un enfoque holístico de la atención, que tenga en cuenta todas las necesidades del paciente: físicas, psicológicas y sociales. El reto es encontrar un equilibrio entre el uso de tecnologías punteras y el **mantenimiento del vínculo humano** esencial entre cuidadores y pacientes.

- **Atención centrada en el paciente**: En lugar de sustituir al ser humano, la tecnología debe considerarse una herramienta para una **atención centrada en el paciente**. La asistencia robótica puede liberar a los cuidadores de ciertas tareas físicas repetitivas, permitiéndoles concentrarse más en el apoyo emocional y relacional que sigue siendo el núcleo de la curación.

- **Reforzar los equipos multidisciplinares**: la integración de las nuevas tecnologías en la asistencia debe ir acompañada de una estrecha colaboración entre los distintos profesionales sanitarios, para garantizar una atención integral al paciente. Los equipos multidisciplinares (médicos, enfermeros, fisioterapeutas, psicólogos) tendrán que trabajar juntos para combinar las ventajas de la tecnología con las competencias humanas.

- **Telemedicina en neurología**

  ○ Ventajas y retos de la telemedicina para el tratamiento de pacientes a domicilio

La **telemedicina** ha revolucionado la forma de prestar asistencia médica, permitiendo a los pacientes recibir consultas médicas y seguimiento a distancia directamente desde su propio domicilio. Este enfoque, posible gracias a los avances tecnológicos, ofrece numerosas ventajas para el tratamiento de los pacientes a domicilio, sobre todo los que padecen enfermedades crónicas, los ancianos o los que viven en zonas rurales. La telemedicina permite un mayor acceso a la asistencia, un seguimiento médico continuo y una reducción de los desplazamientos, al tiempo que constituye una valiosa solución en situaciones de crisis sanitaria, como la pandemia COVID-19. Sin embargo, el uso generalizado de la telemedicina también plantea **retos**, sobre todo en términos de infraestructura, apoyo humano y equidad en el acceso a la atención. La combinación de beneficios y retos hace de ella un importante ámbito de transformación para el sistema sanitario.

Ventajas de la telemedicina para el tratamiento domiciliario de los pacientes

La telemedicina, al conectar a los pacientes con sus profesionales sanitarios a través de plataformas digitales, ha supuesto mejoras significativas en la gestión de la asistencia domiciliaria. Facilita el acceso a la asistencia, permite una mejor gestión de las enfermedades crónicas y fomenta un enfoque preventivo al ofrecer un seguimiento médico más reactivo.

1. Mayor acceso a la atención médica

Una de las principales ventajas de la telemedicina es la **mejora del acceso** a la atención sanitaria, sobre todo para los pacientes que, por razones geográficas, físicas o logísticas, tienen dificultades para visitar regularmente a su médico. Para los pacientes que viven en zonas rurales o aisladas, o para los que tienen movilidad reducida, la telemedicina ofrece una valiosa solución al reducir la necesidad de desplazarse.

- **Eliminación de barreras geográficas**: la telemedicina permite a los pacientes que viven lejos de los centros médicos o en zonas inframedicadas tener un acceso más fácil y rápido a las consultas de especialistas, sin tener que recorrer grandes distancias. Esto es especialmente beneficioso para las personas mayores o los pacientes que padecen enfermedades crónicas que requieren un seguimiento regular.

- **Ahorro de tiempo y comodidad**: para los pacientes que trabajan o tienen compromisos familiares, la telemedicina puede **reducir los tiempos de espera** y evitar interrupciones en sus horarios. Las consultas a distancia pueden programarse más fácilmente y adaptarse a las limitaciones individuales.

2. Seguimiento de enfermedades crónicas y gestión de emergencias

La telemedicina ha aportado un considerable valor añadido a la **gestión de las enfermedades crónicas**. En enfermedades como la diabetes, la hipertensión o las cardiopatías, el seguimiento a domicilio mediante dispositivos conectados y la consulta en línea con un profesional sanitario permiten un control continuo y reactivo, limitando así las complicaciones y la hospitalización.

- **Monitorización continua del paciente**: Gracias a las herramientas de monitorización a distancia, los pacientes pueden medir sus **parámetros vitales** (tensión arterial, glucemia, peso, saturación de oxígeno) en casa, y estos datos se transmiten automáticamente al médico. Esto permite un seguimiento en tiempo real, con ajustes rápidos del tratamiento si es necesario. Por ejemplo, los diabéticos pueden enviar diariamente sus niveles de glucosa al médico, que puede ajustar su insulina en consecuencia.

- **Reactividad ante emergencias**: en caso de problema o deterioro de la salud, la telemedicina permite una **respuesta más rápida**. Los pacientes pueden ponerse inmediatamente en contacto con su médico a través de una plataforma digital para pedir consejo o una teleconsulta, lo que reduce la necesidad de intervenciones de urgencia o desplazamientos innecesarios al hospital.

3. Enfoque preventivo y educación del paciente

La telemedicina también fomenta un enfoque más **preventivo** de la asistencia. Gracias al seguimiento periódico y a la posibilidad de obtener asesoramiento en tiempo real, los pacientes reciben un mejor apoyo en la gestión diaria de su enfermedad. También facilita la **educación terapéutica**, ayudando a los pacientes a comprender su estado y a adoptar las mejores prácticas para vivir mejor con su enfermedad.

- **Autonomía del paciente**: Al facilitar el acceso a los datos sanitarios y al asesoramiento médico, la telemedicina ayuda a los pacientes a ser más **autónomos** en la gestión de su tratamiento. Por ejemplo, los enfermos de asma pueden recibir recomendaciones para ajustar su tratamiento en función de las variaciones de su estado respiratorio, lo que les permite controlar mejor su enfermedad en el día a día.

- **Educación continua**: la telemedicina permite a los profesionales sanitarios ofrecer sesiones **de educación terapéutica** a distancia, en las que explican a los pacientes qué deben hacer, a qué síntomas deben estar atentos y qué ajustes del tratamiento deben hacer en caso necesario. Esta

374

interacción periódica entre paciente y profesional sanitario favorece una mejor gestión de la enfermedad y reduce las complicaciones.

Los retos de la telemedicina en el tratamiento domiciliario de los pacientes

A pesar de sus muchas ventajas, la telemedicina no está exenta de desafíos. Su uso generalizado plantea **problemas técnicos**, **organizativos** y **éticos** que deben tenerse en cuenta para garantizar un uso óptimo y equitativo de esta tecnología.

1. Desigualdades en el acceso a las tecnologías digitales

Uno de los principales retos a los que se enfrenta la telemedicina es **la desigualdad de acceso a las tecnologías digitales**. No todos los pacientes disponen de las herramientas o habilidades necesarias para beneficiarse plenamente de la telemedicina, lo que puede agravar **las desigualdades en la atención**.

- **Brecha digital**: las personas mayores, las poblaciones más desfavorecidas o las que viven en zonas con acceso limitado a Internet pueden tener dificultades para utilizar las plataformas de telemedicina. Esto crea una **brecha digital**, en la que los pacientes más vulnerables son también los que tienen más probabilidades de quedar excluidos de estos servicios.

- **Competencias digitales**: Muchos pacientes, sobre todo los mayores, no están familiarizados con el uso de tecnologías como aplicaciones sanitarias, ordenadores o teléfonos inteligentes. Sin **un apoyo específico**, corren el riesgo de no aprovechar todas las ventajas de la telemedicina.

2. La relación médico-paciente y la deshumanización de los cuidados

Uno de los principales retos de la telemedicina es preservar la **calidad de la relación médico-paciente**. La consulta a distancia, aunque eficaz para ciertos aspectos técnicos, a veces puede hacer perder la **dimensión humana** de la asistencia, en la que la escucha, la presencia y el examen físico desempeñan un papel fundamental para comprender el estado de salud del paciente.

• **Falta de contacto directo**: la telemedicina no permite un **examen clínico completo**, y algunos signos clínicos importantes pueden pasarse por alto en ausencia de contacto físico. Por ejemplo, un médico puede no ser capaz de observar cambios sutiles en la postura o las expresiones del paciente, que podrían indicar un deterioro de su estado.

• **Impacto en la relación de confianza**: La relación de confianza entre médico y paciente suele basarse en la **interacción cara a cara** y el establecimiento de un vínculo personal. Si la telemedicina se convierte en la norma, esta relación puede debilitarse, sobre todo en el caso de los pacientes que necesitan tranquilidad o un seguimiento regular cara a cara.

3. Seguridad de los datos y protección de la intimidad

La telemedicina implica la transmisión de **datos médicos sensibles** a través de plataformas digitales, lo que plantea importantes cuestiones de **ciberseguridad** y **protección de la intimidad**. Tanto los pacientes como los profesionales sanitarios necesitan estar seguros de que sus datos personales y médicos están protegidos contra el robo o la explotación malintencionada.

- **Riesgos de piratería informática**: las plataformas de telemedicina están expuestas al riesgo de **ciberataques**, y los datos de los pacientes podrían ser pirateados o utilizados con fines fraudulentos. Por eso es esencial reforzar la seguridad de los sistemas informáticos utilizados para la telemedicina, integrando tecnologías de cifrado y protocolos de protección de datos.

- **Consentimiento informado**: Los pacientes deben ser informados de los riesgos potenciales asociados a la transmisión de sus datos personales y médicos a través de plataformas digitales, y deben dar su **consentimiento informado para** que estos datos sean compartidos. La transparencia sobre el uso de los datos es crucial para mantener la confianza en la telemedicina.

Perspectivas futuras de la telemedicina

A pesar de estos retos, las **perspectivas** de la telemedicina son muy positivas y se prevé una expansión continua en los próximos años. Las innovaciones tecnológicas, la modernización de las infraestructuras sanitarias y una mayor atención a las necesidades de los pacientes deberían permitir a la telemedicina desempeñar un papel central en la gestión de la asistencia domiciliaria.

1. Mejorar las infraestructuras y reducir la brecha digital

Para que la telemedicina beneficie a todos, hay que esforzarse por **mejorar las infraestructuras digitales** y reducir **las desigualdades de acceso**. Esto incluye ampliar la cobertura de Internet en zonas rurales e inframedicalizadas, así como establecer programas de apoyo para ayudar a las poblaciones vulnerables a utilizar las herramientas sanitarias digitales.

- **Programas de apoyo digital**: podrían ponerse en marcha iniciativas públicas y privadas para **formar a** las personas

377

mayores o a quienes no estén familiarizados con la
tecnología en el uso de plataformas de telemedicina.
Podrían desplegarse **mediadores digitales** para ayudar a
los pacientes a conectarse a consultas en línea y utilizar
dispositivos de monitorización remota en casa.

- **Equipamiento y acceso**: podrían crearse programas de
  apoyo a la adquisición de **equipos informáticos** o
  dispositivos conectados para garantizar que todos los
  pacientes, independientemente de sus medios económicos,
  puedan beneficiarse de la telemedicina. Esto contribuiría a
  democratizar el acceso a estos servicios.

2. Telemedicina mejorada mediante inteligencia artificial

La **inteligencia artificial (IA)** también podría desempeñar un
papel clave en el futuro de la telemedicina, mejorando la
precisión del diagnóstico y facilitando **el seguimiento
personalizado de** los pacientes a domicilio. La IA podría analizar
los datos de telemonitorización para detectar anomalías tempranas
y alertar a los médicos en caso necesario.

- **Análisis de datos en tiempo real**: los dispositivos
  conectados, como tensiómetros o glucómetros, podrían
  combinarse con algoritmos de inteligencia artificial
  capaces de analizar los datos en tiempo real y alertar
  automáticamente al paciente y al médico si se detectan
  anomalías. Esto permitiría **un seguimiento proactivo de**
  los pacientes, mejorando la prevención de complicaciones.

- **Teleconsultas asistidas por IA**: en el futuro, los sistemas
  de IA podrían ayudar a los médicos durante las
  teleconsultas ofreciendo **sugerencias de diagnóstico** o
  tratamiento basadas en el historial médico del paciente y
  los síntomas descritos en tiempo real. Esto mejoraría la
  precisión de las consultas a distancia.

- ◦ El papel del auxiliar de enfermería en la monitorización a distancia de pacientes neurológicos

El **papel del cuidador** en el seguimiento a distancia de pacientes neurológicos se ha ampliado considerablemente con el desarrollo de las tecnologías de telemedicina y televigilancia. Estos nuevos enfoques permiten monitorizar a los pacientes que padecen enfermedades neurológicas crónicas o agudas sin que tengan que desplazarse periódicamente al hospital, manteniendo al mismo tiempo un alto nivel de atención y apoyo. Como **eslabón esencial del equipo asistencial**, el auxiliar de enfermería desempeña un papel clave en la organización, coordinación y continuidad de los cuidados de los pacientes neurológicos a domicilio. Además de proporcionar apoyo técnico, asegurándose de que los dispositivos de monitorización funcionan correctamente, son sobre todo un **contacto clave para** los pacientes y sus familias, proporcionando el vínculo entre el hogar y el equipo de atención a distancia.

Garantizar un vínculo estrecho a pesar de la distancia

Uno de los papeles fundamentales del asistente asistencial en el seguimiento a distancia de pacientes neurológicos es **mantener un vínculo humano** con el paciente, a pesar de la ausencia de consultas físicas periódicas. Los pacientes neurológicos, ya padezcan enfermedades degenerativas como la esclerosis múltiple o la enfermedad de Parkinson, o se estén recuperando de un ictus, suelen necesitar un seguimiento regular para adaptar su tratamiento, controlar los síntomas y supervisar la evolución de su estado.

1. Escucha y apoyo diario

Al realizar visitas periódicas al domicilio del paciente, el cuidador se convierte en una **presencia tranquilizadora** para el paciente y su familia. Proporcionan un **apoyo moral** esencial, sobre todo en situaciones en las que los pacientes pueden sentirse aislados o ansiosos por la evolución de su enfermedad. Este contacto humano es aún más importante en un contexto de seguimiento a distancia, en el que las consultas médicas pueden tener lugar a través de una pantalla interpuesta.

- **Escucha activa**: los cuidadores suelen ser los primeros en escuchar las preocupaciones o quejas de los pacientes sobre su estado. Al escuchar los **síntomas** o los **cambios sutiles en el** estado de salud del paciente, pueden alertar rápidamente al equipo médico si aparecen signos preocupantes. Por ejemplo, un cambio de comportamiento o una nueva dificultad motriz pueden ser signos de un empeoramiento del estado que requiera un ajuste del tratamiento o una intervención médica.

- **Apoyo psicológico**: ante enfermedades como el Alzheimer, que afectan tanto al cuerpo como a la mente, el cuidador desempeña también una función de **apoyo emocional**. Al proporcionar palabras reconfortantes, estar atento a las emociones del paciente y ofrecer una presencia empática, ayudan a mantener **la calidad de vida** a pesar de las limitaciones de la enfermedad.

2. Coordinación de la atención domiciliaria y la televigilancia

Como parte de la monitorización a distancia, el asistente asistencial actúa como enlace entre el paciente, su familia y el equipo médico que supervisa la monitorización a distancia. Muchos pacientes neurológicos, sobre todo los que padecen enfermedades crónicas, están equipados con **dispositivos de monitorización a distancia** que registran datos como la tensión arterial, la frecuencia cardiaca y la saturación de oxígeno. Estos datos se transmiten a distancia al equipo médico, que los analiza para ajustar el tratamiento o prever complicaciones.

- **Comprobar que los dispositivos funcionan correctamente** : La labor del auxiliar de cuidados es comprobar que los dispositivos de televigilancia **se**

utilizan correctamente y **funcionan bien**. Puede ayudar a instalar los sensores, asegurarse de que las mediciones se registran y transmiten correctamente y corregir cualquier error técnico. Por ejemplo, como parte del seguimiento de un paciente que ha sufrido un ictus, puede utilizarse un tensiómetro para prevenir el riesgo de hipertensión, y el cuidador debe asegurarse de que las lecturas sean regulares.

- **Transmisión de información al equipo médico**: El auxiliar de enfermería también garantiza **una comunicación fluida con** los enfermeros, médicos y otros profesionales sanitarios que siguen a distancia la evolución del paciente. Puede comunicar observaciones clínicas, describir cómo se siente el paciente o informar al equipo de cualquier problema técnico relacionado con los dispositivos. Este papel de **mediador** es crucial para garantizar una atención coherente y receptiva.

Asistencia técnica a domicilio

Además de su papel como persona de contacto y apoyo, los auxiliares de cuidados también **desempeñan** una **función técnica** clave en la gestión de la asistencia domiciliaria a pacientes neurológicos. Muchos pacientes requieren cuidados específicos relacionados con su enfermedad, ya sea enfermería, tratamiento del dolor o asistencia para la movilidad.

1. Control de los síntomas neurológicos

Los pacientes neurológicos pueden presentar **diversos síntomas** fluctuantes, como trastornos motores, problemas cognitivos o crisis epilépticas. Al realizar visitas periódicas al domicilio del paciente, el cuidador desempeña un papel central en el **seguimiento clínico de** estos síntomas, con el fin de prevenir complicaciones.

- **Observar los signos de alerta**: por ejemplo, un paciente con enfermedad de Parkinson puede experimentar un empeoramiento de los temblores o la rigidez muscular con el paso del tiempo. Observando atentamente cómo evolucionan estos signos, el cuidador puede ayudar a ajustar el tratamiento o recomendar una consulta médica. Del mismo modo, al vigilar **los problemas cognitivos** de un paciente con demencia, el cuidador puede identificar comportamientos inusuales o signos de confusión que deben ser notificados.

- **Control de los parámetros vitales**: en algunos casos, el auxiliar de cuidados también puede encargarse de **tomar regularmente los parámetros vitales**, como la tensión arterial o la temperatura corporal, que son indicadores importantes en el tratamiento de enfermedades neurológicas. Por ejemplo, un paciente que ha sufrido un ictus puede necesitar un control estricto de la tensión arterial para evitar que se repita.

2. Movilidad y rehabilitación

Muchos pacientes neurológicos, sobre todo los que se recuperan de un ictus o padecen esclerosis múltiple, pueden tener **dificultades de movilidad**. En estos casos, el asistente de cuidados les ayuda a realizar las tareas cotidianas, garantizando al mismo tiempo que sigan siendo lo más independientes posible.

- **Ayuda para la marcha y la movilidad**: el auxiliar de enfermería puede acompañar al paciente en sus desplazamientos por el domicilio, ayudándole a levantarse, sentarse o caminar con ayuda de dispositivos como bastones, andadores o sillas de ruedas. En el marco del seguimiento a distancia, también pueden apoyar al paciente en los **ejercicios de rehabilitación** prescritos por un fisioterapeuta, asegurándose de que los movimientos se realizan correctamente.

- **Prevención de complicaciones**: La inmovilidad prolongada puede provocar complicaciones graves como **escaras** o **flebitis**. El auxiliar de enfermería debe ocuparse de prevenir estas complicaciones ayudando al paciente a moverse con regularidad, a cambiar de posición y a realizar ejercicios sencillos que favorezcan la circulación sanguínea.

Apoyo a la familia en el seguimiento a distancia

Como parte del seguimiento a distancia, el asistente sanitario también desempeña un papel importante con **la familia** del **paciente**, que suele ser su cuidador principal. Controlar una enfermedad neurológica en casa puede ser un reto físico y emocional para la familia, y el cuidador está ahí para **acompañarles**, **aconsejarles** y **apoyarles**.

1. Informar y formar a la familia sobre los cuidados

Los asistentes sanitarios pueden formar a los familiares en los **cuidados rutinarios** necesarios para garantizar el bienestar del paciente. Esto incluye acciones sencillas como ayudar a lavarse, administrar medicación o vigilar ciertos signos de alarma. Al explicar las acciones correctas, el asistente sanitario ayuda a la familia a ganar confianza en la gestión diaria de la enfermedad.

- **Formación en el uso de dispositivos de monitorización a distancia**: El asistente de cuidados también puede formar a la familia en el uso de **dispositivos conectados** para monitorización a distancia, como tensiómetros o sensores de saturación de oxígeno. Se aseguran de que estos dispositivos se instalan y utilizan correctamente, para que los datos transmitidos al equipo médico sean fiables y regulares.

- **Reducir el estrés de los familiares**: Gestionar una enfermedad neurológica en casa puede ser una fuente de estrés y fatiga para los familiares cuidadores. La presencia regular del cuidador y sus consejos pueden ayudar a **aliviar** el estrés y proporcionar un apoyo psicológico esencial.

2. Apoyar a los familiares en la gestión de la vida cotidiana

Además de su función técnica, los asistentes asistenciales apoyan a la familia en la **gestión de** los **aspectos emocionales** de la enfermedad del paciente. Las enfermedades neurológicas, sobre todo las degenerativas, suelen afectar al equilibrio familiar, y el cuidador puede proporcionar apoyo para **facilitar la comunicación** entre el paciente y sus familiares, y ayudarles a comprender mejor la progresión de la enfermedad.

- **Tranquilizar e informar**: Al explicar claramente la posible evolución de la enfermedad, los síntomas a los que hay que estar atentos y las distintas etapas del seguimiento a distancia, el auxiliar de enfermería ofrece a los familiares una visión más clara de la situación. También pueden **actuar** como **mediadores** para resolver tensiones o malentendidos en el seno de la familia sobre los cuidados del paciente.

   ◦ Adaptar la asistencia a las consultas en línea

El auge de las **consultas en línea** ha revolucionado la atención al paciente, sobre todo para quienes padecen enfermedades crónicas o requieren un seguimiento médico regular. Para muchos pacientes, sobre todo los que padecen enfermedades neurológicas, **la telemedicina** facilita y acelera el acceso a la atención, al tiempo que reduce la necesidad de visitas frecuentes a hospitales o consultas. Sin embargo, para que esta forma de consulta se convierta en parte integrante de la atención general, es esencial adaptar las prácticas y replantearse ciertos métodos de seguimiento. Las consultas en línea ofrecen muchas ventajas, pero también requieren **una organización rigurosa, formación de los equipos médicos** y la **participación activa de** los pacientes y sus familias.

Garantizar la continuidad de la asistencia a distancia

Uno de los principales retos de la integración de **las consultas en línea** en la atención al paciente es garantizar **la continuidad de la asistencia** a pesar de la ausencia de consultas presenciales. El objetivo es garantizar que la calidad de la atención no se vea mermada por la distancia, y que los pacientes puedan beneficiarse del mismo nivel de seguimiento y apoyo que durante una consulta presencial.

1. Control regular y capacidad de respuesta

Las consultas en línea permiten **hacer un seguimiento periódico de** los pacientes, sobre todo en el caso de enfermedades crónicas como las neurológicas (esclerosis múltiple, enfermedad de Parkinson, epilepsia, etc.). Los pacientes pueden ser controlados a intervalos más frecuentes gracias a la flexibilidad de estas consultas, lo que permite **una mayor capacidad de respuesta** en caso de empeoramiento de los síntomas o de complicaciones.

- **Programar consultas más frecuentes**: A diferencia de las consultas presenciales, que suelen espaciarse por falta de disponibilidad o limitaciones logísticas, las consultas en línea pueden ser **más regulares** y ofrecer un seguimiento más estrecho. Esto es especialmente útil para pacientes cuyo estado evoluciona rápidamente o que requieren ajustes frecuentes del tratamiento.

- **Reactividad ante problemas urgentes**: En caso de problema urgente o nuevos síntomas, los pacientes pueden solicitar rápidamente una consulta en línea, lo que permite una **respuesta inmediata** del médico. Por ejemplo, un paciente que padezca la enfermedad de Parkinson podría comunicar un aumento de los temblores o dificultades para caminar, y recibir ajustes en su tratamiento sin esperar a una consulta presencial.

2. Preparación y organización de consultas

Para que las consultas en línea sean eficaces, requieren **una preparación rigurosa** tanto por parte de los cuidadores como de los pacientes. Es esencial asegurarse de que se dispone de la información necesaria y de que los dispositivos utilizados para la consulta (aparatos de medición, conexión a Internet, etc.) funcionan correctamente.

- **Recogida previa de datos**: Antes de la consulta en línea, es importante que el paciente, con la ayuda de un cuidador a domicilio o de su familia, recoja los **datos médicos pertinentes** (peso, tensión arterial, frecuencia cardiaca, etc.). Esta información es crucial para que el médico pueda evaluar correctamente el estado de salud del paciente a distancia. El uso de **dispositivos conectados**, como tensiómetros o medidores de glucosa, facilita la transmisión de datos en tiempo real.

- **Comprobar las condiciones técnicas**: Una consulta en línea debe realizarse en condiciones técnicas óptimas para garantizar una buena comunicación. Antes de la consulta, conviene asegurarse de que el paciente dispone de una **conexión estable a Internet**, de que la plataforma de telemedicina está operativa y de que el paciente o sus familiares saben utilizarla correctamente.

Adaptar la relación médico-paciente en línea

Uno de los aspectos más importantes que hay que adaptar a las consultas en línea es la **relación médico-paciente**. En ausencia de contacto físico, es necesario compensar esta distancia mediante **una comunicación fluida**, una **escucha activa** y una **actitud empática** para mantener la calidad de la relación terapéutica.

1. Reforzar la comunicación verbal y no verbal

Durante una consulta en línea, el médico y el paciente no tienen acceso a todas las señales no verbales que suelen estar presentes durante un encuentro cara a cara. Por tanto, es esencial prestar especial atención a la **comunicación verbal** y no verbal disponible a través de la pantalla.

- **Precisión en el discurso**: El médico debe prestar especial atención a la forma en que formula sus preguntas y formula sus explicaciones. Las preguntas deben ser **precisas** y **claras**, para compensar la ausencia de examen clínico directo. Puede ser útil pedir al paciente que describa detalladamente sus síntomas, o que facilite información específica sobre su dolor, movilidad o estado emocional.

- **La importancia de la empatía**: A pesar de la distancia, la empatía debe permanecer en el centro de la relación terapéutica. El médico debe adoptar una **actitud tranquilizadora** y afectuosa, y asegurarse de que el paciente se sienta **escuchado** y comprendido. Esto es aún más importante en el caso de los pacientes neurológicos, que pueden tener dificultades para comunicarse o sentirse aislados a causa de su enfermedad.

2. Inclusión de familiares y cuidadores en la consulta

En el caso de determinadas patologías, sobre todo las que afectan a las capacidades cognitivas, como las enfermedades neurodegenerativas, los **cuidadores familiares** o **a domicilio** desempeñan un papel fundamental. Las consultas en línea deben incluir a estos actores para garantizar una buena atención y una comprensión global de la situación del paciente.

- **Participación activa de los familiares**: los familiares o cuidadores a domicilio pueden estar presentes durante la consulta en línea para aportar información adicional sobre el estado del paciente. También pueden ayudar a los pacientes a **expresar** sus **necesidades**, sobre todo si tienen dificultades de comunicación, y colaborar en la aplicación de las recomendaciones médicas tras la consulta.

- **Coordinación con los cuidadores a domicilio**: Cuando participan en el seguimiento a domicilio, los cuidadores pueden aportar información valiosa sobre la evolución de los síntomas observados a diario. Trabajando en estrecha colaboración con el médico, pueden garantizar que la **atención** prestada sea **coherente** entre las consultas en línea y la atención prestada en el domicilio.

Gestionar los límites de las consultas en línea

Aunque las consultas en línea ofrecen muchas ventajas, no pueden sustituir por completo a las consultas presenciales. Algunas situaciones requieren un **examen físico**, **contacto directo** con el paciente o **intervenciones médicas** específicas. Por tanto, es esencial ser consciente de las limitaciones de este tipo de consulta y ajustar la atención en consecuencia.

1. Reconocer las situaciones que requieren una consulta cara a cara

Algunos diagnósticos o ajustes terapéuticos no pueden hacerse a distancia. Por eso es importante saber **cuándo hay que derivar** al **paciente** a una consulta presencial o a un servicio de urgencias. Por ejemplo, si un paciente presenta síntomas neurológicos graves, como pérdida súbita de conciencia, convulsiones o pérdida repentina de movilidad, es necesaria una evaluación física inmediata.

- **Limitar el riesgo de infradiagnóstico**: los médicos deben estar atentos a las situaciones en las que la ausencia de un examen clínico podría conducir a un infradiagnóstico. Por ejemplo, un dolor descrito durante una consulta en línea podría ser el signo de un problema más grave que requiera palpación o un examen físico en profundidad.

- **Programar visitas presenciales**: Para los pacientes que requieren un seguimiento regular, una **combinación de consultas en línea y presenciales** suele ser el mejor enfoque. Las consultas en línea pueden utilizarse para gestionar aspectos administrativos y ajustar tratamientos, mientras que las visitas presenciales se reservan para exámenes físicos y chequeos médicos en profundidad.

2. Gestión de los aspectos técnicos y las limitaciones de las herramientas digitales

Las consultas en línea requieren **herramientas tecnológicas** de alto rendimiento, lo que puede plantear problemas a algunos pacientes, sobre todo a los que no tienen conocimientos tecnológicos o viven en zonas donde el acceso a Internet es limitado. Por eso es importante ofrecer soluciones de apoyo a estos pacientes.

- **Apoyo técnico a los pacientes**: Antes de la consulta, se debe acompañar a los pacientes para asegurarse de que disponen del equipo necesario (ordenador, smartphone, conexión a Internet) y de que saben cómo acceder a la plataforma de telemedicina. Se puede proporcionar **apoyo técnico** o un asistente de enfermería para facilitar esta transición a la atención en línea.

- **Tener en cuenta las limitaciones de la tecnología digital**: en caso de que la conexión a Internet sea inestable o el equipo no sea adecuado, puede ser necesario considerar otros medios de comunicación, como **las consultas telefónicas**, procurando no perjudicar la calidad de la atención. Las consultas telefónicas pueden ser una alternativa para los pacientes mayores o con dificultades para acceder a la tecnología digital, aunque limiten la interacción visual.

Formación de equipos médicos y asistenciales

Para que las consultas en línea sean plenamente eficaces, es importante que **los profesionales sanitarios** y los **cuidadores a domicilio** estén debidamente formados en el uso de plataformas de telemedicina y en la adaptación de las prácticas médicas a la distancia.

1. Formación de médicos en teleconsulta

Las consultas en línea requieren competencias específicas por parte de los médicos, sobre todo en materia de comunicación, diagnóstico y gestión de las herramientas tecnológicas. Es necesario crear cursos de formación para ayudar a los médicos **a adaptar su práctica** a este nuevo modo de consulta.

*   **Técnicas de comunicación a distancia**: los médicos necesitan formación en **comunicación no verbal** a través de una pantalla, así como en el uso de las tecnologías necesarias para la consulta en línea (software, dispositivos de medición conectados). También deben aprender a compensar la ausencia de examen clínico directo formulando preguntas más detalladas y describiendo con precisión los síntomas del paciente.

2. Participación de los cuidadores en el seguimiento de los pacientes

Los asistentes sanitarios y otros miembros del equipo de atención domiciliaria también deben recibir formación para ayudar a los pacientes a gestionar sus **consultas en línea**. Esto incluye preparar al paciente para la consulta, comprobar los datos médicos y coordinarse con el equipo médico a distancia.

*   **Papel de facilitador**: El auxiliar de enfermería suele desempeñar el papel de **facilitador**, ayudando al paciente a conectarse a la consulta, a proporcionar la información necesaria y a comunicarse eficazmente con el médico.

Deben recibir formación para utilizar las tecnologías de telemedicina y **anticiparse a los problemas técnicos** u organizativos.

Capítulo 9

Neurodiversidad y tratamiento de pacientes neuroatípicos

- **Introducción a la neurodiversidad**

  ○ Definición de neurodiversidad: autismo, TDAH, dislexia, etc.

La **neurodiversidad** es un concepto que celebra las diversas formas en que funciona el cerebro humano, haciendo hincapié en que las diferencias neurológicas como **el autismo**, **el TDAH** (trastorno por déficit de atención con o sin hiperactividad), **la dislexia** y **la dispraxia** no son anomalías que haya que corregir, sino variaciones naturales del espectro neurológico humano. Este término, popularizado en los años 90 por la socióloga australiana Judy Singer, subraya la idea de que las diferencias neurológicas son **formas de** diversidad tan **legítimas** como las que existen en términos de género, cultura o etnia. La neurodiversidad insiste en que estas condiciones deben entenderse como formas de ser diferente y no como deficiencias, fomentando una sociedad más integradora que valore estas particularidades en lugar de estigmatizarlas.

Comprender la neurodiversidad

La noción de **neurodiversidad** se basa en un planteamiento que considera que las diferencias en el desarrollo neurológico no son necesariamente patologías, sino variaciones naturales en el funcionamiento del cerebro. La idea es alejarse de una visión estrictamente médica o patológica de estas condiciones y verlas como formas **diferentes** de percibir e interactuar con el mundo. Esto significa mirar a las personas neurodivergentes no sólo a través del prisma de sus dificultades, sino también a través de la lente de sus **fortalezas** y **habilidades únicas**.

1. El espectro autista

El autismo, a menudo denominado Trastorno del Espectro Autista (TEA), es una de las afecciones más frecuentemente asociadas a la neurodiversidad. El autismo se caracteriza por diferencias en la forma de **comunicarse**, **socializar** y **percibir** el entorno, pero abarca una amplia gama de manifestaciones. Se denomina espectro porque cada individuo con autismo muestra características diferentes en distintos grados. Algunos autistas pueden necesitar mucho apoyo en su vida diaria, mientras que otros, a veces denominados autistas de "alto funcionamiento", pueden ser muy independientes.

- **Características de la comunicación**: Las personas con autismo pueden tener dificultades para entender las convenciones sociales o las insinuaciones, y a menudo prefieren **comunicarse de forma directa** y explícita. El lenguaje corporal, las expresiones faciales o los matices en el tono de voz también pueden percibirse de forma diferente. Sin embargo, muchas personas con autismo desarrollan formas **únicas** de comunicarse, sobre todo a través de intereses específicos.

- **Sensibilidad sensorial**: Una característica común del autismo es **una mayor sensibilidad a los estímulos sensoriales**, como el ruido, la luz o el tacto. Esta hipersensibilidad puede hacer que ciertos entornos sean difíciles de tolerar. A la inversa, algunas personas con autismo también pueden mostrar hiposensibilidad, lo que significa que buscan más estímulos para sentirse cómodas.

2. TDAH (trastorno por déficit de atención con o sin hiperactividad)

El **TDAH** es un trastorno del neurodesarrollo **que** afecta a **la regulación de la atención**, el **control de los impulsos** y, en ocasiones, **la hiperactividad**. El TDAH suele malinterpretarse y reducirse a una cuestión de agitación o falta de concentración, mientras que engloba una gran complejidad en la gestión de las funciones ejecutivas, es decir, las capacidades cognitivas que nos permiten planificar, establecer prioridades, mantener la concentración y controlar nuestro comportamiento.

- **Inatención**: Una de las principales características del TDAH es la dificultad para **mantener la atención** en una tarea, sobre todo cuando se percibe como aburrida o repetitiva. Esto no significa que las personas con TDAH sean incapaces de concentrarse, pero su atención puede fluctuar, con periodos de **hiperconcentración** en temas de interés.

- **Impulsividad y gestión emocional**: Las personas con TDAH pueden tener dificultades para **controlar sus impulsos**, lo que puede dar lugar a un habla espontánea o a decisiones rápidas sin tomarse tiempo para pensar. También pueden tener dificultades para **regular sus emociones**, alternando entre periodos de gran excitación y momentos de intensa frustración.

3. Dislexia

La dislexia es un trastorno específico del aprendizaje que afecta a la forma en que una persona procesa el lenguaje escrito. Contrariamente a la creencia popular, la dislexia no está relacionada con una inteligencia inferior, sino con dificultades para **reconocer las palabras escritas**, **descodificarlas** y **deletrearlas**. La dislexia no es un trastorno uniforme y puede manifestarse de forma diferente en cada persona.

- **Dificultades de lectura**: Las personas con dislexia pueden tener dificultades para leer con fluidez, identificar palabras o descodificarlas. Pueden confundir ciertas letras o tener dificultades para asociar las letras con sus sonidos, lo que hace que aprender a leer sea más complejo y requiera más tiempo y esfuerzo.

- **Estrategias de afrontamiento**: A pesar de estas dificultades, muchas personas disléxicas desarrollan **estrategias compensatorias** eficaces, como memorizar palabras en conjunto o utilizar ayudas audiovisuales para aprender. Su creatividad y su pensamiento creativo suelen destacarse como ventajas.

4. Otros trastornos asociados a la neurodiversidad: dispraxia, discalculia, etc.

Además del autismo, el TDAH y la dislexia, hay otras afecciones del espectro de la neurodiversidad, como **la dispraxia** y **la discalculia**. Estos trastornos específicos afectan a la forma en que una persona planifica y ejecuta movimientos o procesa información relacionada con los números y las matemáticas.

• **Dispraxia**: La dispraxia, o trastorno de la coordinación motora, es una dificultad para **planificar y coordinar movimientos**. Puede afectar a actividades cotidianas como escribir, dibujar o manipular objetos. Las personas con dispraxia pueden ser percibidas como torpes, pero a menudo son muy **creativas** a la hora de compensar sus dificultades.

• **Discalculia**: Este trastorno afecta a la capacidad de comprender y manipular **números**. Las personas con discalculia pueden tener dificultades para realizar cálculos sencillos o comprender conceptos matemáticos abstractos. Como ocurre con otros trastornos del aprendizaje, estas dificultades no están relacionadas con la inteligencia, sino con la forma en que el cerebro procesa la información matemática.

Neurodiversidad: un cambio de paradigma

El concepto de neurodiversidad forma parte de un **cambio de paradigma** que propone ver a las personas neurodivergentes no como individuos a los que hay que "arreglar", sino como personas que, a través de sus diferencias, contribuyen a la diversidad humana. Esto significa cuestionar los enfoques centrados en la "normalización" y concentrarse en cambio en **valorar** las aptitudes y capacidades únicas de cada individuo.

1. Inclusión social y educación

El enfoque de la neurodiversidad aboga por una mayor **inclusión social** de las personas neurodivergentes en la escuela, el lugar de trabajo y la sociedad en general. Esto significa adaptar los entornos para satisfacer las necesidades específicas de cada individuo, en lugar de pedir a las personas que se adapten a normas rígidas.

- **Adaptaciones escolares**: Para los niños neurodivergentes, es esencial que **la educación** se adapte a sus necesidades. Esto puede incluir ajustes como materiales de lectura adaptados para los niños disléxicos, horarios más flexibles para los que padecen TDAH o entornos sensoriales adaptados para los niños autistas. El objetivo es permitir que cada niño **desarrolle su potencial**, sin que se lo impida un entorno inadecuado.

- **Inclusión en el lugar de trabajo**: Cada vez más empresas reconocen el valor de la **diversidad neurocognitiva** y adaptan sus prácticas de contratación y trabajo para incluir a las personas neurodivergentes. Esto incluye entornos de trabajo más flexibles, la consideración de las sensibilidades sensoriales y enfoques de comunicación más directos.

2. Aprovechar los puntos fuertes de la neurodiversidad

Uno de los aspectos clave de la neurodiversidad es el reconocimiento de **los puntos fuertes** asociados a las diferencias neurológicas. Por ejemplo, muchas personas con autismo son conocidas por su capacidad para **centrarse intensamente** en temas que les apasionan, mientras que las personas con TDAH pueden ser muy creativas y tener **mentes innovadoras**, capaces de pensar con rapidez y aportar soluciones inesperadas.

- **Capacidades únicas**: Al valorar los talentos y habilidades únicos de las personas neurodivergentes, ya sea en el campo artístico, científico o técnico, la sociedad puede beneficiarse de sus perspectivas originales y formas de pensar diferentes.

- **Contribución a la innovación**: en campos como la tecnología, la investigación científica y el arte, muchas personas neurodivergentes han dejado su huella en la historia por su **pensamiento innovador** y su capacidad para romper los esquemas tradicionales. Así pues, la neurodiversidad se considera un activo para la humanidad.

  ○ Comprender las características específicas de los pacientes neuroatípicos

Comprender las características específicas de los pacientes **neuroatípicos** es esencial si queremos proporcionarles una atención adecuada que respete sus necesidades. El término "neuroatípico" se refiere a individuos cuyo funcionamiento neurológico difiere de lo que se considera "típico" en la población. Esto incluye a las personas con **trastornos del neurodesarrollo** como el autismo, el trastorno por déficit de atención con o sin hiperactividad (TDAH), la dislexia, la dispraxia y otras formas de neurodivergencia. Cada individuo neuroatípico presenta un conjunto único de características, puntos fuertes y retos. Una mejor comprensión de sus características específicas no sólo ayuda a mejorar la calidad de la atención, sino también a crear entornos en los que puedan prosperar.

Características sensoriales y perceptivas específicas

Las personas con neurotipia suelen tener **sensibilidades sensoriales** particulares que influyen en la forma en que perciben su entorno y reaccionan ante él. Estas especificidades sensoriales pueden ir desde la **hipersensibilidad** a los estímulos (ruido, luz, textura) hasta la **hiposensibilidad**, en la que determinados estímulos se perciben poco o se buscan poco.

1. Hipersensibilidad sensorial

Los pacientes autistas, por ejemplo, suelen ser hipersensibles a determinados tipos de estímulos sensoriales. Les pueden molestar las luces brillantes, los ruidos fuertes, las texturas inusuales o los olores intensos, que pueden generar una sobrecarga sensorial y provocar reacciones de **estrés** o **retraimiento**.

- **Ejemplo de gestión**: En los entornos asistenciales, es esencial adaptar el espacio para minimizar **la estimulación sensorial excesiva**, ofreciendo una iluminación suave, lugares tranquilos y texturas no agresivas. Los pacientes también pueden beneficiarse de pausas sensoriales para recargar las pilas en un entorno relajante.

2. Hipersensibilidad sensorial

Otros pacientes neuroatípicos, como los que padecen **TDAH**, pueden ser **hipersensibles** a determinados estímulos. Pueden buscar sensaciones adicionales para compensar la falta de estimulación. Esto puede manifestarse en una necesidad constante de moverse, tocar o manipular objetos, e incluso en un comportamiento que podría describirse como **impulsivo** o "distractor" para satisfacer esta necesidad.

- **Ejemplo de gestión**: A los pacientes hipersensibles, ofrecerles herramientas de estimulación sensorial, como pelotas antiestrés, o darles la oportunidad de moverse, puede ayudarles a mantener la concentración y canalizar su energía.

Las especificidades de la comunicación

Los pacientes neuroatípicos pueden tener una forma de **comunicarse** que difiere de las normas sociales habituales. Comprender sus peculiaridades en términos de lenguaje, comunicación no verbal y comprensión social es esencial para establecer una relación de confianza y fomentar interacciones respetuosas y eficaces.

1. Comunicación verbal y no verbal

En las personas con autismo, la comunicación verbal puede ser directa, basada en hechos e incluso literal, lo que puede dar la impresión de falta de sutileza en los intercambios. También pueden tener dificultades para interpretar el **lenguaje no verbal** o los matices de las expresiones faciales y los gestos, lo que puede dar lugar a malentendidos en las interacciones sociales.

- **Ejemplo de gestión**: Durante las consultas, es importante utilizar un lenguaje **claro** y **concreto**, evitar metáforas o dobles sentidos y estructurar la conversación de forma predecible. Animar a la gente a que haga preguntas o señale cuándo no entiende ayuda a que la comunicación fluya.

2. Ecolalia y otras peculiaridades lingüísticas

Algunos autistas utilizan **la ecolalia**, que consiste en repetir frases o palabras que han oído, a menudo de forma automática. Este comportamiento, que a veces puede resultar desconcertante para otras personas, es en realidad una forma de procesar la información o de estructurar sus pensamientos.

- **Ejemplo de gestión**: es fundamental **no interpretar la ecolalia** como un signo de desinterés o falta de comprensión. Al contrario, puede indicar que la persona está pensando en lo que se le ha dicho. Animar al paciente a reformular o hacer preguntas puede ayudarle a integrar mejor la información.

Características específicas del comportamiento

Las personas con neurotipia pueden mostrar comportamientos que se desvían de **las normas sociales normales**, no por intención o falta de fuerza de voluntad, sino por su forma específica de percibir y gestionar las interacciones sociales y los estímulos del entorno.

1. Rutinas y rituales

Las personas con autismo, por ejemplo, suelen conceder gran importancia a **las rutinas** y **rituales**, que les dan una sensación de seguridad y control en un mundo percibido como impredecible. Los cambios inesperados en su entorno o en sus horarios pueden provocarles **reacciones** de **estrés** o ansiedad.

* **Ejemplo de gestión**: respetar al máximo las rutinas de los pacientes y **prepararlos para los cambios** es esencial. La anticipación es clave: anunciar las fases de la consulta o las posibles intervenciones puede reducir considerablemente el estrés y mejorar la cooperación del paciente.

2. Comportamiento repetitivo o motor

Movimientos repetitivos como mecerse o agitar las manos, conocidos como "stimming" (autoestimulación), se observan a menudo en personas neuroatípicas, sobre todo autistas. Estos comportamientos no son signos de agitación, sino que sirven para **regular** sus emociones o gestionar la sobrecarga sensorial.

* **Ejemplo de gestión**: Permitir que los pacientes utilicen estos comportamientos, sin intentar reprimirlos, puede ayudarles a sentirse **a gusto** y a concentrarse mejor. Es esencial reconocer que estos comportamientos son a menudo mecanismos de afrontamiento positivos.

Especificidades cognitivas

Las personas neuroatípicas pueden tener una **forma de pensar** y procesar la información diferente a la de los individuos neurotípicos. Esta diversidad cognitiva se manifiesta en puntos fuertes únicos, pero también en retos en determinados contextos.

1. Hiperfocalización y centros de interés específicos

Las personas con autismo, y a veces las que padecen TDAH, pueden mostrar **hiperfocalización** en áreas específicas de interés. Esto significa que pueden concentrarse intensamente y durante largos periodos en un tema que les apasiona, desarrollando en el proceso **un conocimiento profundo**. Por otro lado, puede resultarles difícil cambiar de tema o enfrentarse a tareas que parecen menos interesantes.

- **Ejemplo de gestión**: utilizar los intereses específicos del paciente como punto de entrada para la comunicación o el aprendizaje puede ser una estrategia eficaz para conseguir su implicación y cooperación.

2. Funciones ejecutivas y gestión del tiempo

Las personas con TDAH pueden tener dificultades con **las funciones ejecutivas**, como la organización, la planificación y la gestión del tiempo. También pueden tener dificultades para mantener la atención en una tarea, sobre todo si no les estimula lo suficiente. Esto puede provocar retrasos en la realización de tareas cotidianas o una tendencia a **posponerlas**.

- **Ejemplo de gestión**: Ofrecer **recordatorios visuales** y ayudas para la gestión del tiempo (como temporizadores o aplicaciones específicas) puede ayudar a las personas con TDAH a estructurar su día y gestionar mejor sus actividades.

Adaptación de los entornos asistenciales a los pacientes neuroatípicos

Para responder mejor a las necesidades específicas de los pacientes neuroatípicos, es esencial adaptar **los entornos asistenciales** para reducir las fuentes de estrés y facilitar las interacciones. Esto incluye adaptaciones sensoriales, ajustes en la forma de comunicarse y estrategias para aumentar la cooperación e implicación del paciente.

1. Crear un entorno relajante

El entorno asistencial debe **adaptarse para** minimizar los estímulos sensoriales excesivos que puedan resultar molestos para los pacientes hipersensibles. Esto incluye espacios más tranquilos, con **luces** y sonidos tenues, así como la posibilidad de crear entornos sensoriales adaptados para quienes buscan estímulos adicionales.

2. Atención individualizada

Cada paciente neuroatípico es único, por lo que es esencial **adaptar** los cuidados a las necesidades individuales. Esto significa **escuchar atentamente** las preferencias del paciente, ser **flexible** en los protocolos de atención y trabajar con la familia o los cuidadores para adaptar la atención al perfil neuroatípico del paciente.

- **Adaptar los cuidados a los pacientes neuroatípicos**

  ◦ Gestión de las características conductuales y sensoriales

La gestión de las particularidades conductuales y sensoriales de las personas neuroatípicas, ya tengan autismo, TDAH, dislexia u otras formas de neurodivergencia, requiere una comprensión detallada de sus diferencias y una adaptación comprensiva de los entornos y las interacciones. Lejos de representar obstáculos, estas especificidades deben considerarse características naturales del espectro neurológico humano, que requieren una atención adecuada y respetuosa. Las personas con neurotipia pueden percibir, interpretar y reaccionar ante su entorno de formas únicas, lo que influye no sólo en su comportamiento, sino también en su forma de gestionar los estímulos sensoriales. Adaptar la gestión de estas particularidades es esencial para garantizar su bienestar, promover su autonomía y reforzar su inclusión social.

Comprender las características sensoriales

Las personas con neurotipia suelen tener sensibilidades sensoriales específicas que influyen en su forma de interactuar con el mundo. Estas particularidades sensoriales pueden manifestarse en forma de **hipersensibilidad** (mayor percepción de los estímulos) o **hiposensibilidad** (menor percepción de los estímulos), dependiendo de la persona y de la situación. Una buena gestión de estas particularidades empieza por reconocer estas diferencias y adaptar los entornos en consecuencia.

1. Hipersensibilidad sensorial

La hipersensibilidad es una respuesta exagerada a estímulos sensoriales comunes, que para algunas personas pueden ser experimentados como intrusivos, estresantes o incluso dolorosos. Por ejemplo, los sonidos ordinarios pueden parecer **intensamente ruidosos**, la luz natural puede parecer **agresiva** y las texturas de ciertas prendas u objetos pueden resultar **incómodas**. Este tipo de sensibilidad se observa a menudo en personas con autismo, pero también puede darse en individuos con TDAH u otros trastornos del neurodesarrollo.

- **Gestión del entorno**: Los entornos deben adaptarse para reducir al máximo estas fuentes de **sobrecarga sensorial**.

En los colegios, lugares de trabajo o centros asistenciales, es importante crear espacios tranquilos con **una iluminación tenue** y sin ruidos fuertes o molestos. En las aulas o las oficinas, puede ser beneficioso utilizar **orejeras** o tapones para reducir las distracciones auditivas. Elegir materiales suaves y cómodos para la ropa o los objetos también puede mejorar el confort sensorial.

• **Gestión de las interacciones sociales**: Cuando se interactúa socialmente, es importante tener en cuenta la sensibilidad sensorial de las personas con neuro-atypia. Por ejemplo, evitar tocar sin avisar a una persona hipersensible al contacto físico o hablar demasiado alto puede reducir el estrés y la ansiedad. Además, ofrecer a la persona la oportunidad de alejarse de un entorno sensorial demasiado sobrecargado es una forma de permitirle recuperar el control.

2. Hipersensibilidad sensorial

Por el contrario, algunas personas neuroatípicas pueden experimentar **hiposensibilidad** a ciertos estímulos, lo que les lleva a buscar más **estimulación sensorial** para sentirse a gusto. Por ejemplo, una persona hiposensible puede necesitar tocar distintos objetos, balancearse o moverse constantemente para sentirse regulada y concentrada. Este comportamiento suele observarse en personas con TDAH o autismo.

• **Gestión de la estimulación**: en este caso, es importante proporcionar herramientas de **estimulación sensorial** adecuadas para evitar que la persona busque comportamientos más inadecuados o peligrosos. Objetos como pelotas antiestrés, hilanderas o mantas con peso pueden servir para que la persona **se autoestimule** de forma positiva. La creación de entornos sensoriales ricos y variados, con texturas, movimientos o sonidos suaves, también puede satisfacer las necesidades sensoriales de una persona hiposensible.

- **Controlar la concentración**: la hipersensibilidad también puede dificultar la concentración. Ofrecer **descansos regulares** durante los cuales la persona pueda moverse, saltar o estimularse físicamente puede ayudarla a concentrarse mejor durante las siguientes tareas. Los espacios de trabajo flexibles, en los que las personas pueden cambiar de postura o moverse libremente, también son beneficiosos para estas personas.

Gestión de las peculiaridades del comportamiento

Las características conductuales de las personas con neuro-atypia suelen reflejar su forma única de percibir y procesar la información. Estos comportamientos, que pueden parecer inusuales a un observador neurotípico, sirven a menudo para regular sus emociones, adaptarse a los entornos o compensar ciertas dificultades. La comprensión y el manejo respetuoso de estos comportamientos son esenciales para que funcionen de forma óptima y se integren en diferentes contextos vitales.

1. Comportamiento repetitivo o motor (estimulación)

Los comportamientos repetitivos, a menudo denominados **stimming** (autoestimulación), se observan con frecuencia en las personas con autismo. Se trata de movimientos o acciones repetitivas, como mecerse, aplaudir o jugar con un objeto. La finalidad de estos comportamientos es **regular las emociones** y gestionar situaciones de estrés, fatiga o sobrecarga sensorial. La estimulación no es un signo de perturbación, sino una forma de que la persona **vuelva a centrarse y** mantenga su bienestar.

- **Gestión cuidadosa**: Es esencial no reprimir los comportamientos de estimulación, a menos que resulten perjudiciales para la propia persona o para los demás. Ofrecer alternativas, como objetos para manipular o espacios donde la persona pueda aislarse temporalmente para practicar estos comportamientos, es una buena estrategia para respetar esta necesidad de regulación. Al

407

tolerar estos comportamientos y reconocer su función adaptativa, las personas neuroatípicas pueden sentirse seguras.

2. Rutinas y necesidad de previsibilidad

Muchas personas neuroatípicas, sobre todo las autistas, conceden gran importancia a **las rutinas** y **rituales** que les dan una sensación de seguridad en un entorno que a menudo perciben como impredecible o caótico. Los cambios repentinos en su horario o entorno pueden provocar reacciones de **ansiedad** o **frustración**.

- **Gestión de rutinas**: respetar al máximo los **hábitos** y **rutinas** de las personas neuroatípicas es esencial para mantener su equilibrio. Cuando los cambios son inevitables, es importante **prepararlos con antelación**, explicando claramente qué va a ocurrir y por qué. Por ejemplo, el uso de ayudas visuales como calendarios, horarios ilustrados o pictogramas para ayudar a anticiparse a los acontecimientos es una estrategia eficaz. La anticipación reduce la ansiedad y mejora la cooperación en situaciones de transición.

3. Gestión de crisis o comportamientos difíciles

Las personas neuroatípicas pueden expresar su **angustia** o **ansiedad** mediante arrebatos o comportamientos que les resultan difíciles, como ataques de ira, retraimiento emocional o agitación. Estos arrebatos no son una manifestación de mala voluntad, sino el resultado de una sobrecarga emocional, una ansiedad intensa o un entorno demasiado estimulante.

- **Gestión de crisis**: Cuando se produce un comportamiento de este tipo, es importante adoptar una actitud **tranquila y benévola**. En lugar de reaccionar con sanciones o críticas, es necesario comprender qué ha provocado la crisis. Ofrecer a la persona un **espacio tranquilo** donde pueda retirarse para recargar las pilas y recuperar el control suele ser beneficioso. Fomentar estrategias de relajación, como ejercicios de respiración o actividades tranquilizadoras, también puede ayudar a **reducir la intensidad de la crisis**. También es útil mantener una comunicación sencilla y tranquilizadora durante estos momentos.

Adaptar el entorno a las necesidades conductuales y sensoriales específicas

Para gestionar con la mayor eficacia posible las particularidades conductuales y sensoriales de las personas con neurotipia, es fundamental crear **entornos adaptados** que respondan a sus necesidades específicas y reduzcan las posibles fuentes de estrés o confusión.

1. Facilidades sensoriales

Una de las formas más eficaces de gestionar las particularidades sensoriales es diseñar **entornos flexibles que** permitan ajustar los estímulos según las preferencias individuales. Esto puede incluir:

- Espacios con **iluminación regulable**, para evitar luces brillantes o contrastes bruscos.
- Salas con **zonas tranquilas** donde puedan retirarse las personas hipersensibles para reducir la sobrecarga sensorial.
- Entornos con **texturas variadas** para satisfacer las necesidades táctiles de las personas hiposensibles, así como objetos para manipular que les ayuden a concentrarse.

2. Estructurar el entorno y las tareas

La **previsibilidad** y la **estructura** son esenciales para muchas personas neuroatípicas. Por tanto, la organización de entornos y tareas debe ser clara y fácil de entender. Esto puede incluir:

- **Horarios visuales** o cuadros de pictogramas para ayudarle a organizar su jornada.

- Rutinas claras y transiciones anticipadas, sobre todo en entornos escolares o laborales en los que el cambio puede generar ansiedad.

- **Espacios personalizados** donde recargar las pilas o realizar actividades reglamentarias cuando se sienta la necesidad.

  ○ Técnicas para reducir la ansiedad y promover una atención adecuada

Reducir la ansiedad de las personas neuroatípicas y proporcionarles **una atención adecuada** requiere un enfoque **comprensivo** e **individualizado**. La ansiedad es una reacción habitual en personas con autismo, TDAH, dificultades de aprendizaje como la dislexia u otras formas de neurodivergencia. Puede desencadenarse por entornos sensoriales sobreestimulantes, interacciones sociales complejas o cambios inesperados en su rutina. Comprender las posibles fuentes de estrés y adoptar **técnicas de reducción de la ansiedad** que respeten las especificidades neurológicas y las necesidades individuales de cada paciente son cruciales para un tratamiento eficaz.

Comprender las fuentes de ansiedad

La ansiedad en las personas neuroatípicas puede deberse a varios factores, a menudo relacionados con su particular percepción del mundo. Si se comprenden los **orígenes de esta ansiedad**, es posible desarrollar técnicas para prevenirla y gestionarla eficazmente.

1. Sobrecarga sensorial

Uno de los desencadenantes más comunes de la ansiedad es la **sobrecarga sensorial**, sobre todo en personas con autismo o hipersensibilidad. Los entornos ruidosos, las luces brillantes, las texturas desagradables o los olores fuertes pueden saturar el sistema sensorial y provocar sentimientos de ansiedad e incluso ataques de pánico.

- **Reducir la sobrecarga**: crear **entornos tranquilos y relajantes** es un primer paso para reducir la ansiedad asociada a la sobrecarga sensorial. Utilizar **una iluminación tenue**, reducir el ruido de fondo u ofrecer protección auditiva (como tapones u orejeras) puede ayudar a las personas a concentrarse mejor y sentirse más tranquilas.

- **Espacios sensoriales seguros**: Ofrecer un espacio donde la persona pueda aislarse temporalmente en caso de sobrecarga sensorial, con objetos reconfortantes o herramientas sensoriales (pelotas antiestrés, texturas suaves, mantas con peso), ayuda a prevenir los ataques de ansiedad. Estos espacios pueden servir de refugio cuando el entorno se vuelve demasiado estimulante.

2. Incertidumbre e imprevisibilidad

Las personas neuroatípicas, especialmente las autistas, pueden experimentar **una ansiedad intensa** cuando se enfrentan a la incertidumbre o a cambios inesperados. Las situaciones nuevas, las transiciones rápidas o los cambios en sus rutinas diarias suelen percibirse como fuentes de estrés, ya que perturban su necesidad de previsibilidad y estructura.

- **Claridad y previsibilidad**: es esencial **preparar a** las personas neuroatípicas con **antelación** para los próximos acontecimientos o cambios. El uso **de ayudas visuales**, como calendarios o tablones de tareas, ayuda a estructurar el día y a reducir la incertidumbre. Explicar claramente cada etapa de un proceso, ya sea durante una consulta médica o una actividad cotidiana, ayuda a tranquilizar y a reducir el estrés.

- **Anticipación de las transiciones**: Al anticipar los momentos de transición, como el paso de una actividad a otra, y **anunciarlos con suficiente antelación**, permitimos que las personas se preparen mental y emocionalmente, reduciendo así la ansiedad asociada a los cambios repentinos.

3. Interacciones sociales complejas

Las interacciones sociales pueden ser una fuente importante de ansiedad, sobre todo para las personas con autismo o TDAH. Comprender las expectativas sociales, las insinuaciones o las señales no verbales puede resultar difícil, lo que provoca sentimientos de confusión o ansiedad. **El enmascaramiento** -comportamiento consistente en imitar actitudes sociales esperadas para conformarse- también puede causar un intenso cansancio emocional.

- **Simplificar las interacciones sociales**: fomentar **una comunicación clara y directa**, evitando la ambigüedad y las insinuaciones, puede reducir la ansiedad ligada a las interacciones sociales. Por ejemplo, formular preguntas o instrucciones de forma precisa y explícita ayuda a las personas a entender mejor lo que se espera de ellas.

- **Espacios sociales adaptados**: Ofrecer la interacción en entornos **menos formales** y ruidosos, con grupos más reducidos, ayuda a limitar los estímulos que provocan ansiedad y a proporcionar situaciones sociales más cómodas. Esto puede facilitar la participación social respetando las necesidades de la persona.

Técnicas para reducir la ansiedad

Una vez identificadas las fuentes de ansiedad, pueden ponerse en práctica una serie de técnicas para **aliviar la tensión** y permitir

412

una atención adecuada. El objetivo de estas técnicas es crear entornos más tranquilizadores, ayudar a las personas a gestionar sus emociones y animar a los neuroatípicos a regular su estrés de forma autónoma.

1. Ejercicios de relajación y técnicas de respiración

Las técnicas de relajación son especialmente eficaces para reducir la ansiedad a corto plazo. Enseñar a una persona neuroatípica técnicas sencillas de respiración o de relajación muscular progresiva puede ayudarle a controlar los momentos de tensión.

* **Respiración consciente**: Fomentar ejercicios **regulares** de **respiración profunda** ayuda a reducir el ritmo cardíaco y a aliviar la tensión corporal. Explicar de forma sencilla cómo inspirar profundamente, aguantar la respiración unos segundos y luego espirar lentamente puede ser una forma muy eficaz de calmar la ansiedad en pocos minutos.

* **Relajación muscular progresiva**: esta técnica consiste en contraer y soltar gradualmente cada grupo muscular, empezando por los pies y subiendo hasta la cabeza. Este ejercicio permite a la persona **tomar conciencia de** su cuerpo y liberar la tensión acumulada.

2. Uso de objetos de confort y herramientas sensoriales

Los objetos reconfortantes, como peluches, mantas con peso o pelotas antiestrés, pueden ayudar a canalizar la ansiedad y proporcionar una sensación de seguridad. Estos objetos, que suelen ser sensoriales, ayudan a las personas neuroatípicas a volver a centrarse y **regular** sus **emociones**.

* **Objetos sensoriales**: **Las pelotas antiestrés**, los fidgets y las mantas lastradas se utilizan mucho para calmar la ansiedad en personas neuroatípicas. Ayudan a canalizar la

413

energía y proporcionan **una estimulación táctil que** favorece el bienestar.

- **Estimulación auditiva o visual**: para algunas personas, escuchar música relajante o ver imágenes relajantes (como vídeos sobre la naturaleza) puede tener un efecto calmante inmediato. Estos estímulos auditivos o visuales deben adaptarse a las preferencias de la persona, evitando sonidos demasiado fuertes o imágenes demasiado estimulantes.

3. Estrategias de capacitación

Es esencial **capacitar a** las personas neuroatípicas enseñándoles estrategias de gestión de la ansiedad que puedan utilizar de forma independiente. Esto no sólo reduce el estrés en el momento, sino que también aumenta su confianza en su capacidad para gestionar situaciones difíciles.

- **Rutinas personales**: ayudar a las personas a establecer **rutinas diarias** que puedan seguir de forma independiente reduce considerablemente la ansiedad asociada a la incertidumbre. Estas rutinas deben ser claras, sencillas e ir acompañadas de ayudas visuales si es necesario. Por ejemplo, un calendario o una lista de tareas puede estructurar el día y limitar los imprevistos.

- Técnicas de **resolución de problemas**: en casos de estrés o ansiedad, enseñar técnicas de **resolución de problemas** ayuda a las personas a dar un paso atrás y encontrar soluciones adecuadas. El método consiste en descomponer un problema en una serie de pasos pequeños y manejables, analizar las posibles soluciones y luego probar las que parezcan más adecuadas.

4. Enfoque progresivo y desglose de tareas

Para las personas con neurotipia, ciertas tareas o situaciones pueden parecer abrumadoras, especialmente cuando implican múltiples pasos o entornos desconocidos. En estos casos, es útil dividir las actividades complejas en **pasos más pequeños** y abordarlas gradualmente, a un ritmo que respete las capacidades y preferencias de la persona.

- **Gradualidad**: Introducir nuevos entornos o tareas gradualmente, por etapas, ayuda a reducir la ansiedad asociada al cambio o a las cosas nuevas. Por ejemplo, al introducir un nuevo entorno de trabajo, se puede empezar con una visita sencilla y breve antes de aumentar gradualmente el tiempo de permanencia en el lugar.

- **Apoyar las transiciones**: Ayudar a la persona a gestionar **las transiciones** entre actividades también es crucial. La transición de una tarea a otra puede ser estresante, sobre todo si a la persona le cuesta desprenderse de la actividad anterior. Anunciar la transición con antelación, utilizar recordatorios visuales o sonoros y ofrecer descansos entre actividades puede hacer que estos momentos sean menos estresantes.

Crear un entorno propicio

Controlar la ansiedad en personas neuroatípicas no se limita a técnicas específicas. También requiere crear un **entorno general** que favorezca su bienestar emocional y respete su forma única de funcionar. Este entorno debe ser acogedor, integrador y adaptado a sus necesidades particulares.

1. Escucha activa y empatía

Para reducir la ansiedad, es esencial practicar la **escucha activa** y empática, teniendo en cuenta las emociones y necesidades expresadas por la persona neuroatípica. Comprender sus preocupaciones, no minimizar sus ansiedades y responder pacientemente a sus preguntas ayuda a crear un clima de confianza y a reducir la tensión.

- **Valorar las emociones**: es importante reconocer y **validar las emociones** de **la** persona, mostrándole que sus preocupaciones son comprendidas y legítimas. Esto crea un entorno en el que la persona se siente segura y puede expresar sus ansiedades sin temor a ser juzgada.

2. Adaptación continua de los entornos y los cuidados

Por último, es necesario ser **flexible** y adaptar constantemente los entornos y los cuidados a las necesidades cambiantes de la persona. Las adaptaciones deben hacerse en función de las preferencias sensoriales, cognitivas o emocionales, ofreciendo herramientas de apoyo adicionales o modificando determinados aspectos de los cuidados para hacerlos más adecuados.

○ La importancia de una comunicación adaptada a las personas neuroatípicas

La **comunicación adaptada** a las personas con neurotipia es esencial para garantizar interacciones respetuosas, inclusivas y eficaces. Ya se trate de personas con autismo, TDAH, dislexia, dispraxia u otras formas de neurodivergencia, la forma en que se transmite y recibe la información puede influir significativamente en su bienestar, comprensión y participación en los intercambios. Las diferencias neurológicas implican a menudo **particularidades cognitivas** y sensoriales que afectan al modo en que las personas procesan el lenguaje, interpretan las señales no verbales o expresan sus propias necesidades. Adaptar la comunicación no significa simplemente cambiar el tono o las palabras utilizadas, sino también demostrar **flexibilidad**, **escucha activa** y **paciencia** para que el intercambio se produzca en un marco en el que la persona neuroatípica se sienta comprendida y respetada.

416

Comprender las necesidades específicas de la comunicación

Comunicarse con personas neuroatípicas significa **adaptarse a las particularidades de** cada individuo. Esto significa comprender las **diferencias cognitivas** y sociales que influyen en su forma de percibir y procesar la información. Algunas personas pueden necesitar un lenguaje más sencillo y directo, otras pueden requerir ayudas visuales o explicaciones repetidas, mientras que otras pueden tener dificultades para entender las señales sociales no verbales. La clave está en adoptar un enfoque **personalizado** basado en las necesidades específicas de cada individuo.

1. Precisión y claridad del lenguaje

Las personas neuroatípicas, sobre todo las del espectro autista, pueden tener dificultades para interpretar **insinuaciones**, **metáforas** o **lenguaje figurado**. Tienden a entender las palabras en su sentido literal y pueden sentirse confundidos por expresiones ambiguas o implícitas. Por eso es importante comunicarse **de forma clara**, **precisa** y **directa**.

- **Lenguaje directo**: utilizar un lenguaje sencillo, sin figuras retóricas complejas ni ironías, garantiza la comprensión dcl mensaje. Por ejemplo, en lugar de decir "llueve a cántaros", es mejor decir "llueve a cántaros". Este enfoque reduce el riesgo de malentendidos y permite a la persona neuroatípica captar el mensaje más rápidamente.

- **Instrucciones explícitas**: Las instrucciones deben formularse explícitamente, sin dar por supuesto que la persona sabrá instintivamente lo que tiene que hacer. Por ejemplo, en lugar de decir "Ten cuidado", es más útil especificar lo que hay que hacer, como "Permanece en la acera" o "Mira a ambos lados antes de cruzar la carretera". La precisión ayuda a reducir la ansiedad ligada a la incertidumbre.

417

2. Comunicación visual y medios adecuados

Muchas personas neuroatípicas, sobre todo las que padecen autismo o dislexia, se benefician de la **comunicación visual** para comprender y organizar la información. **Ayudas visuales** como pictogramas, diagramas e ilustraciones ayudan a aclarar conceptos y proporcionan pistas visuales para complementar las explicaciones verbales.

- **Pictogramas y diagramas**: las ayudas visuales son especialmente útiles para estructurar la jornada, explicar una tarea o prepararse para un cambio. Por ejemplo, en un entorno escolar o asistencial, el uso de **tablones de tareas** o **calendarios visuales** ayuda a anticipar los próximos pasos y hace más accesible la información. Estas herramientas también ayudan a reducir la ansiedad asociada a la incertidumbre.

- **Texto simplificado**: Para las personas con dislexia, puede ser útil reformular los textos **de forma más concisa**, utilizar un tipo de letra adecuado (como las fuentes sans serif) y evitar los párrafos largos o densos. Los documentos también pueden ir acompañados de dibujos o símbolos que ayuden a contextualizar la información.

Adaptar la comunicación no verbal

La **comunicación no verbal** (gestos, expresiones faciales, posturas) desempeña un papel fundamental en la interacción humana. Sin embargo, para las personas neuroatípicas, sobre todo las del espectro autista, las señales no verbales pueden ser difíciles de **interpretar** o **producir**. Por eso es esencial ser sensible y adaptar estos aspectos de la comunicación para evitar malentendidos.

1. Simplificar las señales no verbales

Las personas con autismo pueden tener dificultades para **comprender** las expresiones faciales o el lenguaje corporal, y a veces pueden no detectar matices emocionales en el tono de voz. Por eso es aconsejable simplificar estas señales y acompañar los mensajes verbales con gestos claros y coherentes.

- **Expresiones faciales claras**: Utilizar **expresiones faciales** sencillas que sean coherentes con lo que se está diciendo ayuda a mejorar la comprensión. Por ejemplo, sonreír cuando se habla de un tema positivo o mostrar una expresión neutra durante una explicación técnica ayuda a evitar malentendidos.

- **Gestos precisos**: acompañar las palabras con gestos explícitos refuerza el mensaje y puede ayudar a la persona a entenderlo más fácilmente. Por ejemplo, señalar un objeto del que se habla o utilizar gestos para ilustrar una dirección o una acción ayuda a aclarar la información.

2. Respetar el espacio personal

Las personas neuroatípicas, especialmente las autistas, pueden ser muy sensibles al **espacio personal** y al contacto físico. Algunas pueden experimentar ansiedad o incomodidad ante interacciones físicas no solicitadas, como una palmada en el hombro o un contacto visual prolongado.

- **Respetar las preferencias**: Es importante **pedir el acuerdo** antes de cualquier contacto físico y respetar la distancia a la que la persona se siente cómoda. Por ejemplo, en un entorno profesional o educativo, no insistir en el contacto visual directo si hace que la persona se sienta incómoda es una forma de respetar las especificidades neuroatípicas.

- **Limitar el contacto físico**: reducir al mínimo los gestos táctiles innecesarios, sobre todo en situaciones en las que la persona puede estar ya ansiosa o abrumada, ayuda a crear una atmósfera más tranquilizadora.

Adaptar la comunicación a la interacción social

A las personas neuroatípicas a veces les resulta difícil gestionar **las interacciones sociales** debido a la incertidumbre de las convenciones sociales o las reglas implícitas que las rigen. Adaptar su forma de interactuar en contextos sociales puede hacer que estos momentos sean más accesibles y reducir la ansiedad asociada.

1. Aclarar las expectativas sociales

Algunas personas neuroatípicas, sobre todo las que padecen autismo o TDAH, pueden tener dificultades para comprender las **expectativas implícitas** de las situaciones sociales, como saber cuándo hablar, cómo saludar o cómo interpretar las respuestas de los demás. Por eso es útil hacer **más explícitas** esas expectativas.

- **Establecer las normas sociales**: En determinadas situaciones, como reuniones, cenas de grupo o actos profesionales, es útil **aclarar las expectativas** de antemano. Por ejemplo, explicar cómo se desarrollará la reunión, quién hablará primero o cuándo se pueden hacer preguntas ayuda a que la gente se sienta más a gusto.

- **Fomente las pausas**: en conversaciones largas o complejas, puede ser beneficioso ofrecer pausas, permitiendo a la persona dar un paso atrás si lo considera necesario. Esto ayuda a evitar la fatiga cognitiva asociada a la interacción social prolongada.

2. Fomentar la participación progresiva

Para las personas con neurotipia, las situaciones sociales a veces pueden parecer abrumadoras, sobre todo cuando implican a muchos participantes o nuevos contextos. Por eso es importante ofrecer oportunidades de **interacción progresiva** que se adapten al ritmo de cada persona.

- **Fomente los grupos pequeños**: Las interacciones en grupos pequeños suelen ser menos estresantes que las grandes reuniones. Ofrecer debates en grupos más pequeños crea unas condiciones más cómodas, en las que la gente puede expresarse más fácilmente sin sentirse abrumada.

- **Respetar el silencio**: algunas personas con neurotipia pueden necesitar más tiempo para **responder** a una pregunta o formular una idea. Respetar estos momentos de silencio, sin presionar para que respondan rápidamente, reduce la ansiedad y da a la persona el tiempo que necesita para organizar sus pensamientos.

Técnicas específicas para mejorar la comunicación

Existen técnicas específicas que pueden ponerse en práctica para favorecer una comunicación más fluida e integradora con las personas neuroatípicas. Estas técnicas se basan en la adaptación del lenguaje, el uso de ayudas complementarias y la paciencia en los intercambios.

1. Uso de frases cortas y segmentadas

Las frases cortas y segmentadas reducen la carga cognitiva y evitan la sobrecarga de información. Cada frase debe transmitir una idea precisa y completa, sin multiplicar conceptos o instrucciones en la misma frase.

- **Ejemplo de gestión**: En lugar de decir: "Vamos a hablar de lo que has hecho esta semana y luego iremos a comprobar que todo está en orden para la actividad de mañana", es mejor decir: "Vamos a hablar de tu semana. Luego revisaremos la actividad de mañana".

2. Utilizar la repetición y la reformulación

La repetición y la **reformulación** son herramientas valiosas para asegurarse de que se ha entendido la información. Al repetir las instrucciones o reformularlas con otras palabras, ayudamos a la persona a captar mejor el mensaje y hacerlo suyo.

- **Ejemplo de gestión**: Si una persona neuroatípica no parece haber entendido una instrucción, reformularla con otras palabras ayuda a aclarar el mensaje. Por ejemplo, después de explicar una tarea, preguntar "¿Puedes decirme qué vas a hacer ahora? puede servir para comprobar la comprensión sin crear ansiedad.

3. Ofrecer opciones claras y limitar las opciones

Las personas neuroatípicas pueden sentirse abrumadas cuando se les presentan demasiadas opciones. Ofrecer **opciones claras y limitadas** ayuda a reducir la incertidumbre y la ansiedad asociadas a la toma de decisiones.

- **Ejemplo de gestión**: en lugar de preguntar "¿Qué quieres hacer?", es mejor proponer opciones concretas como: "¿Prefieres empezar leyendo o escribiendo? Limitar las opciones a dos o tres facilita la toma de decisiones.

- **Sensibilización y formación en neurodiversidad**
  - ○ Formación específica para auxiliares de enfermería en neurología

La **formación específica de los auxiliares de cuidados en neurología** es crucial para garantizar una atención de alta calidad a los pacientes con patologías neurológicas complejas. En neurología, los cuidados no se limitan a los aspectos físicos de los pacientes, sino que también afectan a las dimensiones cognitivas, emocionales y conductuales. Como actores de primera línea en los cuidados cotidianos, los auxiliares asistenciales deben estar formados no sólo en competencias técnicas, sino también en la comprensión de **las particularidades neurológicas** y en la prestación de apoyo a los pacientes y sus familias. Los cursos de formación específicos proporcionan habilidades para gestionar situaciones de emergencia, monitorizar síntomas neurológicos, apoyar a pacientes con trastornos cognitivos y trabajar con otros miembros del equipo multidisciplinar.

La importancia de la formación especializada en neurología

Los pacientes aquejados de **patologías neurológicas** presentan a menudo síntomas complejos y variados que requieren un planteamiento asistencial a medida. Estas afecciones, como el ictus, la esclerosis múltiple, la enfermedad de Parkinson, la epilepsia y los traumatismos craneoencefálicos, implican una disfunción del sistema nervioso central que afecta no sólo al cuerpo, sino también a la mente y a las capacidades cognitivas. Por ello, la atención neurológica es especialmente exigente y requiere **conocimientos específicos**.

1. Dominar los procedimientos técnicos y el seguimiento clínico

Los cuidadores de neurología necesitan adquirir los conocimientos técnicos necesarios para **vigilar los signos clínicos** y proporcionar cuidados específicos a estos pacientes, que suelen ser vulnerables y propensos a sufrir complicaciones. Una formación en profundidad permite a los auxiliares de cuidados reconocer los primeros signos de deterioro neurológico, prevenir las complicaciones asociadas a la inmovilidad prolongada y apoyar a los pacientes en su reeducación y rehabilitación.

- **Vigilancia de los signos neurológicos**: Una habilidad clave es la capacidad de **observar y vigilar** signos neurológicos como las reacciones pupilares, la consciencia, la coordinación de movimientos y el habla. Los auxiliares de cuidados deben ser capaces de identificar señales de alarma, como una pérdida repentina de movilidad, dificultades en el lenguaje o cambios en la consciencia, que pueden indicar un empeoramiento de la situación neurológica. La formación específica enseña a reconocer estos signos y a **reaccionar con rapidez**, en colaboración con enfermeros y médicos.

- **Hacer frente a emergencias neurológicas**: los auxiliares sanitarios también deben estar formados para hacer frente a **situaciones de emergencia**, como ataques epilépticos o accidentes cerebrovasculares. Aprenden a identificar los primeros signos de un ataque, a intervenir inmediatamente para garantizar la seguridad del paciente (colocación del paciente en posición lateral de seguridad, protección contra caídas) y a apoyar al equipo médico en la prestación de primeros auxilios de urgencia. Esta formación les prepara para intervenir en situaciones críticas.

2. Apoyar a los pacientes en sus cuidados cotidianos

En neurología, muchos pacientes **sufren** una **pérdida de autonomía** debido a deficiencias motoras, sensoriales o cognitivas. Esto hace que los cuidados básicos, como la asistencia para lavarse, vestirse y desplazarse, sean más complejos. Los auxiliares asistenciales deben ser capaces de **adaptarse** a estos retos, garantizando al mismo tiempo que se preserven la dignidad y el bienestar de los pacientes.

- **Cuidados corporales adaptados**: los auxiliares de cuidados deben aprender técnicas específicas para ayudar a los pacientes que sufren **parálisis parciales** o **trastornos de la coordinación**. Por ejemplo, deben saber movilizar a un paciente encamado sin riesgo de agravar su estado, utilizando técnicas de movilización suaves para evitar caídas o lesiones. También aprenden a prevenir las complicaciones asociadas a la inmovilidad, como las escaras o las infecciones urinarias, cambiando regularmente de posición al paciente y proporcionándole los cuidados higiénicos adecuados.

- **Fomentar la autonomía**: Al mismo tiempo, es esencial promover el **mantenimiento de la autonomía** de los pacientes. Los auxiliares de cuidados están formados para animar a los pacientes a participar activamente en su cuidado, guiándoles en las actividades de la vida diaria, como vestirse, comer y desplazarse. Estos pequeños gestos contribuyen a mejorar la calidad de vida de los pacientes, ayudándoles a mantener su dignidad e independencia en la medida de lo posible.

Comprender las particularidades de los trastornos cognitivos

Los pacientes neurológicos pueden sufrir **problemas cognitivos**, sobre todo tras un ictus, como parte de la enfermedad de Alzheimer o en el caso de enfermedades neurodegenerativas. Los auxiliares asistenciales deben comprender el **impacto** de estos problemas en el comportamiento, la memoria y la capacidad de comunicación, y adaptar sus cuidados en consecuencia.

1. Un enfoque asistencial de los trastornos de la memoria

Los problemas de memoria, frecuentes en pacientes que padecen enfermedades neurodegenerativas como el Alzheimer, requieren cuidados especiales. Los auxiliares asistenciales deben aprender a **adaptar su comunicación** y utilizar estrategias para calmar la ansiedad de los pacientes, que pueden sentirse perdidos o confusos.

- **Uso de señales**: un aspecto importante de la formación es aprender a utilizar **señales visuales** o temporales para ayudar a los pacientes a situarse en su entorno. Esto puede incluir el uso de relojes, calendarios u objetos familiares para recordar a los pacientes tareas u horas del día. Estas sencillas señales ayudan a **reducir la ansiedad** y estabilizar a los pacientes.

- **Controlar los comportamientos** difíciles: algunos trastornos cognitivos pueden provocar comportamientos difíciles, como agitación, agresividad o apatía. Los cuidadores deben saber cómo **calmar** estos comportamientos sin confrontación, adoptando una actitud tranquila, reformulando las peticiones de forma sencilla y directa, o desviando la atención del paciente hacia una actividad tranquilizadora.

2. Comunicación con pacientes afásicos

Los trastornos de la comunicación, como **la afasia**, son frecuentes entre los pacientes que han sufrido un ictus y los que padecen ciertas enfermedades neurológicas. Los auxiliares asistenciales deben aprender **técnicas de comunicación adecuadas para** facilitar los intercambios con estos pacientes, a pesar de su dificultad para hablar o entender.

- **Técnicas de comunicación aumentativa**: los auxiliares asistenciales pueden recibir formación para utilizar herramientas de **comunicación aumentativa**, como tablas de pictogramas, gestos o expresiones faciales, para ayudar a los pacientes afásicos a hacerse entender. También deben aprender a reformular sus frases de forma sencilla, a hablar despacio y a dar al paciente tiempo suficiente para responder.

- **Fomentar la participación**: es esencial animar a los pacientes afásicos a participar en los intercambios, aunque tengan dificultades para expresarse. Los asistentes deben comprender que la paciencia y la escucha activa son fundamentales para ayudar a estos pacientes **a recuperar la confianza** en su capacidad de comunicación.

Apoyar a las familias en el cuidado de sus hijos

Otro aspecto fundamental de la formación específica en neurología se refiere **al apoyo a las familias**. Los familiares de los pacientes neurológicos se ven a menudo desestabilizados por los cambios bruscos o progresivos del estado de su ser querido, ya se trate de una pérdida de autonomía, de problemas cognitivos o de la gestión de una enfermedad progresiva. Los auxiliares asistenciales desempeñan un papel clave como **mediadores** entre el equipo asistencial y la familia.

1. Explicar la patología y sus consecuencias

Los auxiliares asistenciales deben ser capaces de **explicar** información médica compleja **en términos sencillos** para que pueda ser comprendida por las familias. Esto incluye explicaciones sobre el curso de la enfermedad, el impacto de los trastornos neurológicos en la vida diaria y estrategias para apoyar al paciente en casa.

- **Tranquilizar e informar**: los auxiliares asistenciales suelen **responder a las preguntas** de las familias, que pueden estar preocupadas o mal informadas sobre el estado de su ser querido. Su función es proporcionar información precisa, tranquilizar y explicar cómo los cuidados diarios pueden ayudar a mejorar la calidad de vida del paciente.

- **Apoyo emocional**: El tratamiento de las enfermedades neurológicas, especialmente las degenerativas, supone un reto emocional para las familias. Por ello, los auxiliares sanitarios deben estar capacitados para ofrecer **apoyo psicológico**, escuchar las preocupaciones de los familiares y ayudarles a tomar decisiones difíciles, sobre todo cuando se plantean cuidados paliativos.

2. Formación de cuidadores familiares

En algunos casos, los parientes cercanos se convierten en **cuidadores familiares** y participan activamente en el cuidado del paciente en casa. Los auxiliares asistenciales deben ser capaces de formar a estos cuidadores en **tareas básicas** como la movilización, el aseo y el control de los signos clínicos.

- **Transmisión de conocimientos**: los auxiliares de cuidados pueden desempeñar un papel importante en la transmisión de conocimientos prácticos a los familiares cuidadores, enseñándoles cómo **movilizar correctamente a** un paciente encamado, cómo prevenir las escaras o cómo administrar determinados tratamientos de confort. Esta formación permite a las familias sentirse más **autónomas** y mejor preparadas para ayudar a su ser querido.

Trabajar con el equipo multidisciplinar

La atención neurológica se basa en **una estrecha colaboración** entre distintos profesionales sanitarios, como neurólogos, enfermeras, fisioterapeutas, logopedas y terapeutas ocupacionales. Los enfermeros están en el centro de este equipo, desempeñando un papel de **coordinación** y **transmitiendo información**.

- **Intercambio de información clínica**: los auxiliares de cuidados suelen ser los primeros en observar **cambios sutiles en** el estado de un paciente, ya sean cambios en la movilidad, el comportamiento o la capacidad de comunicación. Deben estar formados para **transmitir esta información** al equipo médico con precisión, de modo que las intervenciones puedan adaptarse rápidamente.

- **Trabajo en red**: los auxiliares de cuidados también deben aprender a trabajar en estrecha colaboración con otros miembros del equipo, participando en reuniones de coordinación y garantizando que la atención prestada sea **coherente** y esté bien coordinada entre las distintas disciplinas.

  ○ Deconstruir los prejuicios y adaptar el entorno hospitalario a los neuroatípicos

Deconstruir los prejuicios y **adaptar el entorno hospitalario** a las personas con neurotipia son pasos cruciales para garantizar que la atención sea respetuosa, integradora y adaptada a sus necesidades específicas. Los pacientes neuroatípicos, ya tengan autismo, TDAH, dislexia u otras formas de neurodivergencia, suelen enfrentarse a retos adicionales en el entorno hospitalario debido a la falta de comprensión de sus particularidades y a los **prejuicios** persistentes hacia ellos. Estos prejuicios no sólo pueden afectar a la calidad de la asistencia, sino también exacerbar la ansiedad y el estrés de los pacientes. Para promover una atención óptima y crear un entorno más acogedor, es esencial deconstruir estos estereotipos y adaptar las infraestructuras y prácticas hospitalarias a las necesidades de las personas neuroatípicas.

Deconstruir los prejuicios en torno a la neurodivergencia

Los prejuicios sobre la neurodivergencia suelen basarse en ideas erróneas o simplistas. Estos estereotipos pueden llevar a

429

malinterpretar las necesidades reales de los pacientes neuroatípicos y, en consecuencia, limitar su acceso a una atención adecuada. Deconstruir estos prejuicios implica no sólo cambiar las percepciones de los profesionales sanitarios, sino también promover un enfoque más inclusivo y matizado de la neurodiversidad.

1. Romper con los estereotipos patologizantes

Uno de los prejuicios más extendidos es la tendencia a **patologizar** la neurodivergencia, es decir, a considerar las diferencias neurológicas como enfermedades o déficits que hay que corregir. En realidad, las personas neuroatípicas no están enfermas, sino que funcionan de forma diferente. Esta forma de pensar conduce a menudo a tratamientos estandarizados que no tienen en cuenta las especificidades individuales.

- **Reconocer la diversidad de formas de funcionar**: Es fundamental comprender que las personas neuroatípicas tienen formas diferentes, aunque no inferiores, de percibir, pensar y reaccionar. Por ejemplo, una persona con autismo puede tener una mayor sensibilidad a los estímulos sensoriales, mientras que otra puede no percibir esos mismos estímulos de la misma manera. Esto no significa que uno esté más "afectado" que el otro, sino que se trata de **variaciones naturales** del funcionamiento neurológico.

- **Valorar los puntos fuertes**: en lugar de centrarse en lo que las personas con neuro-atypia no pueden hacer, es importante valorar sus **puntos fuertes** y sus talentos. Muchos autistas, por ejemplo, tienen capacidades excepcionales en áreas específicas, como la memorización, el análisis lógico o la creatividad. Estos puntos fuertes, que a menudo se ignoran, deberían fomentarse y reconocerse como ventajas en el entorno hospitalario.

2. Combatir la idea de "falta de esfuerzo" o "falta de voluntad".

Otro error común es creer **que** el comportamiento de las personas con neuroatypia es un signo de **falta de esfuerzo** o **escasa fuerza de voluntad**. Por ejemplo, las personas con TDAH pueden tener dificultades para mantener la concentración o seguir instrucciones complejas, lo que puede percibirse como distracción o desobediencia. En el ámbito hospitalario, estos juicios pueden llevar a **malinterpretar las** dificultades reales y las necesidades específicas.

- **Reconocer las necesidades neurológicas**: Es esencial comprender que ciertas reacciones, como la agitación o la falta de concentración, son manifestaciones **involuntarias** de la neurodivergencia. Por ejemplo, un paciente con TDAH puede necesitar moverse para mantenerse concentrado, por lo que es contraproducente pedirle que se quede quieto. Es preferible sugerirle formas de canalizar su energía al tiempo que se le ayuda a concentrarse en el tratamiento en cuestión.

- **Evitar la patologización excesiva**: También es importante no interpretar todos los comportamientos de los pacientes neuroatípicos como manifestaciones patológicas. Por ejemplo, un autista que prefiere no establecer contacto visual no tiene dificultades, simplemente sigue una forma cómoda de comportarse. **Respetar estos comportamientos** sin juzgarlos ni interpretarlos como signos de "trastorno" es esencial para una atención integradora.

3. Promover la inclusión y la empatía en los equipos médicos

Deconstruir los prejuicios significa **sensibilizar a** los profesionales sanitarios **sobre** las características específicas de los pacientes neuroatípicos. Hay que formar a los equipos médicos para que reconozcan las diferencias neurológicas y adapten su enfoque en consecuencia.

- **Formación** sobre **neurodiversidad**: los hospitales pueden organizar **cursos de formación específicos** sobre neurodiversidad, para dotar a los cuidadores de las herramientas necesarias para comprender las necesidades de los pacientes neuroatípicos. Esta formación debe incluir información sobre los distintos tipos de neurodivergencia, así como estrategias prácticas para adaptar los cuidados (comunicación adaptada, diseño del entorno, gestión de comportamientos difíciles, etc.).

- **Fomentar la empatía**: más allá de los conocimientos técnicos, es esencial desarrollar la **empatía de** los cuidadores, enseñándoles a escuchar y observar sin juzgar. Esto les ayuda a responder mejor a las necesidades de los pacientes y a crear un entorno hospitalario en el que todos se sientan acogidos y respetados.

Adaptar el entorno hospitalario a los neuroatípicos

Adaptar el entorno hospitalario a las personas con neurotipia es un paso clave para reducir su **estrés** y **ansiedad** y mejorar su **comodidad** durante la estancia. Los entornos hospitalarios tradicionales, con sus luces brillantes, su ruido constante y sus expectativas sociales implícitas, pueden resultar confusos e incluso abrumadores para las personas con deficiencias sensoriales o cognitivas. Un entorno adaptado hace más accesibles los cuidados y garantiza que se tengan en cuenta las diferencias neurológicas.

1. Adaptación sensorial

Muchas personas neuroatípicas, sobre todo las que padecen autismo o TDAH, tienen una mayor **sensibilidad sensorial**. Los ruidos fuertes, las luces brillantes o incluso ciertos olores pueden provocar ansiedad, agitación o ataques de pánico. Por eso es esencial **reducir estos estímulos sensoriales** en los entornos hospitalarios.

- **Luces tenues y reducción del ruido**: Adaptar **las salas de espera** o las **habitaciones** mediante luces tenues, cortinas opacas y reducción del ruido (como alarmas incesantes o anuncios frecuentes) puede mejorar considerablemente la comodidad de los pacientes neuroatípicos. Proporcionar **orejeras** o **tapones** también puede ser una solución sencilla para reducir los estímulos auditivos.

- **Espacios sensoriales seguros**: Crear **espacios tranquilos**, alejados de las zonas ruidosas y estimulantes, permite a los pacientes retirarse temporalmente para recargar las pilas y recuperar un estado de calma. Estos espacios pueden incluir herramientas sensoriales como mantas con peso, fidgets u objetos táctiles para ayudar a regular la ansiedad.

2. Estructuración del entorno y los cuidados

Los pacientes neuroatípicos, sobre todo los autistas, pueden necesitar una **estructuración clara** del espacio y el tiempo para sentirse seguros. Un entorno hospitalario demasiado complejo o imprevisible puede provocar estrés y agitación.

- **Ayudas visuales**: Utilizar **ayudas visuales** para explicar las fases de los cuidados o la organización del día es una forma eficaz de reducir la ansiedad. Por ejemplo, los **gráficos** que indican las horas de visita, los próximos exámenes o los horarios de las comidas pueden proporcionar una estructura tranquilizadora. Del mismo modo, el uso de pictogramas puede hacer que las instrucciones sean más accesibles, sobre todo para los pacientes que tienen dificultades para entender un lenguaje abstracto o complejo.

- **Prepararse para las transiciones**: Los cambios inesperados, como pasar de una consulta a un examen médico, pueden ser fuente de ansiedad. Es importante **preparar** a los pacientes neuroatípicos para estas transiciones con antelación, explicándoles lo que va a ocurrir de forma sencilla y directa, y dándoles tiempo para adaptarse.

3. Adaptar la comunicación y los cuidados individuales

Una de las principales adaptaciones del entorno hospitalario para los pacientes neuroatípicos consiste en adaptar **las prácticas de comunicación** para garantizar que comprendan plenamente los cuidados que reciben y se sientan partícipes de ellos.

- **Comunicación simplificada**: Los cuidadores deben utilizar una comunicación **clara, concisa y directa**, evitando metáforas, dobles sentidos o explicaciones demasiado complejas. Por ejemplo, en lugar de decir "Vamos a hacer un examen médico completo para evaluar tu situación", es mejor decir "Vamos a hacer un examen para ver qué te pasa".

- **Uso de la reformulación**: Repetir y reformular la información importante ayuda a garantizar que el paciente ha entendido lo que se le ha explicado. Pedir al paciente que **repita** las etapas de la atención **con sus propias palabras** permite ajustar las explicaciones si es necesario.

4. Flexibilidad en los protocolos hospitalarios

Por último, es importante que el entorno hospitalario adopte cierto grado de **flexibilidad** en sus protocolos para adaptarse a las particularidades de las personas neuroatípicas. Las normas rígidas, como horarios estrictos o expectativas uniformes, pueden ser difíciles de cumplir para estos pacientes.

- **Horarios de** trabajo **flexibles**: adaptar los horarios de atención o comida a las necesidades específicas de los pacientes neuroatípicos puede reducir el estrés y mejorar la colaboración. Por ejemplo, algunos pacientes con TDAH pueden tener dificultades para concentrarse por la mañana y rendir mejor al final del día. Adaptar las consultas a estos ritmos puede mejorar la calidad de la atención.

- **Acceso a cuidados especiales**: algunas personas con trastornos neuroatípicos pueden necesitar cuidados especiales, como **consultas más largas** para explicarles los procedimientos o la presencia de una persona de apoyo de confianza que les tranquilice durante el tratamiento. Es importante que el hospital sea flexible para satisfacer estas necesidades individuales.

  ○ Fomentar la amabilidad y la adaptación en los cuidados

Fomentar la **benevolencia** y la **adaptación en la asistencia** es un principio fundamental para ofrecer una atención centrada en la persona que respete no sólo las necesidades médicas de los pacientes, sino también su **humanidad, dignidad** y **especificidades individuales**. La benevolencia en los cuidados es más que un simple gesto de empatía o amabilidad: engloba una auténtica **actitud de escucha**, respeto y adaptación continua, que nos permite responder a las necesidades diversas y cambiantes de cada paciente. Ya se trate de patologías crónicas, trastornos neurológicos o enfermedades degenerativas, los cuidados deben ajustarse constantemente para que sean eficaces y, sobre todo, **humanos**.

Comprender la benevolencia en los cuidados

La benevolencia en el entorno médico se basa en un enfoque que sitúa al paciente en el centro de sus preocupaciones, teniendo en cuenta no sólo su enfermedad, sino también todas sus

experiencias, emociones y **contexto vital**. Este concepto incluye la idea de cuidar con **empatía**, respetar la **dignidad** de los pacientes en todas las etapas y reconocer su **autonomía** en la medida de lo posible. Es especialmente importante en contextos en los que el paciente puede ser vulnerable, ya sea física o emocionalmente, como suele ocurrir en los servicios de neurología, oncología o cuidados paliativos.

1. Escucha activa y respeto de las emociones

Un elemento central de la atención sanitaria es **la escucha activa**, que implica estar plenamente atento a las preocupaciones, necesidades y emociones del paciente. Esta forma de escucha va más allá de los intercambios verbales e incluye tener en cuenta el lenguaje no verbal y los signos de dolor, malestar o ansiedad. Es un **compromiso relacional** en el que el cuidador trata de comprender al paciente en toda su complejidad, sin juicios ni prisas.

- **Escuchar sin interrumpir**: dar tiempo a los pacientes para que expresen sus miedos, dolores o frustraciones sin interrumpirlos es una muestra de respeto y atención. Por ejemplo, un paciente con esclerosis múltiple puede tener dificultades para verbalizar síntomas complejos. Dedicar tiempo a escuchar estos detalles no sólo nos ayuda a comprender mejor por lo que están pasando, sino que también les ofrece un espacio en el que se sienten escuchados y apoyados.

- **Respetar las emociones**: Cuidar también significa **reconocer las emociones del** paciente. Reconocer la ansiedad, la fatiga o incluso la rabia, sin minimizar estos sentimientos, ayuda a generar confianza entre el cuidador y el paciente. Esta actitud es especialmente importante cuando se trata de enfermedades degenerativas o trastornos neurológicos, en los que los pacientes pueden sentirse incomprendidos o aislados en su sufrimiento.

2. Promover la dignidad y la autonomía del paciente

Cuidar significa velar siempre por preservar **la dignidad** de los pacientes, especialmente cuando pierden gradualmente su independencia o dependen de cuidadores para las tareas cotidianas. Respetar la dignidad de los pacientes significa reconocer su **humanidad**, incluso en los momentos más vulnerables, y garantizar que los cuidados se prestan con sensibilidad y respeto.

* **Cuidados respetuosos**: Durante los cuidados corporales, como la ayuda para lavarse o vestirse, es esencial respetar el pudor y las preferencias del paciente. Pedir el consentimiento del paciente antes de manipularlo o desvestirlo, utilizar sábanas para preservar su intimidad o informarle de cada etapa de los cuidados son gestos que refuerzan su sentido de la dignidad.

* **Fomentar la autonomía**: Incluso cuando los pacientes necesitan mucha asistencia, es crucial implicarlos en las decisiones que les conciernen y **fomentar su autonomía** en la medida de lo posible. Por ejemplo, se puede animar a un paciente en rehabilitación tras un ictus a que realice él mismo ciertas tareas con la ayuda de un cuidador, lo que refuerza su sensación de control sobre su propio cuerpo y su recuperación.

Adaptar los cuidados a las necesidades específicas de los pacientes

Cada paciente es único, y la atención sanitaria implica **adaptar** constantemente las prácticas a las necesidades individuales. Esto significa tener en cuenta no sólo la patología del paciente, sino también sus capacidades físicas, características cognitivas y preferencias personales. Adaptar los cuidados es especialmente esencial en los entornos de **atención neurológica**, donde los síntomas varían considerablemente de un paciente a otro y las necesidades a veces cambian con rapidez.

1. Adaptar la comunicación

La comunicación es un aspecto central de la adaptación de los cuidados. Es crucial ajustar los métodos de comunicación en función de las capacidades del paciente, sobre todo en caso de deterioro cognitivo o dificultades del habla. Por ejemplo, un paciente con afasia tras un ictus puede tener dificultades para entender instrucciones complejas o expresarse con claridad.

- **Utilizar ayudas visuales**: Cuando la comunicación verbal resulta difícil, es útil utilizar **ayudas visuales** como pictogramas, diagramas o gestos para ayudar a explicar procedimientos o cuidados. Esto ayuda al paciente a entender lo que ocurre y reduce la ansiedad.

- **Simplificar y reformular**: en algunos casos, es necesario **simplificar** las explicaciones y **reformular las** instrucciones para que se entiendan con claridad. Por ejemplo, en lugar de decir: "Vamos a administrarle una infusión para mejorar su estado general", es más eficaz decir: "Vamos a administrarle medicación intravenosa para ayudarle a mejorar". Esta claridad ayuda a tranquilizar a los pacientes y a implicarlos en su propio cuidado.

2. Personalización de los cuidados en función de las características físicas y cognitivas

Adaptar los cuidados también significa tener en cuenta las **limitaciones físicas** o **cognitivas** del paciente. Un paciente que padece enfermedades neurodegenerativas como Parkinson o esclerosis múltiple, por ejemplo, puede tener dificultades para desplazarse, hablar o realizar tareas sencillas.

- **Técnicas de movilización adecuadas**: Los cuidadores deben utilizar **técnicas de movilización suaves** y adaptadas a las capacidades motoras del paciente. En el caso de los pacientes que sufren rigidez muscular o temblores, es importante tomarse el tiempo necesario para instalarlos correctamente, utilizar material adaptado (como cojines de apoyo o grúas para pacientes) y explicarles siempre cada movimiento antes de realizarlo.

- **Adaptar el ritmo de los** cuidados: algunos pacientes, sobre todo los que padecen deterioro cognitivo, necesitan **más tiempo** para comprender las instrucciones o participar en los cuidados. Adaptar el ritmo de los cuidados respetando su tiempo de reacción y evitando meterles prisa ayuda a reducir el estrés y fomenta una cooperación más activa.

Formación y sensibilización de los cuidadores sobre los cuidados y la adaptación

Para que el cuidado y la adaptación estén en el centro de las prácticas asistenciales, es esencial **formar a** los cuidadores en estos valores y sensibilizarlos sobre las necesidades específicas de los pacientes. El cuidado debe ser algo más que una cualidad personal: debe ser parte integrante de la **cultura de** los equipos asistenciales.

1. Formación en capacidad de escucha y empatía

La formación en benevolencia comienza con el desarrollo de las habilidades de **escucha** y **empatía**. Los cuidadores deben aprender a identificar las necesidades emocionales de los pacientes, comprender sus preocupaciones y responder adecuadamente a sus estados emocionales.

- **Desarrollo de habilidades interpersonales**: La formación específica en escucha activa, gestión de emociones y comunicación no violenta permite a los

439

cuidadores adquirir habilidades esenciales para interactuar con los pacientes de forma respetuosa y cariñosa. Esto también ayuda a crear un clima de confianza entre el paciente y el cuidador.

2. Sensibilización sobre las necesidades específicas de los pacientes vulnerables

También es crucial **sensibilizar a** los equipos asistenciales sobre las necesidades particulares de los pacientes más vulnerables, como los ancianos, los pacientes al final de la vida o los que padecen trastornos neurológicos graves. Esto les ayuda a comprender mejor los **problemas específicos** asociados a estas patologías, ya sea en términos de gestión del dolor, deterioro cognitivo o limitaciones físicas.

- **Formación específica**: Los cursos de formación sobre cuidados paliativos, patologías neurológicas y trastornos neurodegenerativos permiten a los cuidadores adaptar mejor sus prácticas a estas poblaciones. Esto incluye competencias técnicas, pero también una toma de conciencia de las **dimensiones éticas** y **emocionales** de los cuidados, sobre todo cuando se trata de apoyar a los pacientes en momentos de gran vulnerabilidad.

Conclusión

Reflexiones sobre la evolución de la atención neurológica

- **La importancia de la participación humana en la asistencia técnica**

La **importancia de la implicación humana en la asistencia técnica** es fundamental para garantizar una asistencia de calidad que no se limite a la dimensión médica o tecnológica, sino que tenga en cuenta a toda la persona. Los cuidados técnicos, aunque esenciales para tratar las patologías, deben ir siempre acompañados de un enfoque humano para responder a **las necesidades emocionales, psicológicas** y **relacionales** del paciente. Sin esta dimensión humana, los cuidados corren el riesgo de volverse impersonales, deshumanizadores e incluso ineficaces. Al integrar la empatía, la escucha y una presencia atenta, los cuidadores pueden transformar un acto técnico en una experiencia asistencial más respetuosa y mejor adaptada a cada individuo.

El equilibrio entre tecnología y humanidad

Los avances médicos y tecnológicos han mejorado considerablemente la calidad y precisión de la asistencia, permitiendo tratar enfermedades complejas y ofrecer intervenciones más seguras y eficaces. Sin embargo, la **dimensión técnica** de la asistencia, por importante que sea, no puede por sí sola satisfacer las necesidades profundas del paciente. Cada paciente es un ser humano único, con sus propias emociones, ansiedades, preguntas y vulnerabilidades. Para ser completa, la asistencia técnica debe ir acompañada de **una implicación humana**.

1. El paciente no es sólo un cuerpo, sino una persona

En un contexto médico, a veces es fácil reducir al paciente a su enfermedad o al acto técnico que hay que realizar. Un examen, una intervención quirúrgica o un tratamiento pueden convertirse rápidamente en procedimientos automatizados si no nos tomamos el tiempo necesario para **considerar a la persona en su totalidad**.

- **Ver más allá de la enfermedad**: La implicación humana significa considerar al paciente no simplemente como un "caso" o una patología que hay que tratar, sino como un individuo con una **historia personal**, **emociones** y **preocupaciones**. Esto implica pequeños gestos como dirigirse al paciente por su nombre, explicarle los cuidados que va a recibir y comprobar si tiene alguna pregunta o inquietud.

- **Reconocer las necesidades emocionales**: A veces, la ansiedad asociada a los cuidados técnicos, como la extracción de muestras de sangre o la intervención quirúrgica, puede ser tan difícil de soportar como la propia enfermedad. Los cuidadores deben ser conscientes de estas **reacciones emocionales** y ofrecer palabras de consuelo, al tiempo que tranquilizan al paciente asegurándole que el tratamiento se está llevando a cabo.

2. La comunicación en el centro de la asistencia técnica

Incluso en la asistencia más técnica, la **comunicación** desempeña un papel fundamental. Informar a los pacientes, explicarles cada etapa de lo que va a ocurrir y comprobar que entienden los procedimientos son elementos esenciales para establecer un **clima de confianza**. Esta transparencia permite que los pacientes sientan que **participan activamente en sus cuidados**, en lugar de ser receptores pasivos de un procedimiento técnico.

- **Explicar cada paso**: antes de llevar a cabo un procedimiento técnico, como insertar una infusión o administrar un tratamiento, es crucial **informar** al paciente sobre cómo se va a hacer, por qué es necesario y qué puede sentir. Esto ayuda a disipar temores y a aclarar la finalidad del procedimiento.

- **Responder a las preguntas**: La implicación humana también significa escuchar **las preguntas y preocupaciones** de los pacientes. Por ejemplo, antes de

443

una resonancia magnética, un paciente puede sentir ansiedad ante la máquina o la duración del examen. Explicarle el proceso y tener en cuenta su ansiedad puede hacer que la experiencia sea mucho más llevadera.

Crear una relación de confianza

La participación humana en la asistencia técnica es esencial para crear una **relación de confianza** entre el cuidador y el paciente. Esta confianza permite al paciente sentirse seguro, comprendido y apoyado, incluso durante procedimientos médicos que a veces son intrusivos o incómodos. Reduce la ansiedad y aumenta la cooperación del paciente, lo que puede mejorar la eficacia de la asistencia.

1. La importancia de la escucha y la empatía

Una parte esencial de la implicación humana en la asistencia técnica es la capacidad de demostrar **escucha activa** y **empatía**. Esto significa estar plenamente presente para el paciente, no solo para satisfacer sus necesidades físicas, sino también para escuchar sus preocupaciones y sentimientos, incluso cuando no estén directamente relacionados con el procedimiento técnico.

- **Escucha** activa: Escuchar activamente significa **tomarse el tiempo** necesario para escuchar lo que el paciente tiene que decir, sin interrupciones, y demostrarle que sus sentimientos son legítimos. Por ejemplo, antes de un procedimiento médico técnico, como una punción o una intervención quirúrgica, escuchar los temores del paciente, aunque parezcan irracionales o excesivos, es una muestra de respeto y atención.

- **Empatía**: Ser empático no sólo significa comprender lo que siente el paciente, sino demostrar que te preocupas por lo que está pasando. Un paciente que tenga que someterse a un tratamiento doloroso o invasivo se beneficiará enormemente de esta **presencia empática**, que puede hacer que el procedimiento sea menos traumático.

2. Respetar la dignidad del paciente

Incluso en los cuidados puramente técnicos, como la toma de parámetros vitales, los cuidados higiénicos o los procedimientos de urgencia, es esencial **respetar** la **dignidad** del paciente. Esto significa garantizar que los pacientes sean informados y respetados en cada fase, y que sus preferencias o limitaciones se tengan en cuenta en la medida de lo posible.

- **Mantener la intimidad**: Por ejemplo, durante los cuidados corporales o la manipulación física, es esencial **mantener** la **intimidad** del paciente cubriendo las partes del cuerpo que no estén implicadas en los cuidados, pidiendo siempre permiso antes de manipular al paciente y explicando por qué es necesaria cada acción.

- **Adaptación a las preferencias**: un paciente puede tener preferencias o temores particulares, como no querer ser examinado por un cuidador del sexo opuesto o tener miedo a determinados procedimientos médicos. Respetar estas **preferencias individuales** es una forma de implicar a las personas en los cuidados técnicos, reconociendo que cada paciente es único y merece una atención personalizada.

Humanizar la atención de urgencia

En situaciones de emergencia, en las que la prioridad suele ser la intervención rápida y las competencias técnicas, puede parecer difícil inculcar una dimensión humana. Sin embargo, incluso en situaciones en las que la atención técnica es esencial para la supervivencia, la implicación humana sigue siendo crucial.

1. Calmar y tranquilizar a los pacientes en situaciones críticas

En situaciones de emergencia, los pacientes pueden sentirse especialmente vulnerables o incluso presa del pánico. El papel del cuidador no es solo realizar los gestos técnicos adecuados, sino también **calmar y tranquilizar**.

- **Presencia tranquilizadora**: Un cuidador que mantiene **el contacto visual**, habla con voz tranquila y explica lo que hace contribuye a tranquilizar al paciente, aunque se encuentre en estado crítico. Esta presencia reconfortante humaniza el acto médico, reduce la ansiedad del paciente y refuerza su cooperación.

- **Aportar un toque humano incluso en una emergencia**: incluso en una emergencia técnica, decir unas palabras de apoyo ("Estamos aquí para ti, te pondrás bien") puede suponer una gran diferencia para el paciente. Estos pequeños gestos garantizan que la situación no se deshumanice, incluso cuando la emergencia requiere una intervención técnica rápida.

2. Apoyar a familiares y amigos

En situaciones de emergencia, no hay que olvidar que **los familiares del paciente** también se ven afectados y a menudo necesitan ser informados, apoyados y tranquilizados. La implicación humana en la asistencia técnica no se detiene en el propio paciente, sino que se extiende a los **familiares**, que pueden enfrentarse a momentos de intenso estrés.

- **Explicación y apoyo**: Informar a la familia sobre el estado del paciente, explicar los procedimientos que se llevan a cabo y proporcionar apoyo emocional forman parte de la implicación humana en los cuidados. Esta comunicación atenta y afectuosa ayuda a los familiares a gestionar mejor la situación, a comprender los procedimientos técnicos y a sentirse implicados en el proceso asistencial.

Formación de cuidadores en implicación humana

La implicación humana en los cuidados técnicos no debe dejarse al azar: requiere **formación** y **un desarrollo continuo** de las habilidades interpersonales. Hay que formar a los cuidadores no sólo en competencias técnicas, sino también en la importancia de la **comunicación**, la **gestión emocional** y la **empatía** en los cuidados.

1. Desarrollar habilidades interpersonales

La formación de los cuidadores debe incluir módulos sobre habilidades interpersonales, como **la escucha activa**, la **inteligencia emocional** y la **comunicación no verbal**. Estas habilidades permiten a los cuidadores adaptar sus cuidados a las necesidades emocionales y psicológicas de los pacientes.

• **Comunicación comprensiva**: Aprender a comunicarse con simpatía, a reformular las explicaciones técnicas de forma sencilla y tranquilizadora, y a reconocer las emociones del paciente, ayuda a establecer una relación de confianza y cooperación.

2. Cuidar a los cuidadores para fomentar la participación humana

Es importante reconocer que los propios cuidadores suelen estar sometidos a mucho estrés, sobre todo en las salas donde hay muchos cuidados técnicos complejos. Para fomentar la implicación humana, es esencial **cuidar de los cuidadores**, ofreciéndoles apoyo psicológico y garantizándoles el tiempo y el espacio que necesitan para **recargar las pilas**.

- **Hacia un modelo asistencial centrado en el paciente y sus necesidades específicas**

La **evolución hacia un modelo asistencial centrado en el paciente** representa un cambio de paradigma en la forma de prestar asistencia, situando a la persona en el centro del sistema sanitario. En lugar de centrarse únicamente en la enfermedad o afección médica, este modelo trata de atender las **necesidades específicas** de cada paciente, teniendo en cuenta sus preferencias, valores, circunstancias vitales y experiencias. Este modelo se basa en un enfoque holístico, en el que no sólo se tienen en cuenta las dimensiones físicas, sino también las psicológicas, sociales y emocionales del paciente. El objetivo es crear un marco de atención **personalizada** en el que el paciente se convierta en protagonista activo de su propio itinerario de salud, fomentando así una mayor **adherencia al tratamiento** y mejorando su calidad de vida.

Los principios fundamentales de la atención centrada en el paciente

Un modelo de atención centrado en el paciente no consiste simplemente en ajustar los tratamientos médicos en función de los síntomas. Se basa en principios más amplios que pretenden **humanizar la asistencia** y mejorar la **relación de confianza entre** el paciente y el equipo sanitario.

1. Respetar la individualidad del paciente

El primer pilar de este modelo es reconocer y respetar a los pacientes como **individuos**. Cada persona tiene una forma única de vivir su enfermedad, sus capacidades y sus preferencias en materia de cuidados. Por tanto, es esencial adaptar las prácticas médicas a esta singularidad.

- **Atención personalizada**: en lugar de seguir un protocolo rígido, la atención debe ajustarse a **las preferencias**, hábitos y estilo de vida del paciente. Por ejemplo, un paciente diabético puede preferir una dieta más flexible que se adapte a sus gustos y actividades cotidianas. Es importante hablar con ellos para incorporar sus preferencias al plan de tratamiento.

- **Tener en cuenta el contexto vital**: los pacientes no son entidades aisladas. Su entorno social, familiar y profesional influye en la forma en que perciben y viven su enfermedad. Un modelo de asistencia centrado en el paciente significa tener en cuenta estos factores y adaptar la asistencia para tener en cuenta estas realidades. Por ejemplo, en el caso de un paciente que sufre trastornos crónicos, los cuidadores pueden adaptar los tratamientos para limitar el impacto en la vida profesional o personal del paciente.

2. Fomentar la participación activa de los pacientes

En un modelo de atención centrado en el paciente, éste no es **un actor pasivo**, sino **un socio** en su propio tratamiento. Este enfoque refuerza la autonomía y el poder de decisión del paciente, lo que contribuye a una mejor adherencia terapéutica y una mayor satisfacción con la atención.

- **Co-construcción del plan de cuidados**: Las decisiones médicas no deben tomarlas sólo los profesionales sanitarios. Los pacientes deben participar en el proceso de toma de decisiones, para que la atención que reciban refleje sus prioridades y necesidades. Por ejemplo, al elegir entre distintos tratamientos o estrategias de gestión de una enfermedad crónica, el paciente debe ser informado de las posibles opciones y de sus ventajas e inconvenientes. Al discutir las opciones con el paciente, los cuidadores pueden elegir el enfoque que mejor se adapte a sus preferencias.

- **Reforzar la educación terapéutica**: Para que los pacientes puedan participar activamente en su atención, es esencial proporcionarles los **conocimientos** y **habilidades** necesarios. La educación terapéutica es un componente clave del modelo centrado en el paciente, que le permite comprender mejor su enfermedad, saber cómo manejar los síntomas y tomar decisiones informadas sobre su tratamiento. Esta educación puede incluir sesiones informativas, herramientas didácticas o talleres prácticos sobre autogestión de la enfermedad.

3. Establecer una relación de confianza y escucha

Una **relación de confianza** entre el cuidador y el paciente es esencial para que los pacientes se sientan escuchados, comprendidos y respetados. Esta relación debe basarse en una comunicación abierta, en la que se tengan en cuenta las preocupaciones y necesidades del paciente.

- Escucha **activa y empatía**: Escuchar es un pilar fundamental de la atención centrada en el paciente. Los cuidadores deben dedicar tiempo **a escuchar** las **preocupaciones** de los pacientes, sin juzgarlos, y responder a sus preguntas de forma clara y adecuada. Por ejemplo, un paciente de cáncer puede estar preocupado no sólo por los efectos secundarios del tratamiento, sino también por el impacto de la enfermedad en la vida familiar. Escuchando estas preocupaciones, podemos personalizar nuestro apoyo y aliviar su ansiedad.

- **Transparencia en los intercambios**: La confianza también depende de la **transparencia** en el intercambio de información. Los pacientes deben recibir explicaciones claras y completas sobre su estado de salud, las opciones de tratamiento disponibles y los riesgos y beneficios asociados. Es esencial garantizar que los pacientes comprendan esta información para que puedan tomar decisiones con conocimiento de causa.

4. Coordinar la atención para satisfacer las necesidades generales del paciente.

La atención centrada en el paciente no se limita a un campo médico específico. Es un enfoque **holístico** que incluye todos los aspectos de la salud física y mental del paciente, así como sus necesidades sociales. La **coordinación de la atención** entre distintos profesionales es, por tanto, un aspecto crucial de este modelo.

- **Atención multidisciplinar**: los pacientes, sobre todo los que padecen enfermedades crónicas o complejas, requieren a menudo los servicios de varios profesionales sanitarios: médicos generalistas, especialistas, enfermeros, psicólogos, fisioterapeutas, etc. **Una coordinación eficaz** entre estos agentes permite prestar una atención coherente y adecuada. Por ejemplo, un paciente con esclerosis múltiple puede necesitar consultas periódicas con un neurólogo, un fisioterapeuta para los problemas motores y un psicólogo para tratar los aspectos emocionales de la enfermedad. La colaboración entre estos profesionales garantiza una respuesta integral a las necesidades del paciente.

- **Seguimiento continuo y personalizado**: El seguimiento del paciente no debe limitarse a consultas puntuales. Un modelo centrado en el paciente incluye **un** seguimiento **continuo adaptado a la evolución de** su estado. Esto puede incluir consultas periódicas, llamadas de seguimiento o el uso de la telemedicina para mantenerse en contacto con el paciente y ajustar la atención en función de sus necesidades.

Ventajas de un modelo centrado en el paciente

La evolución hacia un modelo asistencial centrado en el paciente ofrece muchas ventajas para los pacientes, los profesionales sanitarios y los sistemas sanitarios en su conjunto.

1. Mejorar la experiencia del paciente

Uno de los primeros beneficios de este modelo es la **mejora de la experiencia** del paciente. Al ser tratados como protagonistas activos y respetados de su atención, los pacientes sienten una mayor satisfacción y una sensación de **control sobre** su salud. Esta sensación de autonomía favorece no sólo el bienestar psicológico, sino también una mayor **adherencia al tratamiento**.

- **Reducción de la ansiedad**: Cuando los pacientes participan en su atención y reciben información clara y de apoyo, es menos probable que se sientan ansiosos ante la incertidumbre. Por ejemplo, un paciente con una enfermedad crónica que reciba explicaciones periódicas y una educación terapéutica bien adaptada estará menos ansioso y confiará más en su capacidad para gestionar la enfermedad.

2. Mejorar los resultados sanitarios

Al responder a las **necesidades específicas** del paciente, este modelo permite una mejor gestión de la enfermedad, lo que se traduce en **mejores resultados sanitarios**. De hecho, cuando los tratamientos se adaptan a las preferencias de los pacientes y estos comprenden la importancia de la atención, el cumplimiento terapéutico suele ser mayor, lo que se traduce en una mejor gestión de los síntomas y una mayor calidad de vida.

- **Reducción de los ingresos hospitalarios**: al personalizar los cuidados y reforzar el seguimiento a domicilio, el modelo centrado en el paciente contribuye a reducir **los ingresos hospitalarios** imprevistos, sobre todo en el caso de pacientes con enfermedades crónicas. Manteniendo un contacto regular con el paciente, ajustando los tratamientos e interviniendo rápidamente en caso de complicaciones, limitamos las crisis y los deterioros bruscos de la salud.

3. Revalorización de los cuidadores y mejora de la calidad de la asistencia

Otra ventaja del modelo centrado en el paciente es que **refuerza** el papel de los cuidadores al implicarles en una relación más humana y gratificante con el paciente. Al reforzar la comunicación, la escucha y la cooperación con el paciente, los cuidadores encuentran más sentido a su trabajo, lo que mejora **la calidad de la asistencia** prestada.

- **Reducir el agotamiento de los cuidadores**: Los cuidadores que trabajan en un modelo en el que el elemento humano ocupa un lugar central y en el que se les anima a dedicar tiempo a escuchar y adaptarse a las necesidades de los pacientes suelen estar más **satisfechos con** su trabajo. Este modelo también reduce el estrés laboral, ya que se basa en un enfoque más colaborativo y menos prescriptivo.

Los retos de la atención centrada en el paciente

A pesar de sus muchas ventajas, implantar un modelo de atención centrado en el paciente puede **resultar complicado**. Este cambio requiere una transformación cultural dentro de las instituciones sanitarias, así como una **formación continua** de los cuidadores para que integren plenamente este enfoque en su práctica.

1. Revisar la organización de la asistencia

Pasar a un **modelo** centrado en el paciente implica **replantearse la organización de** la asistencia en los centros sanitarios. Esto implica dar prioridad al seguimiento continuo, fomentar los equipos multidisciplinares e introducir herramientas que faciliten la comunicación entre los distintos agentes que intervienen en la asistencia.

- **Invertir en coordinación**: Para que esta transición sea un éxito, es esencial fomentar la **coordinación entre**

profesionales. Los equipos asistenciales deben poder intercambiar fácilmente los expedientes de los pacientes, planificar juntos la atención y ajustar las intervenciones en función de los cambios en el estado del paciente.

2. Formar a los cuidadores en este nuevo enfoque

Otro reto es **formar a los cuidadores** en este nuevo enfoque de la asistencia, que se basa en las habilidades interpersonales, la capacidad de escuchar y la gestión de las expectativas del paciente. Esto puede requerir una importante inversión en formación continua, pero es esencial para que este modelo tenga éxito.

• **Apoyar las habilidades de comunicación**: los cuidadores deben recibir formación en **comunicación afectuosa** y escucha activa, ya que estas habilidades están en el centro de la atención centrada en el paciente. Es esencial enseñarles a gestionar situaciones delicadas, responder con claridad a las preguntas de los pacientes e integrar sus preferencias en el proceso asistencial.

• **Animar a las futuras generaciones de auxiliares asistenciales a dedicarse a la neurología**

Animar a **las futuras generaciones de auxiliares sanitarios** a dedicarse a la neurología es esencial si queremos satisfacer las crecientes necesidades en este ámbito de la asistencia sanitaria. La neurología, que se ocupa de patologías complejas que afectan al cerebro, la médula espinal y el sistema nervioso, es un sector exigente pero profundamente gratificante para los profesionales sanitarios. Los auxiliares asistenciales desempeñan un papel crucial, **ofreciendo apoyo directo a los pacientes** y desempeñando un papel de primera línea en la gestión diaria de los cuidados. Animarles a entrar en esta especialidad significa destacar no sólo el **valor humano** del trabajo, sino también las oportunidades de **desarrollo profesional**, la riqueza de la experiencia clínica y la dimensión **emocionalmente gratificante** de atender a pacientes neurológicos.

Descubrir la importancia del papel del cuidador neurológico

Para atraer el interés de las futuras generaciones de cuidadores, es importante concienciarles del importante impacto que pueden tener en la **atención a los pacientes neurológicos**. La neurología es un campo en el que los cuidados son a la vez técnicos y profundamente humanos, y en el que los cuidadores son esenciales para la calidad de vida de los pacientes.

1. Papel central en la calidad de la asistencia diaria

El cuidador neurológico no se limita a realizar tareas técnicas; está en el centro del bienestar diario de los pacientes. Patologías neurológicas como el ictus, la esclerosis múltiple, la enfermedad de Parkinson o los traumatismos craneoencefálicos pueden provocar **dificultades motoras**, **problemas cognitivos** o **cambios de comportamiento** que requieren una atención constante. El auxiliar de cuidados proporciona cuidados esenciales como ayuda para lavarse, alimentarse, prevenir escaras y movilizar a los pacientes.

- **Apoyo personalizado**: los cuidadores de neurología apoyan a los pacientes en aspectos fundamentales de su vida diaria. Desempeñan un papel clave en la ayuda a la movilidad, sobre todo en el caso de los pacientes que tienen dificultades para caminar o desplazarse por sí mismos. También trabajan para **prevenir las complicaciones** asociadas a la inmovilidad, como las escaras, movilizando a los pacientes encamados y animándoles a cambiar de posición.

- **Apoyo psicológico**: La neurología suele ser un área en la que los pacientes, ante la pérdida de autonomía o los problemas cognitivos, se sienten ansiosos o desanimados. Los auxiliares de enfermería, con su presencia y su capacidad de escucha, aportan un apoyo psicológico inestimable. Ofrecen gestos sencillos pero esenciales, como escuchar las preocupaciones de los pacientes o tranquilizarles en los momentos difíciles.

2. Contribuir a la rehabilitación e independencia de los pacientes

Uno de los aspectos más gratificantes de trabajar como cuidador en neurología es la oportunidad de contribuir a la **rehabilitación** de los pacientes y a **que recuperen su independencia**. Tras un ictus o un traumatismo craneal, por ejemplo, muchos pacientes necesitan apoyo en su rehabilitación funcional.

- **Participación activa en la rehabilitación**: en neurología, los auxiliares asistenciales trabajan en estrecha colaboración con fisioterapeutas y terapeutas ocupacionales para ayudar a los pacientes a recuperar sus funciones motoras. Esto puede incluir ejercicios de marcha asistida, actividades para mejorar la coordinación y la movilidad, o acompañar a los pacientes a las sesiones de rehabilitación.

- **Fomentar la autonomía**: Un aspecto clave del trabajo del auxiliar de cuidados es animar a los pacientes a recuperar parte de su autonomía en las actividades cotidianas. Por ejemplo, enseñándoles a vestirse solos o a utilizar ayudas técnicas que les faciliten los desplazamientos. Esto ayuda a aumentar la confianza del paciente en sí mismo y le devuelve la sensación de control sobre su vida.

Presentar oportunidades de aprendizaje y desarrollo profesional

El trabajo en neurología representa una **oportunidad única** de aprendizaje para los auxiliares sanitarios, tanto en términos técnicos como interpersonales. Trabajar en este campo permite desarrollar competencias especializadas, además de adquirir una experiencia profesional enriquecedora y gratificante.

1. Desarrollo de competencias técnicas especializadas

La neurología es un campo exigente que ofrece la oportunidad de dominar competencias técnicas avanzadas. Como auxiliar asistencial, el cuidado de pacientes neurológicos requiere el conocimiento de técnicas específicas de movilización, monitorización de signos clínicos y apoyo a pacientes que sufren trastornos motores o cognitivos.

- **Vigilancia de los signos neurológicos**: los cuidadores de neurología suelen estar formados para observar signos clínicos específicos que pueden indicar un deterioro del estado neurológico. Esto puede incluir la observación de cambios en la consciencia, las habilidades motoras o las reacciones pupilares, para poder actuar con rapidez en caso de emergencia.

- **Movilización de pacientes encamados**: el control de la inmovilidad es una cuestión clave en neurología. Los auxiliares asistenciales aprenden técnicas de movilización suaves para evitar complicaciones asociadas a la inmovilidad, como escaras o trombosis, y desempeñan un papel activo en los cuidados higiénicos, respetando la fragilidad física de los pacientes.

2. Desarrollar las capacidades humanas e interpersonales

Además de las aptitudes técnicas, la neurología es un campo propicio para el desarrollo de las **aptitudes humanas** e interpersonales. Atender a pacientes con trastornos neurológicos crónicos o degenerativos requiere una gran sensibilidad hacia los aspectos emocionales de la asistencia.

- **Gestión de trastornos cognitivos y emocionales**: Los auxiliares de cuidados en neurología se enfrentan a menudo a pacientes con trastornos cognitivos, como confusión, afasia o problemas de memoria. Deben aprender a adaptar su comunicación para que estos pacientes comprendan los cuidados que reciben e interactuar con ellos a pesar de sus dificultades.

- **Apoyo a las familias**: la neurología suele implicar **una estrecha colaboración con las familias** de los pacientes. Las patologías neurológicas también afectan a los familiares, que pueden sentirse angustiados por la pérdida de autonomía de su ser querido. Los auxiliares de enfermería desempeñan un papel de apoyo e información a las familias, explicándoles los cuidados y ayudándoles a aceptar los cambios.

Promover el aspecto emocionalmente gratificante del trabajo

Dedicarse a la neurología también significa dedicarse a un campo profundamente **humano**, en el que las interacciones con los pacientes y sus familias constituyen el núcleo de la experiencia profesional. Este trabajo ofrece la oportunidad de forjar **fuertes vínculos** con personas que se enfrentan a momentos de gran vulnerabilidad, al tiempo que se les proporciona un apoyo que mejora realmente su calidad de vida.

1. Establecer relaciones duraderas con los pacientes

A diferencia de otros campos en los que las interacciones con los pacientes pueden ser breves, la neurología permite a menudo hacer un seguimiento prolongado de los pacientes, sobre todo en casos de enfermedad crónica o rehabilitación prolongada. Esto ofrece la oportunidad de forjar vínculos duraderos con los pacientes y observar su evolución a lo largo del tiempo.

- **Satisfacción al ver los progresos de los pacientes**: Acompañar a un paciente en su rehabilitación tras un ictus y ver cómo recupera gradualmente su independencia es una experiencia profundamente gratificante. Esta **dimensión evolutiva** de la asistencia permite a los auxiliares ver el impacto directo de su trabajo en la calidad de vida de los pacientes.

- **Crear un clima de confianza**: Trabajar en neurología también nos permite desarrollar una **relación de confianza** con los pacientes, basada en una atención regular y un apoyo diario. Esta relación es especialmente importante para los pacientes que sufren trastornos cognitivos o de la comunicación, que pueden estar desorientados y ansiosos.

2. Proporcionar apoyo en tiempos difíciles

Las patologías neurológicas son a menudo complejas y pueden conducir a fases difíciles para los pacientes y sus familias, sobre todo en el caso de las enfermedades degenerativas. Trabajar en neurología nos permite acompañar a estos pacientes en momentos en los que **el apoyo emocional** es tan importante como los cuidados físicos.

- **Ser un faro en tiempos de incertidumbre**: los auxiliares de enfermería de neurología se convierten a menudo en un faro para los pacientes, apoyándoles ante las incertidumbres asociadas a su enfermedad. Su presencia atenta y su capacidad para responder a las necesidades emocionales de los pacientes y sus familias contribuyen a crear una **atmósfera tranquilizadora**, incluso en los momentos difíciles.

Abrir perspectivas de carrera y especialización

Dedicarse a la neurología también abre interesantes **perspectivas profesionales** a los auxiliares asistenciales. La neurología es un campo en constante evolución, con avances tecnológicos y terapéuticos que ofrecen oportunidades de **especialización** y **formación continua**.

1. Especializarse en técnicas avanzadas

Los auxiliares sanitarios que eligen trabajar en neurología pueden acceder a **formación especializada** en técnicas avanzadas de asistencia, como la monitorización neurológica o el uso de equipos específicos. Esto les permite perfeccionar sus habilidades en áreas muy técnicas, al tiempo que desarrollan competencias muy solicitadas.

- **Formación continua en neurología**: existe una amplia oferta de formación para los auxiliares de cuidados que deseen ampliar sus conocimientos en neurología, ya sea en el cuidado de pacientes que padecen enfermedades neurodegenerativas, en la gestión de cuidados paliativos en neurología o en el apoyo a pacientes en rehabilitación tras una lesión cerebral.

2. Pasar a desempeñar otras funciones en el sector sanitario

La experiencia adquirida en neurología también abre la perspectiva de pasar a desempeñar otras funciones dentro de los equipos médicos. Por ejemplo, los auxiliares de cuidados pueden pasar a **puestos de coordinación** o continuar sus estudios para convertirse en enfermeros especializados o educadores sanitarios.

www.ingramcontent.com/pod-product-compliance
Lightning Source LLC
Chambersburg PA
CBHW072132290526
45794CB00004B/1289